❹Killip分類

聴診による（急性心筋梗塞における）心不全重症度分類	
Group A (Class Ⅰ)	心不全の徴候なし
Group B (Class Ⅱ)	軽度～中等度心不全（肺ラ音が全肺野の50％未満で聴取）
Group C (Class Ⅲ)	重症心不全（肺ラ音が全肺野の50％以上で聴取，肺水腫）
Group D (Class Ⅳ)	心原性ショック（血圧90mmHg未満，尿量減少，冷たく湿った皮膚，チアノーゼ，意識障害）

❺Forrester分類

血行動態による（急性心筋梗塞における）心不全重症度分類

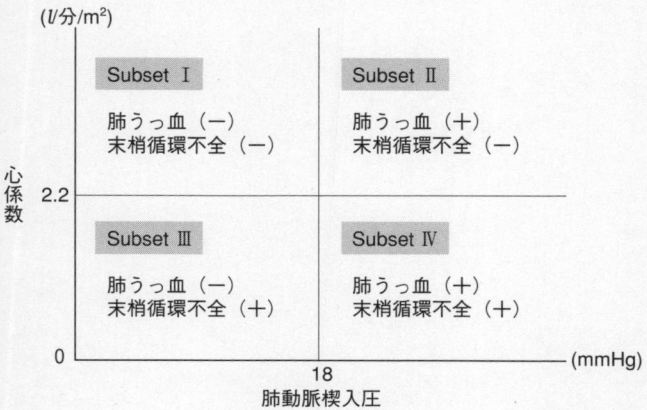

（並木　温）

循環器内科研修 チェックノート

書き込み式で研修到達目標が確実に身につく！

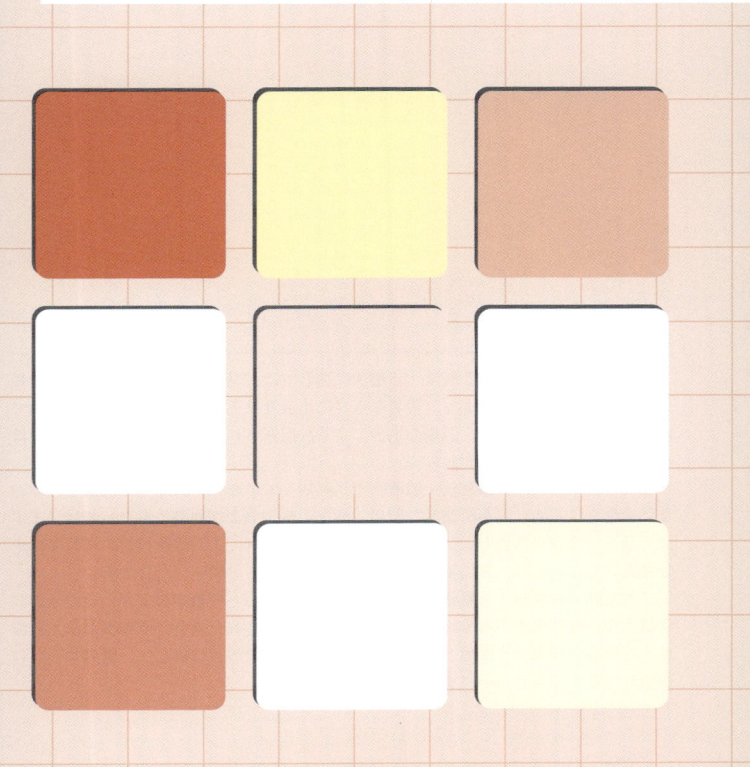

謹告

　本書に記載されている診断法・治療法に関しては，発行時点における最新の情報に基づき，正確を期するよう，著者ならびに出版社はそれぞれ最善の努力を払っております．しかし，医学，医療の進歩により，記載された内容が正確かつ完全ではなくなる場合もございます．

　したがって，実際の診断法・治療法で，熟知していない，あるいは汎用されていない新薬をはじめとする医薬品の使用，検査の測定および判読にあたっては，まず医薬品添付文書や機器および試薬の説明書で確認され，また処置技術に関しては十分考慮されたうえで，常に細心の注意を払われるようお願いいたします．

　本書記載の診断法・治療法・医薬品・検査法・疾患への適応などが，その後の医学研究ならびに医療の進歩により本書発行後に変更された場合，その診断法・治療法・医薬品・検査法・疾患への適応などによる不測の事故に対して，著者ならびに出版社はその責を負いかねますのでご了承ください．

序

 2004年度より卒後臨床研修が必修化され，新医師臨床研修制度がスタートしました．患者さんを全人的に診ることができる基本的な診療能力の獲得が重要視され，将来進路として希望する専門科とは関係なく臨床医として幅の広い知識と技術の修得，さらには人格の涵養が研修において求められるようになりました．そのためには内科の研修が中心となることは言うまでもありませんが，特に循環器内科研修は内科研修の要となります．これは日常遭遇する疾患において循環器疾患が多くを占めるためであることはもちろんですが，循環器内科研修にて救急疾患や患者急変時の適切な対応，基本的な検査法や観血的手技の修得，血行動態を中心とした病態生理，薬物治療の理論と実際を学ぶことができるからです．

 臨床研修医が学ばねばならないことの範囲は広く，特に循環器内科研修においては早急な対応がしばしば迫られます．そのために実用的で小型で持ち運びに容易な書籍が求められています．本書は厚生労働省が定めた「新医師臨床研修制度における到達目標」に準拠し，その内容からは逸脱するものの将来どの専門科に進むとしても理解しておくことが望まれる事項を＜Advanced Learning＞として取り上げることとしました．また，チェックシートとして学ぶべき重要なポイントを列記し，知識のまとめや重要ポイントを振り返る際に役立つように考慮しました．さらに研修医世代に受け入れられやすいように分りやすい図表を中心として，難解な理論やエビデンスの記載は最小限に留めるように配慮しました．

 臨床研修医が循環器内科研修中に常に本書を白衣のポケットに忍ばせ，書き込みスペースにメモすることにより，研修医自身のかけがえのない研修記録としても活用されることを望んでいます．

 羊土社編集部の鈴木美奈子さんには，大変なご苦労をおかけしました．彼女の熱意と努力がなければ，本書を世に送り出すことは不可能でした．心より感謝する次第です．

2007年2月

並木 温

循環器内科研修チェックノート

書き込み式で研修到達目標が確実に身につく!

序 ·· 並木　温　3

はじめに

1 循環器内科での研修に必要な基本姿勢・態度
　　　　　　　　　　　　　　　　　　······················ 並木　温　14

2 循環器内科での研修で学んでほしいこと ······ 並木　温　15
　　● チェックシート：循環器内科での研修到達目標

第1章　症候から診断へ

1. 医療面接のポイントと身体所見の取り方 ··· 並木　温　20
　　● チェックシート：循環器疾患を疑わせる身体所見

2. 動悸 ·· 池田隆徳　26
　　● チェックシート：鑑別に有用な問診のポイント

3. 息切れ，呼吸困難 ··· 並木　温　32
　　● チェックシート：鑑別診断に有用な問診のポイント

4. 胸痛 ·· 並木　温　37
　　● チェックシート：鑑別診断に有用な問診のポイント

5. 浮腫 ·· 並木　温　44
　　● チェックシート：鑑別診断に有用な問診のポイント

6. めまい，失神 ··· 池田隆徳　49
　　● チェックシート：鑑別に有用な問診のポイント

第2章 疾患の特徴と診療

1. **心不全**……………………………………………… 並木 温 58
   - チェックシート：心不全を疑ったら次に考えるべきこと

2. **狭心症，心筋梗塞**………………………………… 原 久男 65
   - チェックシート：冠動脈インターベンションの適応と合併症
   - チェックシート：冠動脈インターベンション後の抗血小板薬投与

3. **メタボリックシンドロームと虚血性心疾患** Advanced Learning ………… 並木 温 74

4. **心筋症**……………………………………………… 諸井雅男 78
   - チェックシート：肥大型心筋症における突然死のハイリスク群
   - チェックシート：拡張型心筋症と鑑別すべき心筋疾患

5. **心膜炎，心筋炎** Advanced Learning ………… 諸井雅男 82

6. **不整脈（頻脈性・徐脈性不整脈）**………… 池田隆徳 85
   - チェックシート：カテーテルアブレーションの適応
   - チェックシート：ペースメーカー植込みの適応
   - チェックシート：ICD植込みの適応

7. **弁膜症（僧帽弁膜症，大動脈弁膜症）**…… 諸井雅男 93
   - チェックシート：外科治療の適応

8. **感染性心内膜炎** Advanced Learning ………… 諸井雅男 99

9. **動脈疾患（動脈硬化症，大動脈瘤）**……… 諸井雅男 104
   - チェックシート：外科治療の適応

10. **静脈・リンパ管疾患（深部静脈血栓症，下肢静脈瘤，リンパ浮腫）**……………… 諸井雅男 107
    - チェックシート：深部静脈血栓形成のハイリスク群

11. **高血圧症（本態性，二次性高血圧症）**…… 並木 温 110
    - チェックシート：二次性高血圧症を積極的に疑うとき

第3章　検査・画像診断

1. 検査法の一覧（どんなときにどんな検査をするか） ……………… 諸井雅男　116
2. 血液・尿検査でわかること ……………… 諸井雅男　118
   - チェックシート：BNPでわかること
3. 心電図（12誘導），負荷心電図 ……………… 諸井雅男　126
   - チェックシート：負荷心電図検査施行時の注意点
4. ホルター心電図　**Advanced Learning** ……………… 諸井雅男　134
5. 胸部単純Ｘ線検査 ……………… 諸井雅男　140
   - チェックシート：胸部単純Ｘ線検査でわかること
6. Ｘ線ＣＴ検査 ……………… 諸井雅男　145
   - チェックシート：Ｘ線ＣＴ検査でわかること
7. 心臓超音波検査 ……………… 諸井雅男　149
   - チェックシート：経食道心臓超音波検査の適応
8. 頸動脈超音波検査　**Advanced Learning** ……… 諸井雅男　157
9. 心臓核医学検査 ……………… 諸井雅男　163
   - チェックシート：心臓核医学検査でわかること
10. 心臓カテーテル検査　**Advanced Learning** … 原　久男　173
11. 冠動脈造影検査　**Advanced Learning** ……… 原　久男　181
12. 心臓電気生理検査　**Advanced Learning** …… 池田隆徳　185

第4章　基本的手技

1. 気道確保，気管挿管，人工呼吸 ……………… 本多　満　192
   - チェックシート：気管挿管時の確認事項
2. 心マッサージ，除細動 ……………… 本多　満　202
   - チェックシート：心マッサージの手順

- ●チェックシート：除細動（モニター付きマニュアル除細動器）の適応と手順
- ●チェックシート：AEDの適応と手順

3. 動脈穿刺 ……………………………………………… 本多　満　210
   - ●チェックシート：穿刺部位別の注意点

4. 中心静脈確保 ………………………………………… 本多　満　217
   - ●チェックシート：内頸静脈穿刺・鎖骨下静脈穿刺の注意点
   - ●チェックシート：大腿静脈穿刺

5. スワンガンツカテーテル挿入　**A**dvanced **L**earning
   …………………………………………………………… 原　久男　225

6. 一時的心臓ペーシング　**A**dvanced **L**earning … 原　久男　228

第5章　薬の使い方

1. 強心薬，ＡＮＰ製剤，ジギタリス製剤 … 並木　温　232
   - ●チェックシート：投与時に注意すべき点（経静脈的強心薬投与時）

2. 利尿薬 ………………………………………………… 並木　温　240
   - ●チェックシート：投与時に注意すべき点

3. β遮断薬 ……………………………………………… 並木　温　245
   - ●チェックシート：投与時に注意すべき点

4. カルシウム拮抗薬 …………………………………… 並木　温　250
   - ●チェックシート：投与時に注意すべき点

5. アンジオテンシン変換酵素阻害薬，
   アンジオテンシン受容体拮抗薬 …………… 並木　温　255
   - ●チェックシート：投与時に注意すべき点

6. 抗血小板薬，抗凝固薬，血栓溶解薬 ……… 並木　温　260
   - ●チェックシート：投与時に注意すべき点

7. 硝酸薬，冠拡張薬 …………………………………… 並木　温　266

- ●チェックシート：投与時に注意すべき点
8. 抗不整脈薬 ････････････････････････････････････ 池田隆徳　271
    - ●チェックシート：投与時および投与中に注意すべき点
9. 末梢血管拡張薬　Advanced Learning ････････････ 並木　温　277
10. HMG-CoA還元酵素阻害薬（スタチン）　Advanced Learning
    ･･･ 並木　温　281

第6章　救急患者への対応

1. 心肺停止 ･････････････････････････････････････ 本多　満　286
    - ●チェックシート：心肺停止への対応
2. ショック ････････････････････････････････････ 本多　満　291
    - ●チェックシート：ショックの分類
3. 急性心不全 ･･･････････････････････････････････ 原　久男　298
    - ●チェックシート：急性心不全を疑ったときの診療手順
4. 高血圧緊急症　Advanced Learning ････････････ 原　久男　306
5. 急性冠症候群 ･････････････････････････････････ 原　久男　310
    - ●チェックシート：急性冠症候群を疑わせる症状
6. 急性大動脈解離　Advanced Learning ･･････････ 原　久男　319
7. 肺血栓塞栓症　Advanced Learning ････････････ 原　久男　323

付　録

1. AHAガイドライン2005 ･････････････････････ 本多　満　328
2. 略語一覧 ･･ 334

■索引 ･･･ 336

Memo

- 絶対性不整脈　　　　　　　　　　　　池田隆徳　28
- 神経調節性失神　　　　　　　　　　　池田隆徳　51
- ステント治療後の抗血小板治療　　　　原　久男　73
- メタ解析　　　　　　　　　　　　　　並木　温　76
- 巨細胞性心筋炎（Giant cell myocarditis）とは？
　　　　　　　　　　　　　　　　　　諸井雅男　84
- Tetheringとは？　　　　　　　　　　 諸井雅男　95
- PHTとは？　　　　　　　　　　　　　諸井雅男　95
- MICとMBCについて　　　　　　　　　諸井雅男　102
- 付加的な危険因子　　　　　　　　　　諸井雅男　109
- D-ダイマー　　　　　　　　　　　　　諸井雅男　124
- トルサード・ド・ポワンツ　　　　　　諸井雅男　138
- 肺対血流比（Qp/Qs）とは　　　　　　諸井雅男　142
- Simpson法による左室駆出率　　　　　諸井雅男　151
- 心筋バイアビリティとは？　　　　　　諸井雅男　167
- 電気生理学的誘発試験　　　　　　　　池田隆徳　187
- アレンテスト　　　　　　　　　　　　本多　満　211
- どの穿刺を選択するか？　　　　　　　本多　満　217
- デバイスの選択と穿刺法による成功率　本多　満　221
- ジギタリス血中濃度測定　　　　　　　並木　温　238
- γ（ガンマ）って何？　　　　　　　　 並木　温　238
- 褐色細胞腫にはβ遮断薬の単独投与はダメ　並木　温　248
- INR（international normalized ratio）並木　温　264
- チトクロームP450　　　　　　　　　　並木　温　284
- アナフィラキシー　　　　　　　　　　本多　満　294
- 出血性ショック　　　　　　　　　　　本多　満　295
- 見逃してはいけないショック　　　　　本多　満　296
- ACSは疑うことから　　　　　　　　　原　久男　317
- 下大静脈フィルター　　　　　　　　　原　久男　326
- 心停止での薬剤投与　　　　　　　　　本多　満　333

Color Graphics（巻頭カラー）

● 写真1

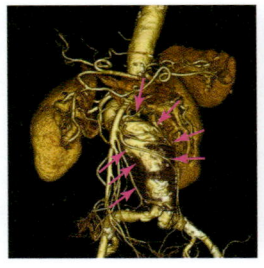
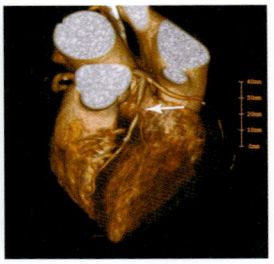

↑ 64列マルチスライスCTによる腹部大動脈造影と冠動脈造影
（146ページ 概略図2 参照）

● 写真2

A）肺高血圧症の推定

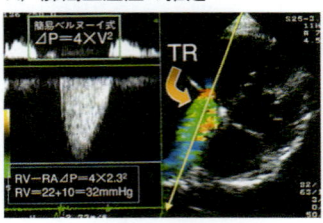

B）大動脈弁狭窄症の圧較差測定

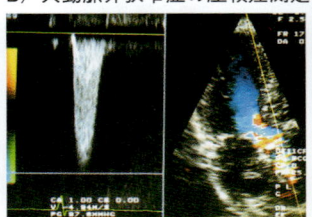

C）僧帽弁狭窄症のPHT

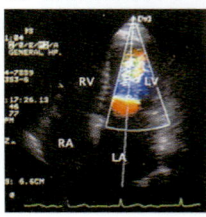
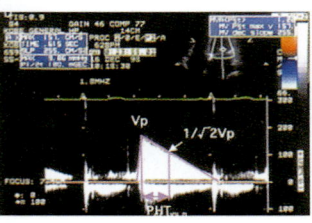

↑ カラードプラ法による測定の実際（152ページ 図1 参照）

● 写真 3

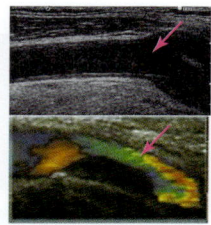
低輝度プラーク
（血液と同程度）

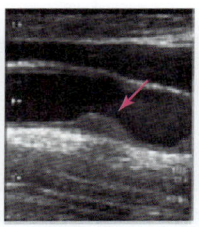
等輝度プラーク
（胸鎖乳突筋と同程度）

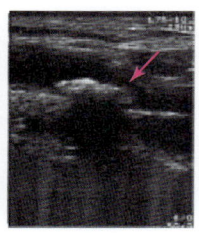
高輝度プラーク
（骨と同程度）

↑ プラークの性状評価（158ページ 概略図参照）

● 写真 4

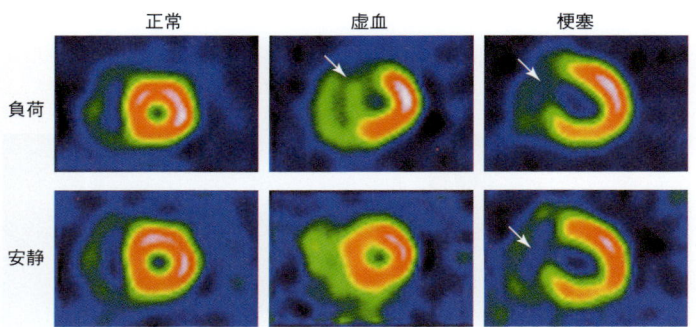

↑ 負荷心筋血流シンチグラムにおけるSPECT所見（169ページ 図3参照）

●写真 5

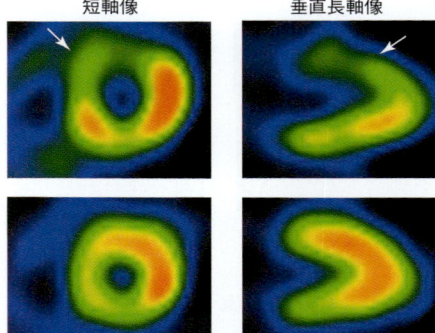

短軸像
垂直長軸像
^{123}I-BMIPP
（脂肪酸のアナログ）
の取り込み
^{201}TlClの取り込み

↑ 不安定狭心症患者の安静^{123}I-BMIPP/^{201}TlCl 同時 2 核種SPECT所見
（171ページ 図 5 参照）

●写真 6

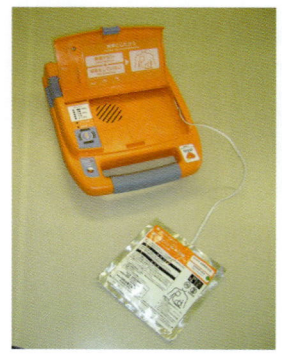

↑ AED （208ページ 図 4 参照）

●写真 7

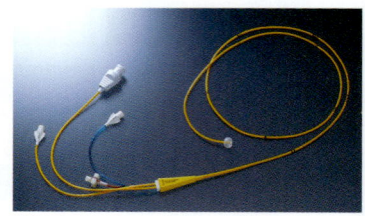

↑ スワンガンツカテーテル
（226ページ 図参照）

循環器内科研修チェックノート

はじめに	14
第1章 症候から診断へ	19
第2章 疾患の特徴と治療	57
第3章 検査・画像診断	115
第4章 基本的手技	191
第5章 薬の使い方	231
第6章 救急患者への対応	285
付 録	327

はじめに

1 循環器内科での研修に必要な基本姿勢・態度

　近年の医学やテクノロジーの進歩を基盤とする医療の発展はめざましく，循環器内科においても今までは助けることのできなかった命を救い，患者さんがより充実した生活を送りながらより長生きできる人生を提供できるようになってきました．循環器内科が対象とする疾患には救急疾患が多く，生きるか死ぬかの状態で担ぎ込まれた患者さんが適切な治療で回復し，元気に歩いて退院する姿を見ることができるのはまさに循環器内科医の役得であり，この充実感と使命感が循環器内科発展の基盤となっています．循環器内科においては治療の結果が早期に出ることが多く，これも循環器内科の魅力の一つです．

　しかし劇的な治療効果に目を奪われ，患者さんや家族の考えや価値観によく耳を傾けることを忘れてはなりません．臨床研修医の教育を担当する病院においては，ともすると「病気を的確に診断して適切に治療すること＝医療」と考えられがちかもしれません．もちろん医師となったばかりの研修医にとって病気を正しく診断して正しく治療する研鑽を積むことは非常に重要です．と同時にそのことだけが医療のすべてではないことも（単に言葉の上だけでなく）いろいろな経験を通して感じてほしいと願っています．

　現在の医療において，安心と安全がキーワードとなっています．と同時に「患者さんが満足する医療」の大切さも学んでください．医療とは，主役である患者さんと家族を幸せにするためのお手伝いである点を理解することが，「病気ではなく病人を診る」ことにつながります．循環器内科ではともすると劇的に治療が奏効した症例に目を奪われがちですが，むしろ診断に難渋したり治療がうまく行かなかった患者さんについてよく振り返り，沢山のことを学んでその経験を次の患者さんに生かしていく態度をぜひ学んでほしいと思います．

　また循環器内科では，一人の医師の知識と技術だけで患者さんを治療することは不可能です．同僚医師や他の医療従事者といかに信頼関係を構築し，いかに緊密に連携して治療にあたる

かもよく学んでほしいところです．

2 循環器内科での研修で学んでほしいこと

臨床研修の必修化にあたり，厚生労働省から「新医師臨床研修制度における到達目標」が発表されています．旧医師臨床研修制度における問題点として，統一化された到達目標が全く存在せず，そのために研修プログラムが不明確で指導体制や研修成果の評価が十分に行われなかったことがあります．現在の到達目標は以下のようになっています．

> Ⅰ．行動目標：医療人として必要な基本姿勢・態度
> Ⅱ．経験目標： A．経験すべき診察法・検査・手技
> 　　　　　　　B．経験すべき症状・病態・疾患
> 　　　　　　　C．特定の医療現場の経験

求められる到達目標は最終的に2年間の臨床研修終了時点ですべてクリアされていればよく，ローテートする複数の診療科で経験するものも多数あります．以下に必ず経験すべきものを含めた循環器内科での研修到達目標をチェックシートに記載しました（これは筆者が独自に作成したものです）．ぜひ皆さんの研修に役立ててください．

✔チェックシート　循環器内科での研修到達目標

Ⅰ．行動目標：医療人として必要な基本姿勢・態度

☐ 医療とは患者・家族を幸せにするためのサポートであることを理解できる

☐ 医療はすべての職種の緊密な連携プレーによるチームワークであることを理解し，上級および同僚医師や他の医療従事者と適切なコミュニケーションがとれる

☐ 常に自らを省みて向上心をもち続けることができる

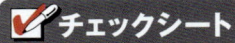 チェックシート

Ⅱ. 経験目標

A. 経験すべき診察法・検査・手技

❶ 医療面接
- ☐ 状況に応じた医療面接を行える
- ☐ 医療面接により患者・家族との信頼関係を築くことができる
- ☐ 検査と治療に関するインフォームドコンセントを適切に実施できる

❷ 基本的な身体診察法
- ☐ 状況に応じた身体診察を行える
- ☐ 循環器病に関係する所見を的確に把握して，医療面接で得た情報と合わせて解釈できる

❸ 基本的な臨床検査
- ☐ 状況に応じた必要な検査とその優先順位を判断でき，医療面接や身体診察で得た情報と合わせて解釈することができる
    - ☐ 血液・尿検査
    - ☐ 心電図（12 誘導），負荷心電図
    - ☐ 胸部単純 X 線検査
    - ☐ X 線 CT 検査
    - ☐ 心臓超音波検査
    - ☐ 心臓核医学検査

❹ 基本的手技
- ☐ 状況に応じた基本的手技を的確に行うことができる
    - ☐ 気道確保，気管挿管，人工呼吸
    - ☐ 心マッサージ，除細動

✅ チェックシート

- [ ] 動脈穿刺
- [ ] 中心静脈確保

⑤ 基本的治療法
- [ ] 状況に応じた治療の選択肢を用意できる
- [ ] 状況に応じた療養指導（安静度，体位，食事など）が行える
- [ ] 循環器病に用いる薬物の作用，副作用，相互作用について理解し，状況に応じた薬物治療を施行できる

⑥ 医療記録
- [ ] 遅滞なく作成することができる
- [ ] 診療の経過と科学的な思考過程が明確に記載できる

⑦ 診療計画
- [ ] 診療ガイドラインやクリティカルパスを活用した，状況に応じた診療計画を作成できる

B. 経験すべき症状・病態・疾患

❶ 頻度の高い症状
- [ ] 動悸
- [ ] 息切れ，呼吸困難
- [ ] 胸痛
- [ ] 浮腫
- [ ] めまい，失神

❷ 緊急を要する症状・病態
- [ ] 心肺停止
- [ ] ショック
- [ ] 急性心不全
- [ ] 急性冠症候群

✅ チェックシート

❸ 経験が求められる疾患・病態
- ☐ 心不全
- ☐ 狭心症, 心筋梗塞
- ☐ 心筋症
- ☐ 不整脈（頻脈性, 徐脈性）
- ☐ 弁膜症（僧帽弁膜症, 大動脈弁膜症）
- ☐ 動脈疾患（動脈硬化症, 大動脈瘤）
- ☐ 静脈・リンパ管疾患（深部静脈血栓症, 下肢静脈瘤, リンパ浮腫）
- ☐ 高血圧症（本態性, 二次性高血圧症）

C. 特定の医療現場の経験
- ☐ 外来や病棟における救急医療の現場を経験する
- ☐ 循環器病予防における生活習慣是正の重要性を理解して, 状況に応じた具体的な指導ができる

（並木　温）

Note

第1章
症候から診断へ

1	医療面接のポイントと身体所見の取り方	並木　温	20
2	動悸	池田隆徳	26
3	息切れ，呼吸困難	並木　温	32
4	胸痛	並木　温	37
5	浮腫	並木　温	44
6	めまい，失神	池田隆徳	49

第1章 症候から診断へ

1. 医療面接のポイントと身体所見の取り方

Point

❶ 医療面接と身体診察において重要なことの一つは，医療において基本となる患者（および家族）-医師関係を構築することです

❷ 医療面接と身体診察においては最初から診断を確定することのみにとらわれず，解釈を急がずによく観察することが重要です

❸ 循環器疾患，特に虚血性心疾患においては，自覚症状の強さと重症度が一致しないことに注意が必要です

概略図 ◆ 身体所見による鑑別カスケード

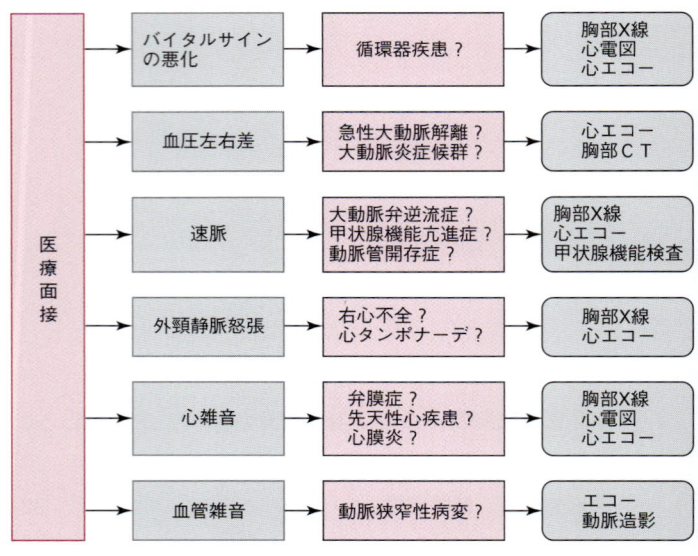

一連の診療行為のプロセスは，以下の5つのステップに分けられます．

> ①何が問題なのかを把握する
> ②問題点に関する情報の収集とその重み付けを行う
> ③得られた情報からどのような疾患をどの程度の可能性で患者が有しており，その重症度（緊急性）はどうであるかを推論する
> ④推論に基づいて治療を行い，その効果を判定して推論の妥当性を評価する
> ⑤一連のプロセスを検証し，この症例から学んだことは何か，そしてそれは普遍化することは可能か，などを吟味する

臨床医はこのステップを繰り返してさまざまな経験を積みながら成長していくのですが，**特に重要なことは「この症例から学んだことは何か」を常に吟味する姿勢です**．自分の行ったステップを振り返り，反省する態度こそが臨床医の成長に不可欠であり，患者さんから常に学ぼうとする謙虚な姿勢が医師として求められます．

1 医療面接のポイント

まず診療の第一歩として，通常は病歴をとってそれを記載することからはじまります．以前は問診とよんでいましたが，現在は医療面接（インタビュー）とよんでいます．以前から言われているように医療面接により患者さんの情報を正確に収集，整理することが鑑別診断に最も重要であり，的確な医療面接により70％の臨床診断を下すことが可能と考えられています．しかし**医療面接の目的としてより重要なこととして，医療の基本である患者（および家族）-医師関係を構築することがあります**．また共感的な態度で患者さんの訴えを"聴く"ことが治療となる側面も重要です．これらのことより，現在では単に診療において必要な情報を得るためだけの問診ではなく，医療面接（インタビュー）とよぶようになっています．

望ましいインタビューとして，まず（焦点を絞らない）開放型の質問でできるだけ患者さんに自由に話をさせます．話が長くなったりとりとめがなくなるときには，いくつかの質問の方法を織りまぜ，専門的にみて鑑別診断上必要であるが患者さんが言及しなかったことについて質問します．このときはどうしても「はい」または「いいえ」の回答を要求する閉鎖型の質問となりがちであり，ときに医師の考えている診断に誘導してしまう危険性があり十分な注意が必要です．最後に再度（焦点を絞らない）開放型の質問で患者さんの発言を促しますが，この際に非常に重要な情報が得られることがあります．なおバイタルサインが不安定で緊急性が高いと判断される場合などでは，状況に応じて医療面接は簡略化して身体診察を早急に行う必要があります．

医療面接と同様に，**身体診察においても患者-医師関係を構築する側面が非常に重要です**．また所見の解釈を急いで考えている診断に短絡的に結びつけようとすると大きな判断ミスを犯す危険性があり，解釈を急がずによく観察することが重要です．

2 循環器疾患における症状の特徴

言うまでもないことですが，**循環器内科を受診した患者さん全員が循環器の病気とは限りません**．動悸，息切れ・呼吸困難，胸痛，浮腫，めまい・失神は比較的循環器領域の疾患に起因することが多い症候ですが，もちろん循環器以外の領域の疾患が原因のことも多々あります．また腹痛（心窩部痛）で消化器内科を受診した患者さんが実は急性心筋梗塞であったということもしばしばあることです．医療面接と身体所見にて症候から鑑別診断を絞り込んで行くプロセスを，一例一例学ぶことが重要です．動悸，息切れ・呼吸困難，胸痛，浮腫，めまい・失神，個々の症候については第1章で解説していきますが，常に①症状のある部位はどこか？ ②どういう性質のものか？ ③症状はどの程度か？ ④どんなときに，どのように？ ⑤これまでの経過，⑥増悪因子と寛解因子，⑦随伴症状，に関する情報を十分に得る必要があります．

3 循環器疾患における身体所見のポイント

　循環器疾患を疑った患者さんの身体診察で最も重要なことは重症度，特に緊急性を要する状態でないかを判断することです（概略図）．そのためにまずバイタルサインのチェックを行うことが必要であり，可能なら以前の状態と変化ないかどうかも確認すべきです．血圧や脈拍数など，たとえ正常範囲内であっても以前よりも大きな変化が認められる場合には意味があることがしばしばあります．

1) バイタルサイン

　一般には意識，瞳孔，脈拍，血圧，呼吸，体温をバイタルサインとしています．救急の場面において，カテコラミンなどの交感神経刺激薬使用にて瞳孔の直径が 5〜6 mm 以上となる，つまり散瞳することに注意が必要です．この場合には対光反射は正常に保たれています．

①脈拍

　脈拍は通常橈骨動脈を触診して確認しますが，左右差がないかどうかに留意します．特に急性大動脈解離や大動脈炎症候群の可能性を考えているときには，左右上肢の血圧を測定する以前に左右の橈骨動脈の触診をまず行います．脈拍が急に大きくなり急に小さくなる場合は（速脈）左室からの心拍出量が増加している状態，つまり大動脈弁逆流症，甲状腺機能亢進症，動脈管開存症などを考えます．救急の現場などで橈骨動脈などの末梢動脈が触れにくいときは，頸動脈を触診します．血圧は通常の血圧値との比較が重要であり，これは血圧に限らずバイタルサイン全体にいえることですが，**経過を十分に観察することが非常に重要です．**

②呼吸

　呼吸に関しては，仰臥位では呼吸困難となるために坐位をとる起坐呼吸がうっ血性心不全の診断に有用とされていますが，気管支喘息発作時や肺気腫などの呼吸器疾患でも認められ，左心不全に特異的なものではありません．

2) 全身所見

　救急の現場では，脈拍をチェックすると同時に手掌を握り，

末梢の温感（温かいか冷たいか）と湿潤の状態（wet か dry か）を確認します．浮腫は通常下肢脛骨前を圧迫することにより確認しますが，長期臥床時などでは大腿内側や側胸部や側腹部，陰囊でないと評価が困難です．浮腫の評価にあたっては圧痕を残す pitting edema か圧痕を残さない non-pitting edema であるか観察しますが，局所性のものでないかどうかを評価することが重要です．

3）局所所見

体表からの観察が容易な静脈の視診により，静脈圧の上昇をある程度評価することが可能です．末梢静脈圧の推定は困難なことが多いですが，外頸静脈の観察により中心静脈圧上昇を疑うことが可能です．横臥している患者さんの上半身を45°挙上し，［胸骨角から怒張して体表から観察できる外頸静脈の上端までの垂直距離（cm）＋ 5 cm（右房から胸骨角までの高さ）］cmH_2O を中心静脈圧の推定値として使用することができます．

心臓の聴診においてはⅠ音とⅡ音の強さ，分裂，Ⅲ音やⅣ音などの過剰心音をまず評価し，心雑音が聴取される時相，強さ，性質，聴取される部位と最強点，呼吸や体位による変化などに注意を払います．しばしば背部にしか心雑音が聴取されないことがあり，背部の聴診も忘れないようにすべきです．呼吸音と肺雑音も循環器系疾患と密接な関連があり，また肝腫大や腹水の有無についての診察も必要です．動脈硬化性疾患や急性大動脈解離をはじめとした大動脈疾患では，大動脈の分枝の狭窄を血管雑音として評価できることがあり，両側頸部および腹部・腰背部に聴診器を当てることを忘れてはいけません．

4 ピットフォール

動悸，息切れ・呼吸困難，胸痛はしばしば混同して訴えられます．「胸苦しい」と表現した場合にいろいろな症候が含まれていることがあり，主訴としては患者さんの表現に忠実に記載しますが，その意味するところを詳細に聞く必要があります．また特に虚血性心疾患において，症状の程度と重症度（予後）はしばしば一致しないことに注意が必要です．**感度が低く特異度**

が高いことが**身体所見の大きな特徴です**．つまり身体所見で異常がないからといって決して疾病を否定できないこと，もし身体所見で異常を認めた場合には病状がかなり進行している可能性があることを考慮する必要があります．**致命的な病気の可能性を考慮した場合は，完全に否定されるまでは十分に経過を追う必要があります**．また検査と違って身体所見はすべての医師により同じ結果が得られるものではなく，医療面接と同様に医師の経験と技量により得られる結果に大きな差があることに留意すべきです．

✓ チェックシート

循環器疾患を疑わせる身体所見

- ☐ バイタルサインが悪化しているときは，まず何はともあれ循環器疾患を考えましょう
- ☐ 脈拍と血圧の左右差を見落とさないようにしましょう
- ☐ 外頸静脈の観察により中心静脈圧上昇をきたす循環器疾患を疑うことができます
- ☐ 心音の異常と心雑音のみでなく，呼吸音と肺雑音にも注意しましょう
- ☐ 両側頸部および腹部・腰背部で血管雑音は聴こえませんか？

（並木　温）

Note

第1章 症候から診断へ

2. 動悸

Point

1. 動悸の原因は不整脈性と非不整脈性に大別されます
2. 通常は頻脈に起因しますがそうでないこともあります
3. 発症の仕方と規則性は動悸の鑑別に有用です（概略図）
4. 動悸の随伴症状にも目を向けましょう
5. 原因検索には心電図のみならず多角的な検査が要求されます

1 鑑別を要する疾患における症状の特徴

　動悸は「心拍を不快に自覚する症候」と定義されています．その原因は，不整脈疾患に起因する不整脈性とそうでない非不整脈性（二次性）に大別されます（表）．頻度としては不整脈性の方が多く，基礎疾患のない患者で動悸を訴える場合はほぼ不整脈性といっても過言ではありません．不整脈性の動悸では一般に頻脈性不整脈に起因しますが，症例によっては徐脈性不整脈あるいは正常脈を呈することもありますので，必ず動悸を自覚しているときの脈拍数をチェックすることが大事です．

　動悸の多くは，症状を詳しく聴取することである程度診断することが可能ですが，そのなかでもその発現の仕方と規則性に注意を注ぎます．**規則正しい動悸が突然にはじまり，突然に終わるときは発作性上室頻拍のことが多いといえます．動悸時に脈がバラバラなどのように脈の乱れ感を訴える場合は心房細動を強く疑います．**心房粗動の場合は，3：1房室伝導比までは一般に無症状ですが，2：1の伝導比になると規則正しい動悸を訴えます．**動悸ともに冷汗やめまいを自覚するときは心室頻拍を疑います．**「脈がとぶ」などの脈の欠滞感を自覚する場合は，（心房あるいは心室）期外収縮のことが多いといえます．

　非不整脈性の動悸では，甲状腺機能亢進症や貧血などで洞性頻脈をきたして自覚する以外にも，高血圧性心疾患，狭心症，心不全，あるいは慢性呼吸器疾患などのように心肺疾患に起因

概略図 ◆ 動悸の鑑別力スケード

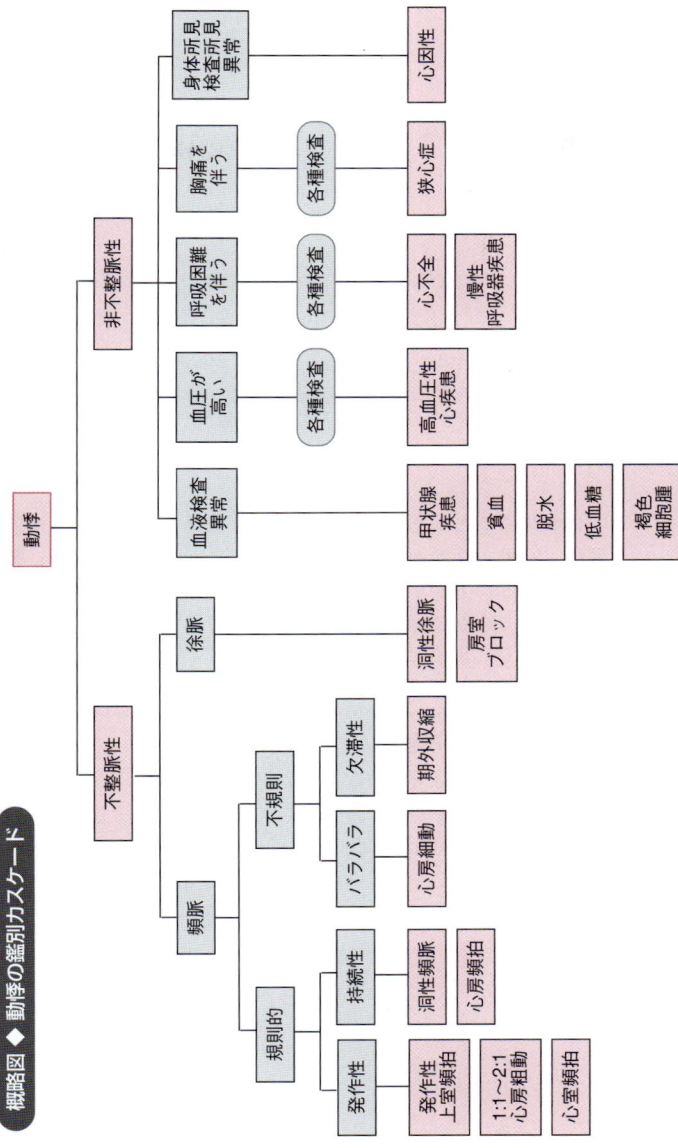

表 ◆ 動悸の原因

不整脈性

①頻脈性不整脈
　　洞性頻脈，心房あるいは心室期外収縮，心房細動，心房粗動
　　心房頻拍，発作性上室頻拍，心室頻拍

②徐脈性不整脈
　　洞不全症候群，房室ブロック

非不整脈性（二次性）

①心臓由来
　　心不全，高血圧性心疾患，心臓弁膜症（特に大動脈弁閉鎖不全）
　　先天性心疾患，虚血性心疾患，心筋症，心筋炎，心膜炎

②非心臓由来
　　甲状腺機能亢進症，貧血，脱水，発熱，褐色細胞腫，低血糖
　　慢性呼吸器疾患，肺塞栓，過換気症候群，薬物，アルコール
　　コーヒー，喫煙，心因性（ストレス，不安）

して自覚することもあります．このような場合は，高血圧に伴う頭痛，胸痛，呼吸困難などの随伴症状にも注意をします．動悸を自覚するにもかかわらず，脈拍（心拍）が正常で最終的に原因が特定できない場合は心因性の動悸である可能性が高くなります．

> **Memo　絶対性不整脈**
>
> 心拍数あるいは脈拍数がまったくもって不規則（バラバラ）なことを絶対性不整脈といいます．頻脈性不整脈疾患のなかで絶対性不整脈を呈するのは心房細動のみです．したがって，心房細動は触診あるいは聴診のみでもある程度診断することができる不整脈疾患です．

2 身体所見のポイント

　身体所見は非不整脈性の動悸の原因検索に重要となってきます．体温，脈拍，血圧，意識レベルなどのバイタルサインをチェックし，貧血，浮腫，眼球突出，甲状腺腫，手指の振戦，心雑音，呼吸音，血管雑音などに異常がないかを調べます．貧血，甲状腺機能亢進症，心疾患，呼吸器疾患に起因する動悸を疑う根拠になります．顔面や下肢の浮腫は心不全による動悸を疑います．血圧の測定では，高血圧と脈圧の増大に注意をします．これらが認められれば，大動脈弁閉鎖不全症に起因する動悸を疑うことになります．

　不整脈は脈拍の触診でもわかりますが，心臓の聴診の方がより確実です．期外収縮では脈拍は1つ欠けるように感じます．心音にまったく規則性のない場合は心房細動と診断することができます．高度の徐脈でⅠ音の大きさが変化して聴取される場合（大砲音）は完全房室ブロックの可能性があります．また，心雑音を聴取する場合は弁膜症や先天性心疾患，あるいは心不全による動悸がその原因として考えられます．

3 鑑別に必要な検査

　動悸の鑑別には，一般血液検査，12誘導心電図，胸部X線，内分泌・代謝系血液検査（特に甲状腺機能），ホルター心電図，心エコーが有用です．原因が確定できないときは，不整脈性であるかどうかを検索するためイベントレコーダー，運動負荷心電図，薬物負荷心電図，さらには心臓由来であるかを評価するため核医学検査，CT，MRIのような非観血的循環器検査が行われます．患者が典型的な動悸発作を自覚するにもかかわらず原因が特定できない場合は，観血的な心臓電気生理検査が考慮されることもあります．これらの検査で動悸の原因が確定できないときは，心因性の可能性が高くなります．

　動悸の診断の進め方は図を参考にして下さい．

図 ◆ 動悸診断のための検査の進め方

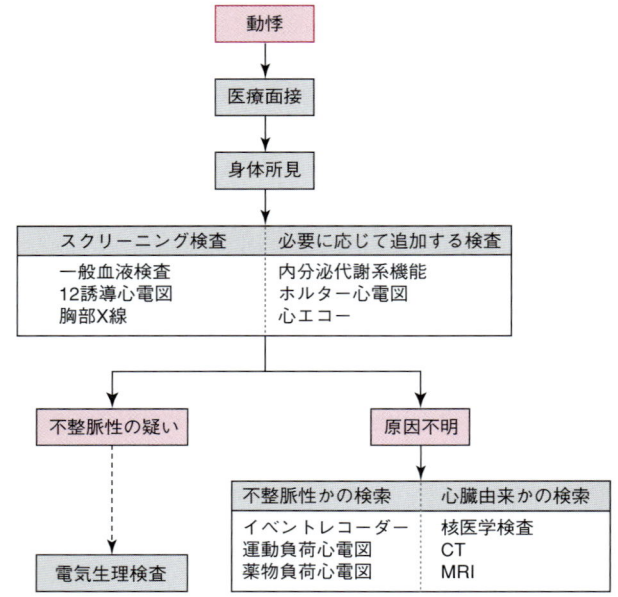

4 ピットフォール

　動悸を訴えても頻脈を呈していないことが時々あります．患者の訴え方はさまざまであり，「心臓がドキンとする」あるいは「心臓の鼓動を強く感じる」を動悸と表現することあります．そのため，どのような動悸であるかを必ず聞き出すことが重要です．

　一見，心因性の動悸と思えても，精査をすると狭心症などの心疾患に起因する動悸であることは珍しくはありません．12誘導心電図のみならず，ホルター心電図や運動負荷心電図，できれば心エコーは動悸を訴える患者においては考慮しなくてはなりません．

　動悸を自覚した患者がめまいも伴っているときは要注意です．心室頻拍によることが疑われ，場合によっては心臓突然死をきたすこともありますので，ホルター心電図のみならず，他の心

臓突然死の予知に有用な検査を考慮すべきです．

　薬物を服用している患者が動悸を訴えたときは，必ず薬物との因果関係を調べた方がよいでしょう．カルシウム拮抗薬やα遮断薬では薬物の副作用で動悸を自覚することは少なくはありません．

✓ チェックシート

鑑別に有用な問診のポイント

- [ ] 動悸は規則的かそれとも不規則か？
- [ ] 動悸は発作性かそれとも持続性か？
- [ ] 動悸の程度に変化はあるか？
- [ ] 冷汗・めまいを伴うか？
- [ ] 脈の欠滞感を自覚するか？
- [ ] 甲状腺機能異常を指摘されたことはあるか？
- [ ] 貧血を指摘されたことはあるか？
- [ ] 高血圧を指摘されたことはあるか？
- [ ] 心疾患あるいは慢性呼吸器疾患の既往はあるか？
- [ ] 飲酒・食事・薬物との関連はどうか？

（池田隆徳）

Note

第1章 症候から診断へ

3. 息切れ，呼吸困難

> **Point**
>
> ① 息切れ，呼吸困難をきたす原因疾患の頻度としては呼吸器疾患＞循環器疾患であり，なかでも発症様式（突発性・発作性か急性か慢性か）が鑑別診断において重要です
> ② 救命処置を要する呼吸器疾患の気道閉塞と緊張性気胸を見落とさないようにしましょう
> ③ 身体所見や検査で明らかな異常を認めなくても，肺血栓塞栓症は否定できないことに留意しましょう

概略図 ◆ 息切れ，呼吸困難の鑑別カスケード

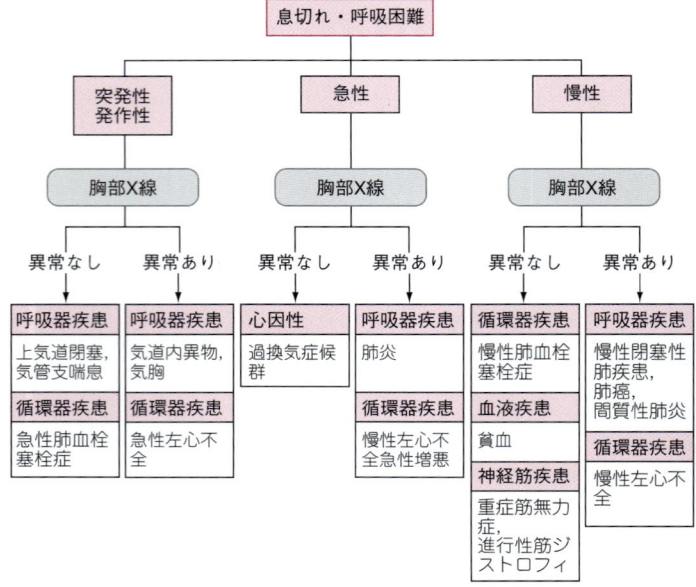

息切れは呼吸をする際に換気不足を苦痛として自覚する状態で，呼吸に努力を要することを認識したときに感じる自覚症状です．息切れと呼吸困難は，ほぼ同義語として扱われています．多くは息切れ，呼吸困難＝低酸素血症をきたす状態であり，低酸素血症をきたす疾患が鑑別の対象となります．まず考えるべきは各種呼吸器疾患であり，全身臓器への血流が低下する循環器疾患も原因となります．また酸素と結合して酸素を運搬するヘモグロビンが不足する血液疾患（貧血）も忘れてはいけない疾患です．

1 鑑別を要する疾患における症状の特徴

1）発症様式による鑑別

息切れ，呼吸困難の原因となる疾患は多彩ですが，症状をよく聴取することによってある程度鑑別診断することが可能です（チェックシート参照）．重症度，発症様式（突発性・発作性か急性か慢性か），発症状況（起坐呼吸，季節や環境との関連），随伴症状，既往歴などが重要であり，身体診察，一般検査，さらに必要に応じた精密検査を行って総合的に判断します．

なかでも**発症様式（突発性・発作性か急性か慢性か）が鑑別診断において大きな意味をもちます**（概略図）．発症状況，随伴症状，既往歴などで原因疾患をかなり絞り込むことが可能となることがしばしばあり，例えば多量，長期の喫煙歴のある樽状の胸郭をした男性が慢性的に口すぼめ呼吸をしている場合は肺気腫を疑い，就寝後数時間した夜間の起坐呼吸や発作性呼吸困難は左心不全による肺うっ血を考えます．

一方，明け方の発作的に生じる呼気性の呼吸困難は気管支喘息の可能性をまず考え，逆に吸気性の呼吸困難は上気道の浮腫や異物などによる気道狭窄を疑います．慢性的な呼吸困難とともに起床直後から多量の喀痰排出を認める場合は，気管支拡張症をまず考えることとなります．

2）重症度と原因疾患

呼吸困難の自覚症状による重症度判定には Hugh-Jones 分類や New York Heart Association（NYHA）分類が用いられてい

ますが，それぞれ呼吸器疾患と心疾患を基盤とする呼吸困難の分類です．呼吸器あるいは循環器の慢性的疾患があることがすでに分かっている患者さんの経過を評価するには適していますが，息切れ，呼吸困難を主訴とした初診患者に Hugh-Jones 分類で評価すべきか NYHA 分類で記載すべきかなどという議論は意味がありません．

息切れ，呼吸困難をきたす原因疾患の頻度としては呼吸器疾患＞循環器疾患であり，特に呼吸器疾患においては発熱の有無，慢性副鼻腔炎などの既往歴，喫煙歴や職業歴（粉塵吸入歴），ペットの飼育状況，最近の旅行についてなどの情報収集が必要です．

2 身体所見のポイント

原因疾患が何であれ，**息切れ，呼吸困難の患者さんの身体診察で最も重要なことは重症度，特に緊急性を要する状態でないかを判断することです．** そのためにまずバイタルサインのチェックを行うことが必要であり，可能なら以前の状態と変化していないかどうかも確認すべきです．

1）呼吸器疾患を疑うとき

呼吸器疾患としては救命処置を要する気道閉塞と緊張性気胸を見落とすべきでなく，気道閉塞を疑わせる身体所見としての吸気時の雑音，胸郭の呼吸運動の減弱・停止や肋間・鎖骨上窩の陥凹に，また緊張性気胸を疑わせる身体所見としての急激な血圧低下，チアノーゼ・皮下気腫・患側の頸静脈怒張に留意します．チアノーゼには末梢性と中心性があり，手指の末梢のみに認める末梢性チアノーゼは循環不全のサインです．口唇などの血流が保たれて温度の高い部位にも認められれば中心性チアノーゼであり，低酸素血症に起因します．

呼吸音の左右差や減弱，副雑音の有無と種類をよく聴診します．副雑音は肺底部から聴取されることが多く，背面の聴診は必ず施行する必要があります．慢性的な低酸素血症に起因するばち状指も頻度としてはそれほど多いものではありませんが，診断的価値は高いと考えられています．

2）循環器疾患を疑うとき

　循環器疾患としてはまず左心不全を考えますが，急性大動脈解離に合併した急性大動脈閉鎖不全や急性心筋梗塞などの致命的基礎疾患に起因する急性左心不全ではないかを常に考える必要があります．慢性左心不全は二次的に右心不全が合併することが多く，頸静脈怒張や肝腫大，浮腫の存在に注意します．また眼瞼結膜における貧血の評価も忘れてはなりません．

3 鑑別に必要な検査

　一般的に息切れ，呼吸困難の原因疾患として呼吸器疾患が60～70％，循環器疾患が10～20％程度と考えられており，**まず胸部X線検査を最優先で行います**．立位をとることが不可能であっても，**可能な限り上半身を起こした起坐位で撮影します**．重症度や緊急性の判断には，動脈血液ガス分析（簡易的には経皮的酸素飽和度測定）が有用です．低酸素血症のみならず換気障害による高炭酸ガス血症や過換気による低炭酸ガス血症の所見も重要です．

　慢性閉塞性肺疾患の診断には肺機能検査，心疾患あるいは肺疾患による右心負荷の判断に心電図および心エコーを施行し，貧血の有無や慢性的な低酸素血症による代償機構としての多血症の確認を血算で行います．また心不全によるものかどうかを判断するうえで，血中BNP値が参考となります．肺疾患でも右心負荷のために血中BNP値は軽度上昇しますが，血中BNP値＞100～200 pg/mlなら心不全の存在を考えます．

4 ピットフォール

　身体所見や検査で明らかな異常を認めない低酸素血症，特に酸素を吸入しても動脈血液中酸素濃度の上昇がみられない呼吸不全では，肺血栓塞栓症の可能性を考えるべきです．自覚症状としての典型的な胸痛や血痰，胸部X線での肺高血圧を示唆する所見や楔状影は認められないことが多く，これらの所見がないからといって決して否定をしてはいけません．Dダイマー測定にて高値であっても他の疾患の可能性もあり診断根拠とはな

りませんが，正常値であれば肺血栓塞栓症は否定的です．以前と比較しての心電図での右心負荷所見や非特異的 ST-T 変化が参考にはなりますが，肺血栓塞栓症を疑ったら心エコーでの右心負荷所見の有無による補助診断と重症度の判定，胸部造影 CT による肺動脈内血栓の存在診断を行うべきです．

✓ チェックシート

鑑別診断に有用な問診のポイント

重症度

- ☐ 意識障害はありましたか？
- ☐ 安静でも苦しいですか？

発症様式

- ☐ 突然または急激にはじまりましたか？ 徐々にはじまりましたか？

発症状況

- ☐ 起坐呼吸の状態でしたか？
- ☐ 季節や環境との関連はどうですか？

随伴症状

- ☐ 咳嗽，喀痰，喘鳴，発熱，胸痛などはありましたか？
- ☐ 体重の増加やむくみの自覚，尿量の減少はありましたか？

既往歴

- ☐ 今までに呼吸器疾患や循環器疾患の指摘はありますか？
- ☐ 胸部 X 線や心電図で異常を指摘されたことはないですか？
- ☐ 喫煙歴や職業歴（粉塵吸入歴）はありますか？

(並木　温)

第1章 症候から診断へ

4. 胸痛

Point

1. 胸痛の鑑別において最も重要なものは医療面接（問診）です
2. 胸痛の強さと病気の重症度とはしばしば一致しないことをよく理解しておきましょう
3. 胸痛のないときはもちろん，胸痛時の心電図が正常でも心筋虚血は否定できません．以前の心電図との比較が重要です

概略図 ◆ 胸痛の鑑別カスケード

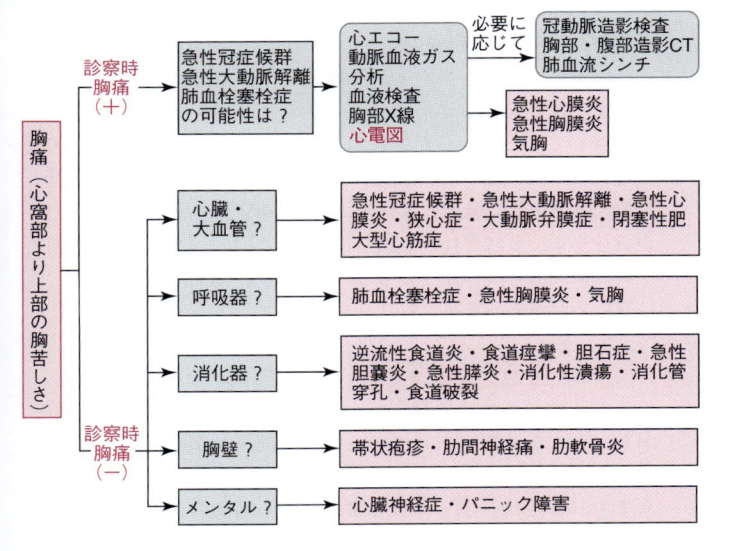

胸痛（心窩部より上部の胸苦しさ）

- 診察時胸痛（＋）
  - 急性冠症候群・急性大動脈解離・肺血栓塞栓症の可能性は？
    → 心エコー・動脈血液ガス分析・血液検査・胸部X線・**心電図**
      - 必要に応じて → 冠動脈造影検査・胸部・腹部造影CT・肺血流シンチ
      - → 急性心膜炎・急性胸膜炎・気胸

- 診察時胸痛（－）
  - 心臓・大血管？ → 急性冠症候群・急性大動脈解離・急性心膜炎・狭心症・大動脈弁膜症・閉塞性肥大型心筋症
  - 呼吸器？ → 肺血栓塞栓症・急性胸膜炎・気胸
  - 消化器？ → 逆流性食道炎・食道痙攣・胆石症・急性胆嚢炎・急性膵炎・消化性潰瘍・消化管穿孔・食道破裂
  - 胸壁？ → 帯状疱疹・肋間神経痛・肋軟骨炎
  - メンタル？ → 心臓神経症・パニック障害

胸痛は胸壁，頸部，胸郭内あるいは横隔膜下領域の臓器，組織の障害に由来する感覚的な訴えの総称です．胸痛は他の部位の疼痛よりも患者さんにとっては死の恐怖に直結することが多く，同じ症状であっても主観的にさまざまに表現します．痛みの強さと病気の重症度は一致するとは限らず，致命的な疾患でも軽度の胸痛しか自覚しないこともあります．**鑑別を進める出発点として医療面接（問診）が非常に重要です**．常に緊急を要する疾患か否かを念頭に，要領よく症状を聞くことが大切です．

1 鑑別を要する疾患における症状の特徴

1）診察時に胸痛が続いている場合

　まず重要なことは，診察時にまだ胸痛が続いているかを確認することです（概略図）．痛みがすっかり消失していない場合は最強時を 10 として現在の痛みがどの程度かを確認後，症状を聞く前にまずバイタルサインを確認してから 12 誘導心電図を記録します．冷汗をかくような激痛で苦しがっている場合には，血管確保してからためらわずに塩酸モルヒネを静注します．胸痛が続いている場合にまず鑑別すべきものとして急性冠症候群，急性大動脈解離，肺血栓塞栓症，急性心膜炎，急性胸膜炎，気胸があります．それぞれの症状の特徴（表）をよく理解し，短時間で簡潔に問診して（チェックシート参照），次の検査のステップに進む必要があります．

2）診察時にすでに胸痛が消失している場合

　この時は，まずその胸痛が心筋虚血によるものであったかを明らかとする必要があります．痛んだ部位を手で示させて，もし指先で指示するようであれば表在痛である可能性が高いと考えます．安定狭心症を代表とする慢性心筋虚血においては症状が発現する誘因，部位，性状，強さ，持続時間に再現性や反復性があることが特徴であり，これらに変化が認められる場合は急性冠症候群を強く疑います．

　またニトログリセリン舌下が心筋虚血の治療学的診断にしばしば有用ですが，症状の消失に 10 分以上要する場合には心筋虚血が否定的である場合と重症の急性冠症候群である可能性の両

表 ◆ 胸痛持続時に鑑別すべき疾患の特徴的症状

急性冠症候群

多くは前胸部に症状を自覚しますが，心窩部や背部，さらには頸部に症状を訴えることがあります．上腹部に疼痛が発現することもあり，臍より上部の痛みや圧迫感で圧痛がない場合には，一度は急性冠症候群の可能性を考慮すべきです．痛みというよりも局在のはっきりしないある程度の範囲をもった圧迫感，重圧感，狭窄感，灼熱感，不快感であり，多くの場合「胸が苦しい」という表現が適切です．一般的には症状は発現してから少しずつ増悪し，左上肢の尺側，さらに頸部や下顎部にしばしば放散痛を認めます．

急性大動脈解離

通常，前駆症状を伴わずに，突然切り裂かれるような，または引き裂かれるような激烈かつ鋭い痛みが出現し，解離の進行とともに背部，腰部，さらにはまれに下肢に痛みが移動します．短時間に痛みが最高に達する傾向が強く，症状は長時間持続します．

肺血栓塞栓症

胸痛は突発しますが，部位の特異性はありません．呼吸困難や多呼吸を伴うことがあります．

急性心膜炎

比較的鋭い，刺すような痛みであることが多く，胸膜炎と同様に咳や深呼吸，くしゃみで悪化することがしばしばあります．体動や嚥下運動によっても増強することがあり，左胸壁を中心として左季肋部や左肩に放散することがあります．背臥位ではより強く，かつ左方に感じ，坐位にて前かがみになるとしばしば疼痛が軽快します．

急性胸膜炎

咳や深呼吸，くしゃみで疼痛が増悪します．

気胸

典型的な場合は片側の激烈で鋭利な胸痛が突発すると同時に呼吸困難を自覚します．しばしば患側の肩に近い部位の疼痛として訴えます．痛みは通常数時間で消失しますが，血胸を合併するとしばしば胸痛は遷延します．

者を考える必要があります．なお食道痙攣や胆石症でもニトログリセリン舌下が有効なことがありますが，それらの消化器系由来の胸痛では，心筋虚血による症状が軽快するまでに要する時間よりも少し長くかかることがしばしばです．

2 身体所見のポイント

胸痛をきたす多くの疾患は，胸痛出現時にも消失時にも身体診察にて異常所見を認めません．もし所見があった場合は常に胸痛の原因疾患で説明可能か吟味する必要がありますが，特に

図 ◆ 胸痛をきたす疾患において認められる可能性のある身体所見

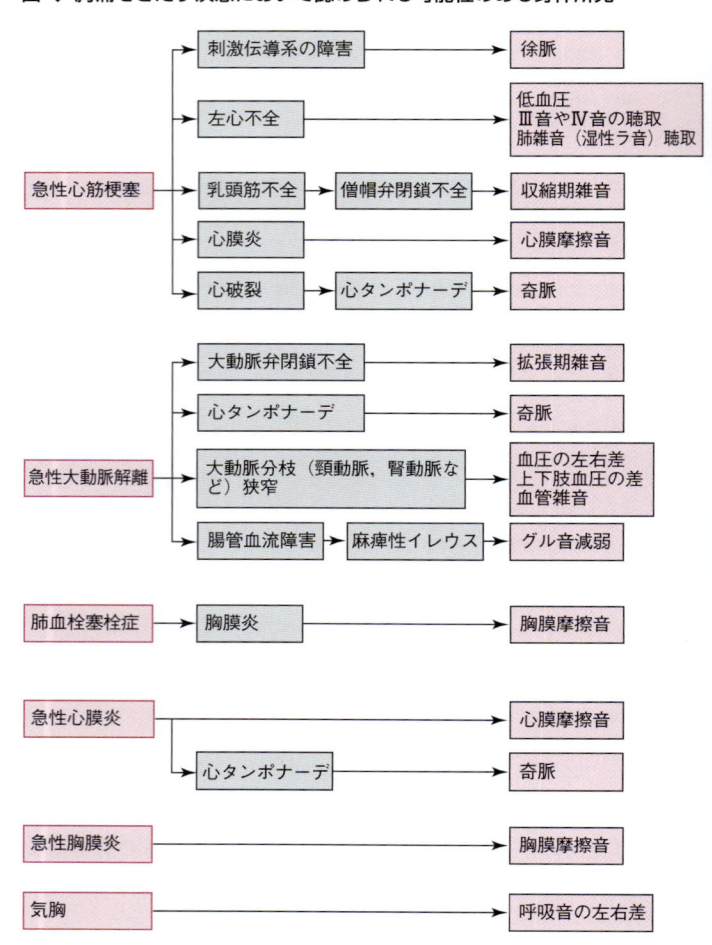

- 急性心筋梗塞
  - 刺激伝導系の障害 → 徐脈
  - 左心不全 → 低血圧／Ⅲ音やⅣ音の聴取／肺雑音（湿性ラ音）聴取
  - 乳頭筋不全 → 僧帽弁閉鎖不全 → 収縮期雑音
  - 心膜炎 → 心膜摩擦音
  - 心破裂 → 心タンポナーデ → 奇脈

- 急性大動脈解離
  - 大動脈弁閉鎖不全 → 拡張期雑音
  - 心タンポナーデ → 奇脈
  - 大動脈分枝（頸動脈，腎動脈など）狭窄 → 血圧の左右差／上下肢血圧の差／血管雑音
  - 腸管血流障害 → 麻痺性イレウス → グル音減弱

- 肺血栓塞栓症 → 胸膜炎 → 胸膜摩擦音

- 急性心膜炎
  - → 心膜摩擦音
  - → 心タンポナーデ → 奇脈

- 急性胸膜炎 → 胸膜摩擦音

- 気胸 → 呼吸音の左右差

症状から疑った疾患で認められる可能性のある身体所見は十分に意識して診察する必要があります（図）．胸痛をきたす疾患における身体所見の感度は低いですが，特異度は高く，症状から考えた疾患に矛盾しない身体所見が得られた場合，かなりの高率で

診断に直結させることができます．つまり診断確定のための検査を早急に行い，治療を早期に開始できることとなります．

3 鑑別に必要な検査

バイタルサインが悪化しているときや胸痛が持続しているときは，簡便で非侵襲的な検査は，診断を確定するためのみならず致命的な疾患の除外という意味でも大きな意味があります．まず行うべきは心電図（安静時12誘導）検査と胸部X線検査です．

1）心電図と胸部X線検査

胸部X線は立位での撮影が困難なら上半身を起こした座位で撮影します．心筋虚血の範囲が狭かったり，回旋枝領域のわずかな虚血は，心電図に変化が出ないことがあります．胸痛時の心電図がむしろ正常で，胸痛のないときにT波が陰性のことがあり，**以前の心電図と比較することが非常に重要です**．新たな房室ブロックや脚ブロックの出現も，急性冠症候群を示唆する大切な所見です．心電図で明らかな所見がなくても，急性冠症候群の可能性を否定できないときは採血にて心筋逸脱酵素を測定します．

急性冠症候群が否定的であるにもかかわらずバイタルサインの悪化や胸痛が持続する場合は，急性大動脈解離と肺血栓塞栓症を否定する必要があります．心電図にて肺血栓塞栓症による右心負荷所見が以前の心電図と比較して新たに認められないか，胸部X線にて急性大動脈解離による縦隔陰影の拡大や急性大動脈解離・肺血栓塞栓症・胸膜炎による胸水貯留がないか，気胸の所見がないか，などを確認します．

2）心エコー

心エコーでは急性冠症候群による左室の壁運動異常，左室収縮能，乳頭筋不全による僧帽弁逆流を評価し，心嚢液貯留の有無をチェックします．また急性大動脈解離による上行大動脈径の拡大と大動脈弁逆流，フラップの存在，心嚢液の貯留がないかに注意し，肺血栓塞栓症による右心負荷所見がないかにも留

意します．急性大動脈解離と肺血栓塞栓症を最終的に確定診断したり除外するためには，それぞれ胸部（および腹部）造影 CT 検査が必要です．

3）その他の検査

バイタルサインが安定していて診察時胸痛がない場合には，十分に時間をかけた問診と身体診察にて疾患を絞り込んでから，特異性の高い検査を施行します．慢性心筋虚血では，心筋虚血を誘発してその存在を確認する必要があります．運動負荷心電図，運動および薬物負荷心エコー，運動および薬物負荷心筋血流シンチグラフィー，ホルター 24 時間心電図などで評価します．

4 ピットフォール

1）高齢者や糖尿病の患者

高齢者や糖尿病の患者さんでは急性冠症候群においても典型的な胸部症状を訴える頻度が低く，しばしば全く症状を自覚しないことがあります．無症状のために診断が遅れて予後を悪化させることとなり，左心不全にて入院した患者さんが実は急性心筋梗塞であったということがよくあります．**胸痛の強さと病気の重症度や予後とはしばしば一致しないことをよく理解しておきましょう．** またニトログリセリンを舌下して 10 分以上経過してから効いたという場合はプラセボ効果と考えますが，肺うっ血が改善したことによる可能性も考慮すべきです．

2）硝酸薬の投与

はじめてニトログリセリンなどの硝酸薬を投与する際に，勃起不全治療薬のシルデナフィル（バイアグラ®）とバルデナフィル（レビトラ®）の 24 時間以内の服用を確認する必要があります．医療機関から正規に投与されている場合は十分な説明を受けていますが，ブラックマーケットなどを介して違法に入手している場合は危険性を全く認識していないために，通常の問診では情報を得ることがなかなか困難です．もし硝酸薬使用で著明な血圧低下を認めたり，低血圧が遷延するようなら，これらの薬物の服用に関して再度詳細に聞く必要があります．

3）胸痛の原因

胸痛（胸苦しさ）は不整脈，特に頻脈性心房細動でもしばしば生じます．発作性心房細動などの不整脈も鑑別診断のリストに入れておくべきであり，原因疾患が特定できない場合はホルター24時間心電図検査も考慮すべきです．

胸痛の原因が単一の疾患だけでない可能性も常に意識しておく必要があります．急性大動脈解離に急性心筋梗塞が合併したり，急性心筋梗塞に心膜炎を併発すること，また血栓塞栓症に胸膜炎が合併することなどがあります．一つの疾患だけで症状のすべてを説明できるのか，常に考えながら臨床経過をみて行くことが重要です．

✓ チェックシート

鑑別診断に有用な問診のポイント

- [ ] 診察時にまだ胸痛が続いていますか？
- [ ] 痛みを自覚する部位はどこですか？
- [ ] どのような性質の痛みですか？
- [ ] 痛みはどの程度ですか？
- [ ] どんなときに，どのように痛みますか？
- [ ] これまでどんな経過でしたか？
- [ ] 痛みはどのようなときにひどくなり，どのようなときに楽になりますか？
- [ ] 痛みに随伴する症状はありますか？

（並木　温）

第1章 症候から診断へ

5. 浮腫

Point

❶ 局所性浮腫と全身性浮腫に分類され，全身性浮腫には心性，腎性，肝性，内分泌性，栄養障害性，薬剤性，特発性があります

❷ 局所性浮腫では，ときに致命的となる血管神経性浮腫（クインケ浮腫）と，悪性腫瘍により静脈還流が障害されて生じる上大静脈症候群などの血管性（静脈性）浮腫と下肢深部静脈血栓症により生じる下腿浮腫に注意しましょう

❸ 全身性浮腫のなかでは心性浮腫と腎性浮腫で過半数を占めますが，浮腫をきたす可能性のある疾患が存在しても，認められる全身性浮腫がすべてそれで説明可能かどうかを常に疑ってかかる必要があります

概略図 ◆ 浮腫の鑑別カスケード

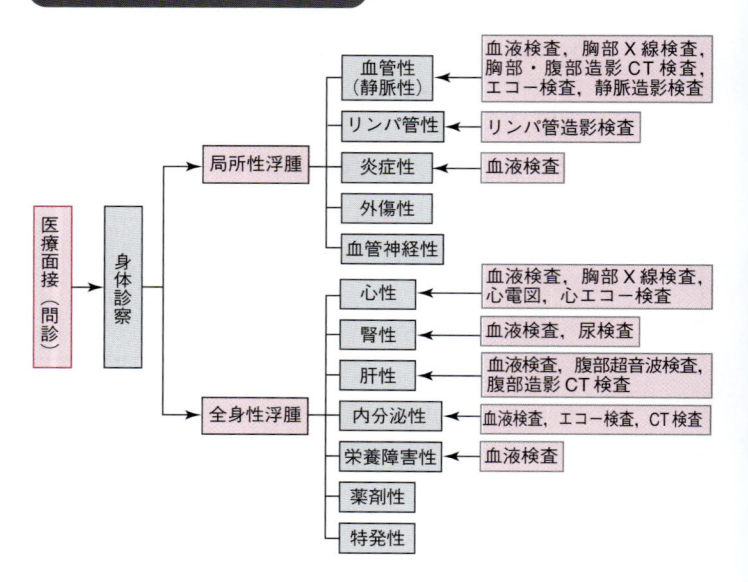

医療面接（問診） → 身体診察 →

局所性浮腫
- 血管性（静脈性） ← 血液検査，胸部X線検査，胸部・腹部造影CT検査，エコー検査，静脈造影検査
- リンパ管性 ← リンパ管造影検査
- 炎症性 ← 血液検査
- 外傷性
- 血管神経性

全身性浮腫
- 心性 ← 血液検査，胸部X線検査，心電図，心エコー検査
- 腎性 ← 血液検査，尿検査
- 肝性 ← 血液検査，腹部超音波検査，腹部造影CT検査
- 内分泌性 ← 血液検査，エコー検査，CT検査
- 栄養障害性 ← 血液検査
- 薬剤性
- 特発性

浮腫とは細胞外液のうち組織間液が，主に水とNa^+の貯留により異常に増加した状態です．その分布が局所性か全身性かにより局所性浮腫と全身性浮腫に分類され，浮腫全体の10〜20％が局所性浮腫，80〜90％が全身性浮腫です（概略図）．全身性浮腫のなかでは心性浮腫と腎性浮腫で50％以上を占めると考えられています．浮腫の確認は皮膚圧痕の存在によりなされますが，その状態においては体重が5％以上（約2〜3kg以上）増加していることとなります．浮腫により原疾患を診断し，可能な限り根本的な治療を行うことが重要であり，過度の利尿薬の乱用を避け，患者さんが浮腫に対して過度に神経質とならないような配慮が必要です．

1 鑑別を要する疾患における症状の特徴

浮腫の患者さんの医療面接（問診）において，①浮腫の出現は急性か慢性か（出現した日時を同定できるか），一過性か持続性か，局所性か全身性か，②尿量の変化の自覚，③体重増減の有無，④労作時息切れの有無，⑤随伴する症状の確認，が重要です（チェックシート参照）．

1）局所性浮腫

局所性浮腫は血管性（静脈性），リンパ管性，炎症性，外傷性，血管神経性などに分類されます．血管性（静脈性）の原因疾患として上・下大静脈症候群，静脈血栓症，静脈瘤などがあり，悪性腫瘍などの既往を本人（および家族）にまず確認します．リンパ管性の原因疾患として状況によりフィラリア症も考慮すべきであり，慢性関節リウマチや痛風，蜂巣織炎などによる炎症性浮腫では通常発熱，局所の熱感や疼痛を伴います．

局所性浮腫において緊急処置を要するものとして口唇や顔面に突然出現する血管神経性浮腫（クインケ浮腫）があり，喉頭浮腫が悪化した場合には気道確保が必要となるために，息苦しさの出現に関しては常に注意を払うように，また苦しくなったらすぐに救急受診するように十分に説明します．

2）全身性浮腫

　全身性浮腫は心性，腎性，肝性，内分泌性，栄養障害性，薬剤性，特発性に分類されます．医療面接（問診）においては，浮腫の原因となりうる心疾患，腎疾患，肝疾患などの既往を，本人（および家族）にまず確認します．服用中の薬剤に関する詳細な情報も必要です．特にアンジオテンシン変換酵素阻害薬（ACE阻害薬）やカルシウム拮抗薬，ステロイドや非ステロイド系消炎鎮痛薬の服用に関しては，正確にいつから服用を開始したかを把握する必要があります．

2 身体所見のポイント

　まず浮腫の出現部位（局所性か全身性か）と性状を確認します．全身性浮腫も早期には一見限局性であり，経過を追うことも重要です．**体重増加の程度は全身性の程度を最も正確に反映します．**下肢の浮腫は脛骨前面の遠位側1/3付近を検者の拇指掌側で10〜20秒間圧迫して，離したときに圧痕が残るかどうかで判断します．脛骨前面には軟部組織が少なく，またすぐ背面に平板な脛骨が位置するために圧迫が容易で軽度の浮腫でも認知しやすいという利点があります．

　長期間受動的仰臥位にある患者さんでは，側胸壁，側腹壁，陰嚢，大腿内側，足関節後方などで判断します．通常の水とNa$^+$の貯留による浮腫では圧迫後圧窩を残しますが，ムコ多糖類にアルブミンが結合したものが間質に沈着して生じる浮腫（粘液水腫）では圧窩を残さず，他の症状や身体所見より甲状腺機能低下症を疑う必要があります．あとは浮腫の原因となりうる心疾患，腎疾患，肝疾患，内分泌疾患を念頭に，まさに頭のてっぺんから足指の先に至るまで，身体診察を行って身体所見をとります．

3 鑑別に必要な検査

　原因疾患の鑑別を念頭に，血液検査（血算，生化学），尿検査，免疫・血清学的検査，内分泌検査，胸部・腹部X線検査，心電図検査，心臓・腹部エコー検査などを必要に応じて施行します．

1）心性浮腫

心性浮腫の多くは右心不全に起因しますが，左心不全の有無を確認することで右心不全単独なのか左心不全に続発した右心不全かを評価します．多くの右心不全は左心不全に続発したものあり，心臓超音波検査でその病態生理を明らかとすることが可能です．しかし診断を確定したり治療方針を決定するために，心筋シンチグラフィーや心臓カテーテル検査，冠動脈造影検査が必要なことがあります．

2）腎性浮腫

腎性浮腫は主に①腎炎，特に急性腎炎によるもの，②ネフローゼ症候群によるもの，③腎不全によるもの，の3つに大別できますが，それぞれ浮腫の発生機序が異なっています．典型的全身性浮腫をきたすものの代表はネフローゼ症候群ですが，基礎腎疾患により予後や治療方針が異なるため，最終的には腎生検が必要となることもあります．

3）肝性浮腫

肝性浮腫は多くの場合肝硬変や肝癌末期に生じますが，低アルブミン血症，門脈圧亢進，二次性高アルドステロン血症などの病態が関与します．

4）特発性浮腫

特発性浮腫では全身性，立位で増悪する浮腫を多くは若年から中年の女性に認め，器質的疾患を認めません．昼間の尿量減少，夜間尿の増加，朝夕の著しい体重変動がみられ，性ホルモンなどの内分泌系の異常の関与が示唆されていますが，今のところ十分には解明されていないために特発性と分類されています．

4 ピットフォール

心臓，腎臓，肝臓，内分泌系において浮腫をきたす可能性のある疾患が存在するからといって，認められる全身性浮腫がすべてそれで説明可能か常に疑ってかかる必要があります．認め

られる浮腫と疾患とは1対1で対応するとは限らず，ベースに低アルブミン血症が存在するために右心不全による浮腫が著明に出現するなどの事象をよく理解しておく必要があります．

局所性浮腫において注意すべきものとして，ときに致命的となる血管神経性浮腫（クインケ浮腫）以外に，悪性腫瘍により静脈還流が障害されて生じる上大静脈症候群などの血管性（静脈性）浮腫と下肢深部静脈血栓症により生じる下腿浮腫があります．悪性腫瘍や，ときに致命的な肺血栓塞栓症を生じる下肢深部静脈血栓症の警告サインとして見逃さないようにしましょう．

✅ チェックシート

鑑別診断に有用な問診のポイント

- [ ] 浮腫の出現は急にですか（出現した日時を同定できますか）？ 以前からですか？
- [ ] 浮腫の出現は一過性ですか？ 続いていますか？
- [ ] 浮腫の出現部位は局所のみですか？ 全身的ですか？
- [ ] 尿量は増えていますか？ 減っていますか？
- [ ] 体重は増えていますか？ 減っていますか？
- [ ] 労作時に息切れはありますか？ 増悪していますか？
- [ ] 浮腫以外の随伴する症状はありませんか？

（並木　温）

Note

6. めまい，失神

Point
① 健常人が失神をきたしたときは不整脈性であるかを検討します
② 失神の原因として最も多いのは血管迷走神経反射です
③ 発症時の環境や状況はめまい・失神の鑑別において重要です
④ めまい・失神に伴う随伴症状に注目しましょう
⑤ めまいのみの場合は耳鼻科や神経科領域のチェックも必要です

1 鑑別を要する疾患における症状の特徴

　失神は「突然の意識消失により姿勢の保持が困難となる症候」と定義されています．病態としては，何らかの原因によって生じた急速な血圧低下による一過性の全脳虚血によるものです．原因としては**血管迷走神経反射**が最も多く，**約30％**くらいを占めます．めまいは循環器領域では失神の前駆症状として捉えられていますが，耳鼻科あるいは神経科領域の疾患でもきたしてきますので注意が必要です．

　めまい・失神の診断で最も大切なことは心原性であるかどうかを鑑別することです（概略図）．健常人が原因不明の失神をきたしたときは，**心原性，そのなかでも不整脈性失神**を疑うことです．不整脈性失神は徐脈性と頻脈性に大別され，特に頻脈性のなかの心室細動に起因するものは心臓突然死をきたしますので，十分な評価を行わなくてはなりません．

　長時間立位，精神的緊張，疲労，不眠などの環境・状況因子が引き金となって失神が生ずるときは，血管迷走神経反射や状況失神の可能性が高いといえます．脳塞栓などの脳血管障害に起因して失神をきたした場合は，麻痺やしびれ感あるいは構音障害などの神経学的巣症状を伴うのが特徴です．発作時に目撃者がいれば，痙攣を伴っていたか，伴っていれば全身性かそれとも局所性であるかを聞きます．てんかん発作との鑑別に有用です．めまいのみを訴える患者では，天井がぐるぐる回る回転

概略図 ◆ 失神の鑑別カスケード

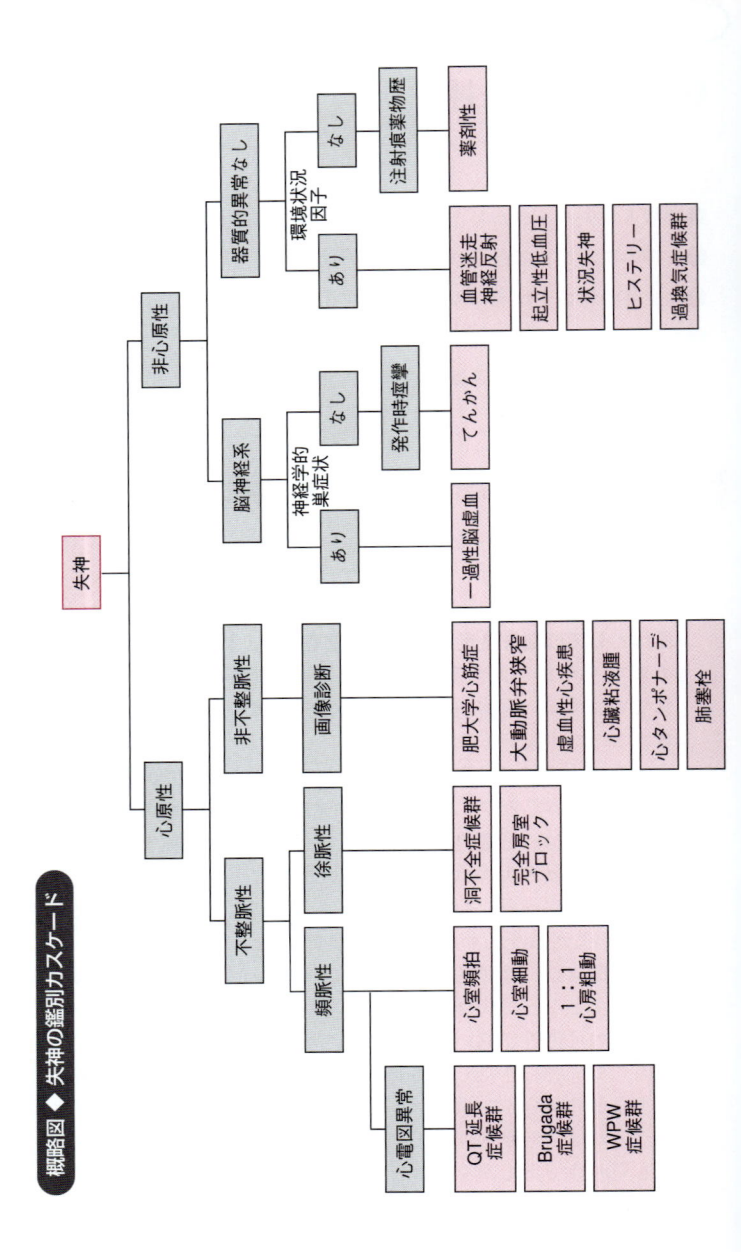

```
失神
├─ 心原性
│   ├─ 不整脈性
│   │   ├─ 頻脈性
│   │   │   ├─ 心電図異常
│   │   │   │   ├─ QT延長症候群
│   │   │   │   ├─ Brugada症候群
│   │   │   │   └─ WPW症候群
│   │   │   └─ 心室頻拍
│   │   │       ├─ 心室細動
│   │   │       └─ 1:1 心房粗動
│   │   └─ 徐脈性
│   │       ├─ 洞不全症候群
│   │       └─ 完全房室ブロック
│   └─ 非不整脈性
│       └─ 画像診断
│           ├─ 肥大型心筋症
│           ├─ 大動脈弁狭窄
│           ├─ 虚血性心疾患
│           ├─ 心臓粘液腫
│           ├─ 心タンポナーデ
│           └─ 肺塞栓
└─ 非心原性
    ├─ 脳神経系
    │   └─ 神経学的巣症状
    │       ├─ あり → 一過性脳虚血
    │       └─ なし → 発作時痙攣 → てんかん
    └─ 器質的異常なし
        └─ 環境状況因子
            ├─ あり
            │   ├─ 血管迷走神経反射
            │   ├─ 起立性低血圧
            │   ├─ 状況失神
            │   ├─ ヒステリー
            │   └─ 過換気症候群
            └─ なし
                └─ 注射痕薬物歴 → 薬剤性
```

性のめまいであるか，耳鳴りを伴うかを聴取します．これらは内耳性めまいの特徴です（表）．

表 ◆ めまいの原因と重症度

原因	重症度
心臓系（心原性）	
不整脈性	重症
徐脈性不整脈	
洞不全症候群，房室ブロック	
頻脈性不整脈	
心室細動，心室頻拍	
非不整脈性	重症
大動脈弁狭窄，肥大型心筋症，虚血性心疾患，心臓粘液腫，心タンポナーデ，肺塞栓など	
神経反射系	軽症
血管迷走神経反射，起立性低血圧，状況失神，頸動脈洞過敏	
内耳系	軽症〜中等症
メニエール病，良性発作性頭位めまい，前庭神経炎，聴神経腫瘍など	
脳神経系	中等症
椎骨脳底動脈循環不全，大脳虚血・梗塞・出血，小脳病変，脳幹部病変など	
その他	軽症
片頭痛，過換気症候群，精神疾患，薬剤性など	

> **Memo 神経調節性失神**
>
> 血管迷走神経反射，起立性低血圧，状況失神（排尿，排便，咳嗽，嚥下などによる失神），頸動脈洞過敏などはいずれも神経反射により引き起こされる一過性の血圧低下であり，神経調節性失神（neurally mediated syncope：NMS）とよばれます．器質的障害がないことがその前提であり，徐脈が主体の心抑制型，血圧低下が主体の血管抑制型，および両方の特徴を有する混合型に分類されます．失神の原因の半数以上を占める最も頻度の多いものです．診断には，head-up tilt試験が有用です．

2 身体所見のポイント

　触診では脈拍の欠滞・不整の有無を検索し，頻脈性あるいは徐脈性不整脈の有無を評価します．聴診では心雑音の有無に注目し，肥大型心筋症や弁膜症の可能性を探ります．頸動脈のbruitの聴取は一過性脳虚血発作あるいは椎骨脳底動脈循環不全による失神の診断に参考になります．臥位から立位への体位変換による血圧の変動は，起立性低血圧，頸動脈の圧迫によるめまいの誘発は，頸動脈洞過敏による失神の診断に役立ちます．

　失神の発作直後に診察する場合は，神経学的所見に異常がないかを必ず調べます． 一過性脳虚血発作ではその時点でしか異常を捉えることができません．明らかな神経学的異常がある場合は，脳神経疾患に起因していると考えたほうがよいでしょう．

　耳鼻科および眼科領域の診察が必要になることもあります．特にめまいを主訴とする患者では，鼓膜や聴力の異常，視野欠損の有無などを診察時に調べます．

3 鑑別に必要な検査

　失神の鑑別には，一般血液検査，12誘導心電図，胸部X線をまず行います． 不整脈性の可能性が疑われた場合は，不整脈検出のためのホルター心電図，運動負荷心電図，イベントレコーダー，場合によっては観血的な心臓電気生理検査を考慮します．ホルター心電図で心拍変動解析を行うと自律神経の関与する失神の補助的な判断指標になります．器質的心疾患の存在が疑われた場合は，心エコーを行い，異常が認められた場合はさらに経食道心エコーや心臓カテーテル検査などの特殊検査が必要になります．**神経調節性失神が疑われた場合は，確定診断のためhead-up tilt試験（傾斜台に患者を背臥位で寝かせて不完全立位の状態で失神を誘発する検査法）を行います．** 種々検査で原因が特定できないときもこのhead-up tilt試験は適応になります．この試験が陰性であった場合に初めて原因不明ということになります．

　失神の診断の進め方を図に示したので参考にして下さい．
　めまいを主訴とする場合は，上記とは別に耳鼻科，眼科，神

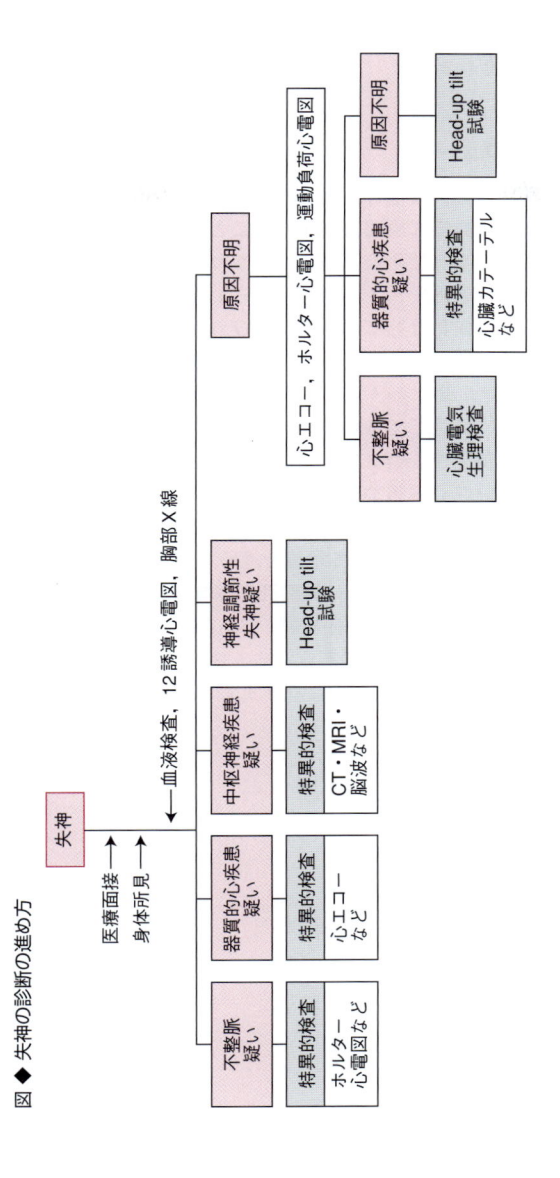

図 ◆ 失神の診断の進め方

```
失神
 │
 ├─ 医療面接 →
 └─ 身体所見 → ── 血液検査，12誘導心電図，胸部X線
                    │
     ┌──────────┬──────────┬──────────┬──────────┐
   不整脈      器質的心疾患   中枢神経疾患   神経調節性     原因不明
   疑い         疑い          疑い         失神疑い      │
     │           │            │            │      心エコー，ホルター心電図，運動負荷心電図
   特異的検査    特異的検査     特異的検査    Head-up tilt        │
   ホルター     心エコー       CT・MRI・      試験       ┌────────┬────────┐
   心電図など    など         脳波など                不整脈     器質的心疾患   原因不明
                                                    疑い        疑い         │
                                                     │           │       Head-up tilt
                                                 心臓電気     特異的検査     試験
                                                 生理検査     心臓カテーテル
                                                              など
```

経科領域の検査（聴力検査，温度刺激，眼振検査，MRIなど）が必要になります．

4 ピットフォール

　心原性の失神は他と比較して予後不良であり，その可能性が疑われたら詳細に原因検索をすることが要求されます．これは予期せぬ心臓突然死の予防につながります．そのため，一度は循環器科の専門医へコンサルテーションを行うべきと考えます．また，随伴症状として，麻痺やしびれ感，痙攣などの神経症状を伴う場合は神経科医へ，精神疾患の関与が疑われる場合は精神科医へコンサルテーションを行うことが必要です．

　診察時に見逃してはいけない兆候は，動悸を自覚した後にめまい・失神を伴う場合と胸痛に引き続いて起こる場合です．前者では持続性心室頻拍によることが考えられ，後者では冠攣縮性狭心症の可能性があります．これらは心臓突然死につながることがあるいので注意深く検査を進めていく必要があります．

　診察時の注意点としては突然死の家族歴を聴取することです．肥大型心筋症，QT延長症候群，Brugada症候群などは，遺伝子異常に起因する疾患であるため，突然死の家族歴の有無が診断および予後の推定に参考になります．

Note

✅ チェックシート

鑑別に有用な問診のポイント

- ☐ 失神前に前駆症状を伴ったか？
- ☐ 発作時の環境や状況はどうであったか？
- ☐ 発作中に随伴症状を伴っていたか？
- ☐ 失神後は一過性で速やかかつ完全に回復したか？
- ☐ 発作直後に神経学的異常が認められたか？
- ☐ 脈や心拍の欠滞や不整を自覚していたか？
- ☐ 過去に心雑音や頸動脈雑音を指摘されたことはあるか？
- ☐ めまいは回転性かそれとも動揺性か？
- ☐ 聴力や視野に異常を感じるか？
- ☐ 飲酒・食事・薬物との関連はどうか？
- ☐ 突然死の家族歴はあるか？

(池田隆徳)

Note

Note

第2章
疾患の特徴と診療

1	心不全	並木　温	58
2	狭心症，心筋梗塞	原　久男	65
3	メタボリックシンドロームと虚血性心疾患 Advanced Learning	並木　温	74
4	心筋症	諸井雅男	78
5	心膜炎，心筋炎 Advanced Learning	諸井雅男	82
6	不整脈（頻脈性・徐脈性不整脈）	池田隆徳	85
7	弁膜症（僧帽弁膜症，大動脈弁膜症）	諸井雅男	93
8	感染性心内膜炎 Advanced Learning	諸井雅男	99
9	動脈疾患（動脈硬化症，大動脈瘤）	諸井雅男	104
10	静脈・リンパ管疾患（深部静脈血栓症，下肢静脈瘤，リンパ浮腫）	諸井雅男	107
11	高血圧症（本態性，二次性高血圧症）	並木　温	110

第2章 疾患の特徴と診療

1. 心不全

Point

1. 急性心不全（および慢性心不全急性増悪）と慢性心不全の病態は異なり，治療目標や治療に対する考え方も分けて理解する必要があります

2. 慢性心不全における代償機構として交感神経系とレニン–アンジオテンシン–アルドステロン系賦活化がありますが，これらが長期持続することによりかえって心筋障害や心不全を悪化させる危険性があります

3. 交感神経系とレニン–アンジオテンシン–アルドステロン系による過度の代償を予防するβ遮断薬と，アンジオテンシン変換酵素阻害薬，アンジオテンシンⅡ受容体拮抗薬の慢性心不全に対する有用性は確立しており，ナトリウム利尿ペプチドも診断的，治療的意義が認められています

概略図 ◆ 慢性心不全の診療カスケード

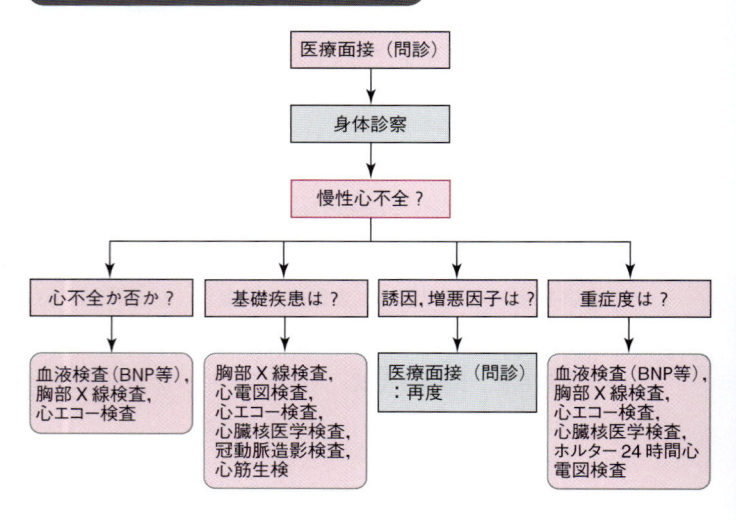

```
         医療面接（問診）
               ↓
           身体診察
               ↓
          慢性心不全？
               ↓
┌─────────┬─────────┬─────────┬─────────┐
心不全か否か？  基礎疾患は？  誘因,増悪因子は？  重症度は？
    ↓           ↓              ↓              ↓
血液検査(BNP等),  胸部X線検査,   医療面接（問診）  血液検査(BNP等),
胸部X線検査,    心電図検査,    ：再度          胸部X線検査,
心エコー検査    心エコー検査,                  心エコー検査,
              心臓核医学検査,                 心臓核医学検査,
              冠動脈造影検査,                 ホルター24時間心
              心筋生検                       電図検査
```

※急性心不全への救急対応（治療）については第6章-3で解説

心不全とは「心臓のポンプ機能が低下し，全身臓器の代謝需要に必要な血液量を駆出できない状態」と考えられていました．たしかに急性心不全や慢性心不全急性増悪においては心臓のポンプ機能を増加させて駆出する血液量を増やすことが有効な治療法となることは間違いないのですが，慢性心不全における病態は「心臓のポンプ機能が低下し，全身臓器の代謝需要に必要な血液量を駆出できない場合，生体がさまざまな代償機能を駆使して血液の貯留を図ろうとすることによって惹起される症候群」であると考えられるようになってきました．急性心不全への救急対応（治療）については**第6章-3**で解説しており，ここでは急性および慢性心不全に対する考え方と慢性心不全の治療について触れることとします（概略図）．

1 分類・種類

心不全はさまざまな心臓疾患の終末像であり，**心拍出量の低下による末梢循環不全（前方障害）と左室拡張期圧の上昇に引き続いて生じる肺うっ血による呼吸困難（後方障害）を主徴とする症候群**です．症状の発現が急性か慢性かにより急性心不全と慢性心不全に分類しますが，多くの急性心不全は慢性的な心臓障害が持続していた状態から自覚症状が急に悪化する慢性心不全急性増悪として発症します．基礎疾患が左心系に存在するか右心系に存在するかにより，左心不全と右心不全とに分類しますが，右心不全の多くは左心不全に引き続いて生じることが多く，多くの左心不全は時間の経過とともに両心不全の形をとります．左心不全においては左室拡張期圧の上昇に引き続いて生じる肺うっ血が全面に，右心不全では静脈血の右心系への還流が障害されるために生じる静脈血のうっ血に起因する症状が主となります．心臓ポンプ機能4因子のどの機能失調によるものかを考えることが重要で，

①心拍数の異常
　頻脈性心房細動などによる拡張期時間の短縮
②前負荷の障害
　拡張障害：高度の心肥大，心タンポナーデ，収縮性心膜炎

充満障害：僧帽弁狭窄症
　　充満過剰：僧帽弁逆流，大動脈弁逆流
③後負荷の障害
　　駆出障害：大動脈弁狭窄症
　　血管抵抗増大：高血圧
④収縮能の低下
　　心筋梗塞，拡張型心筋症，重症心筋炎

　などを検討します．従来は心不全の多くは左室収縮不全によると考えられていましたが，左室収縮力が正常にもかかわらず心不全を生じる例が予想以上に多いことが明らかとなってきました．その多くは拡張不全による心不全と考えられており，「収縮不全」のみならず「拡張不全」による心不全が注目されています．また心臓からの駆出量が増大しているにもかかわらず末梢の酸素需要量がより多い「高心拍出性心不全」をきたす原因として，甲状腺機能亢進症，貧血，脚気があります．

2 病態生理

　図に，心不全による血行動態の急性変化を示します．心拍出量減少により交感神経系の亢進，交感神経系の亢進や腎血流低下によりレニン-アンジオテンシン-アルドステロン系の活性が高まります．短期的にはこれらの代償機能により心筋収縮力が増大して心拍出量が増加，末梢血管が収縮して体液貯留傾向となるために末梢循環が維持されますが，中期～長期持続することによって心筋障害をはじめとした全身の臓器障害が進展することとなります．末梢血管の収縮が持続することにより運動耐容能が低下し，さらに心筋線維化をはじめとした心筋障害の進展が，致命的不整脈による突然死の原因となります．

　慢性心不全をきたす原疾患の多くは根本的治療が困難であり，機能の低下した心臓とうまくつきあいながら一生を過ごす必要があります．その際に最も重要なことは**心不全を悪化させる誘因（増悪因子）をよく理解して，避けられることは避けること**です．主なものを表1に示しますが，特に退院時に服薬継続の重要性を説明することは重要です．

図 ◆ 心不全による血行動態の急性変化

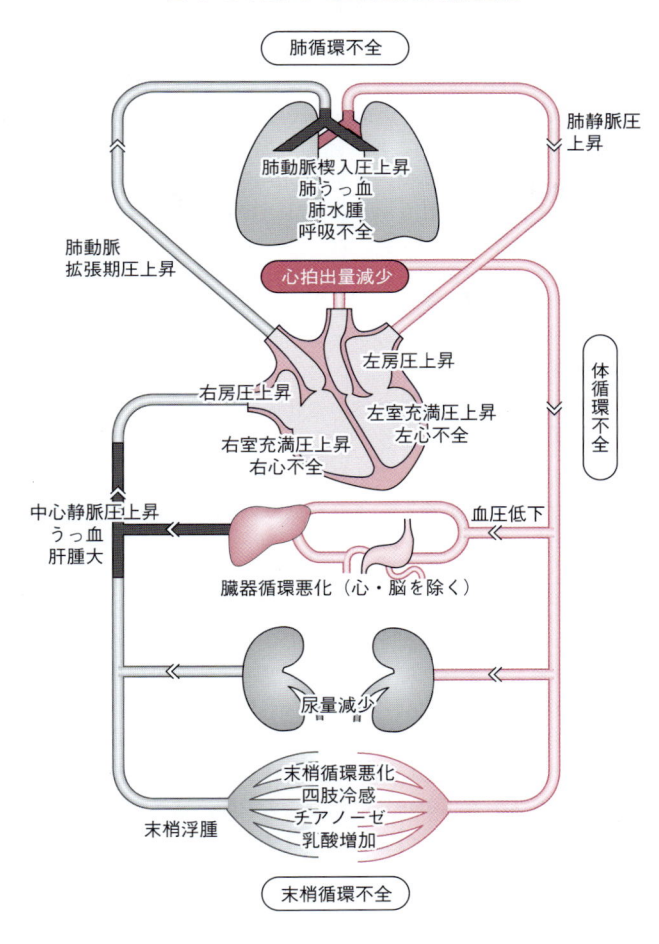

- 肺循環不全
  - 肺静脈圧上昇
  - 肺動脈楔入圧上昇
  - 肺うっ血
  - 肺水腫
  - 呼吸不全
  - 肺動脈拡張期圧上昇
- 心拍出量減少
- 左房圧上昇
- 右房圧上昇
- 左室充満圧上昇／左心不全
- 右室充満圧上昇／右心不全
- 体循環不全
- 中心静脈圧上昇／うっ血／肝腫大
- 血圧低下
- 臓器循環悪化（心・脳を除く）
- 尿量減少
- 末梢浮腫
- 末梢循環悪化／四肢冷感／チアノーゼ／乳酸増加
- 末梢循環不全

表1 ◆ 心不全の誘因，増悪因子

1. 感染
2. 治療（服薬）の中断
3. 過度の運動，仕事，ストレス
4. 血圧上昇，肥満
5. 不整脈
6. 他臓器疾患の合併
7. 非心臓手術

3 重症度・診断確定に必要な検査

患者さんにとっての心不全の重症度とは，自覚症状および生命予後を意味します．自覚症状による重症度分類として古くから New York Heart Association 分類（NYHA 分類，表2）が用いられています．これは運動耐容能を反映した分類ですが，自覚症状の認識には個人差があり，NYHA Ⅱ度と Ⅲ度の判断もなかなか困難なこともあり，NYHA Ⅳ度以外ではなかなか予後と結びつけることは困難です．

急性心不全においては自覚症状は循環動態をそのまま反映するので，肺動脈楔入圧をはじめとした血行動態を推測，場合によってはスワン・ガンツカテーテルで直接測定することにより評価することができます．

慢性心不全では血行動態の変化のみならず心筋レベルでの代償，交感神経系やレニン-アンジオテンシン-アルドステロン系などの神経体液性因子の活性化の亢進とナトリウム利尿ペプチドによる代償反応などにより，病態の把握と重症度の評価は複雑になります．

慢性心不全における臨床的重症度を規定する因子として，①血行動態，②心収縮力，③神経体液性因子，④不整脈，がありますが，現在では予後と密接に関係する因子は神経体液性因子と不整脈と考えられています．交感神経活性の指標としての血中ノルエピネフリン（ノルアドレナリン）濃度が高値の症例は予後不良とされていますが，さまざまな条件により数値が変動するためにあまり用いられていません．**脳性（B型）ナトリウム利尿ペプチド（BNP）は心不全の診断，重症度判定，予後推定，治療効果判定への有用性が確立しています**．心室頻拍など

表2 ◆ New York Heart Association の心機能分類（NYHA 分類）

Class Ⅰ（Ⅰ度）	心疾患はあるが，日常生活における身体活動では息切れなどは生じない．身体活動を制限する必要がない
Class Ⅱ（Ⅱ度）	安静時や軽作業では症状がないが，日常の活動を超えた身体活動で息切れなどが生じる．身体活動を軽度に制限する必要がある
Class Ⅲ（Ⅲ度）	安静時には症状がないが，日常生活の身体活動で息切れなどが生じる．身体活動を著しく制限する必要がある
Class Ⅳ（Ⅳ度）	安静にしていても息切れなどが生じ，少しの身体活動によっても症状が増強する

による突然死の予知に関してはまずホルター24時間心電図検査で評価します．

心不全および基礎疾患の診断には，まず胸部X線検査，心電図検査，心エコー検査が必要です．重症度や予後推定のためにBNP測定や心臓核医学検査（心臓交感神経イメージング）が有用であり，基礎疾患が虚血性か非虚血性かの診断には心臓核医学検査（心筋血流イメージング）や冠動脈造影，非虚血性心疾患の鑑別のために場合により心筋生検を施行します．

4 治療の進め方

慢性心不全における治療の考え方として，心臓への負荷を極力軽減する一般的治療として活動制限と食塩・水分制限を行います．心不全悪化の早期発見のために毎日の体重測定が有用です．薬物療法のコンセプトとしては，長期的には心筋障害性に作用する交感神経系とレニン–アンジオテンシン–アルドステロン系による過度の代償を予防し，QOLの向上を図りながら心臓死と不整脈死を予防することとなります．

基本的には**肺うっ血に基づく労作時呼吸困難には利尿薬，再入院や心臓死の予防にはアンジオテンシン変換酵素阻害薬またはアンジオテンシンII受容体拮抗薬およびβ遮断薬，不整脈死の予防には抗不整脈薬**を投与します．しかし，いくつかの抗不整脈薬で頻発する心室性期外収縮や非持続性心室頻拍を抑制しても予後はむしろ悪化することが報告されており，予後を改善することが明らかとされているのはβ遮断薬とアミオダロンのみにとどまっています．

なおジギタリスは頻脈性心房細動における心拍数コントロール目的には有用ですが，過量投与による心室性不整脈の誘発には十分な注意が必要です．腎機能や血清カリウム濃度に留意します．

✏️ チェックシート

心不全を疑ったら次に考えるべきこと

- ☐ 心不全か否か？
- ☐ 心不全の基礎疾患は何か？
- ☐ 心不全の誘因, 増悪因子は何か？
- ☐ 心不全の重症度は？

(並木 温)

Note

2. 狭心症，心筋梗塞

Point

① 虚血性心疾患の正確な診断には，病歴の詳細な問診が必要です
② 虚血性心疾患は軽症から重症まで幅広い病像を呈します
③ 確定診断のためには，侵襲的な検査も積極的に行う必要があります

1 分類・種類

1) 狭心症

① 安静狭心症と労作性狭心症

労作性狭心症と安静狭心症は，虚血発作の誘因・発生状況を端的に示す最も古典的な分類法です．安定狭心症では，労作狭心症は冠動脈の高度器質的狭窄，安静狭心症は高度機能的狭窄（冠攣縮）が虚血の主因であると考えられています．一般的には発作の70％が労作時か安静時に起こるかで診断されていました．しかし，この分類は必ずしも心筋虚血の発生機序を表しているものではなく，欧米では安静狭心症は，不安定狭心症の重症型として捕らえられています．表1に労作狭心症の重症度分類を示します．

② 安定狭心症と不安定狭心症

この分類は，狭心症の重症度，特に心筋梗塞発症のリスクに

表1 ◆ 労作性狭心症重症度評価（カナダ心臓血管学会）

Ⅰ度	日常の身体活動では狭心症発作が起こらない．強いまたは持続した労作では発作が起こる
Ⅱ度	日常の身体活動が軽度に制限される．速い昇段，登坂，食後・寒気・向かい風での歩行や昇段では発作が起こる
Ⅲ度	日常の身体活動が高度に制限される．通常の状態・ペースでの2区画以下の平地歩行や2階までの昇段でも発作が起こる
Ⅳ度	どのような身体活動でも，ときには安静時にも発作が起こる

概略図 ◆狭心症・心筋梗塞の診療カスケード

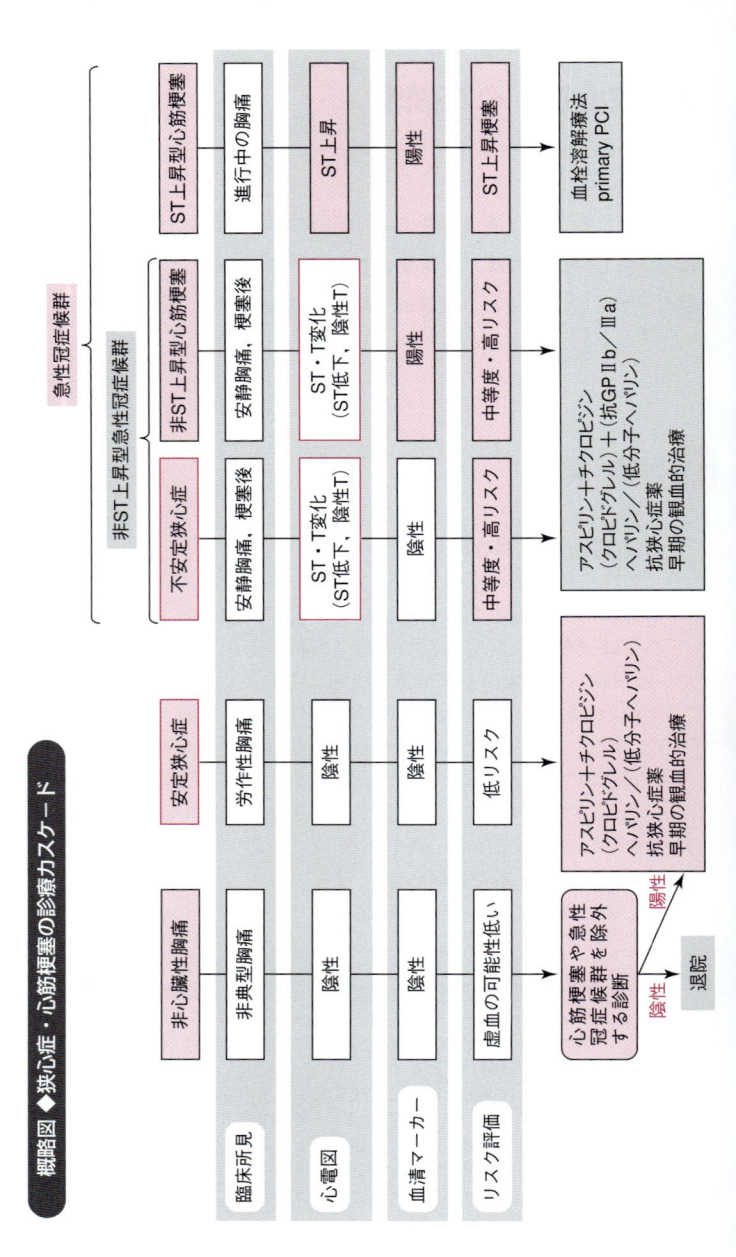

急性冠症候群

	非心臓性胸痛	安定狭心症	不安定狭心症	非ST上昇型急性冠症候群 非ST上昇型心筋梗塞	ST上昇型心筋梗塞
臨床所見	非典型胸痛	労作性胸痛	安静胸痛、梗塞後	安静胸痛、梗塞後	進行中の胸痛
心電図	陰性	陰性	ST・T変化 (ST低下、陰性T)	ST・T変化 (ST低下、陰性T)	ST上昇
血清マーカー	陰性	陰性	陰性	陽性	陽性
リスク評価	虚血の可能性低い	低リスク	中等度・高リスク	中等度・高リスク	ST上昇梗塞

- 非心臓性胸痛 → 心筋梗塞や急性冠症候群を除外する診断 → 陰性: 退院 / 陽性: ↓

- 安定狭心症:
  アスピリン＋チクロピジン
  (クロピドグレル)
  ヘパリン／(低分子ヘパリン)
  抗狭心症薬
  早期の観血的治療

- 不安定狭心症 / 非ST上昇型心筋梗塞:
  アスピリン＋チクロピジン
  (クロピドグレル)＋(抗GP IIb／IIIa)
  ヘパリン／(低分子ヘパリン)
  抗狭心症薬
  早期の観血的治療

- ST上昇型心筋梗塞:
  血栓溶解療法
  primary PCI

表 2 ◆ Braunwald の不安定狭心症分類

重症度		二次性 (A)	一次性 (B)	梗塞後 (C)
Ⅰ.	発症後 2 カ月未満の重症労作狭心症（3 回／日以上の発作）または労作狭心症の増悪　安静時の胸痛発作なし	ⅠA	ⅠB	ⅠC
Ⅱ.	発症後 1 カ月以内の安静狭心症で48時間以内に発作なし（亜急性）	ⅡA	ⅡB	ⅡC
Ⅲ.	48時間以内に発症した安静狭心症（急性）	ⅢA	ⅢB：T＋ ⅢB：T−	ⅢC

A ：貧血, 発熱, 感染, 血圧低下, 薬物治療抵抗性高血圧, 頻脈性不整脈, 過大な情動ストレス, 甲状腺機能亢進, 呼吸不全に伴う低酸素血症などの心外性要因による心筋虚血の増悪
B ：心外性要因のない心筋虚血の増悪
C ：急性心筋梗塞発症後 2 週以内に出現した狭心症
T＋：トロポニンT陽性
T−：トロポニンT陰性

かかわっており，最も重要な病型分類です．不安定狭心症の分類についてはいくつかありますが，汎用されているのはBraunwaldの分類（表 2）です．一方，安定狭心症の明確な診断基準はなく，不安定狭心症に合致しないものが安定狭心症と診断されます．

③一次性狭心症と二次性狭心症

虚血発作の発生機序に基づいて提案された分類です．一次狭心症は心筋への酸素供給が冠攣縮によって一時的に減少して虚血が生じるもので冠攣縮性狭心症を意味します．二次性狭心症は，器質的狭窄を背景に，労作などによって心筋虚血を生じるものを意味します．

④梗塞後狭心症

急性心筋梗塞の合併症として位置づけられている病型で不安定狭心症の範疇になります．

⑤切迫心筋梗塞

本来は梗塞前狭心症といわれていましたが，現在は不安定狭心症の重症型として分類されています．

2）心筋梗塞

心筋梗塞の病型は一般に，①発症からの経過時間，②発症直後の重症度，③発症時のST偏位と梗塞部位，梗塞巣の大きさなどによって分類されています．しかし，これらの分類は病像の区分であり診断手技が進歩した現状では分類の意義は低いものとなっています．

①発症からの経過時間による分類

急性（acute），陳旧性（old）に分けられています．時に亜急性（recent）を加え3群に分類されます．汎用されている時間区分は，急性が3日以内，亜急性は1ヵ月以内，陳旧性は3ヵ月以上とされています．

②発症直後の重症度による分類

重症度はポンプ失調の合併の有無とその重症度に基づいています．Killip 分類と Forrester 分類が繁用されています（**第6章－3参照**）．

③ ST 偏位・梗塞部位・梗塞サイズ

発症時の心電図の ST-T 変化から，**ST 上昇型**，**ST 低下型**，T 波変化型に分類され，治癒期の異常 Q 波形成の有無によって **Q 波梗塞**と**非 Q 波梗塞**に分類されます．さらに，心電図上の梗塞部位によっても細分化されます．ACC/AHA のガイドラインでは，ST 低下・T 波変化型梗塞は**非 ST 上昇梗塞**として一括され，不安定狭心症として扱われます．その理由は ST 上昇型でも約 20％が非 Q 波梗塞となるが，病像は基本的に Q 波梗塞と類似し，治療法に代わりがないことに基づいています．以前には貫壁性梗塞・心内膜下梗塞といった病理の見地にたった分類がありましたが，現在では Q 波形成の有無という客観的な指標に基づいた分類が一般的です．梗塞サイズによる分類は，ST 変化の誘導数 CPK の最高値壁運動異常の範囲によってなされますが，確立された基準はありません．

2 病態生理

従来の虚血性心疾患の概念として，狭心症や心筋梗塞は冠動脈内の粥状硬化を基盤として発症し，プラークは徐々に増大し，冠動脈内腔がプラークにより 75％以上に狭窄すると労作性の安

図 ◆ 動脈硬化の進展様式

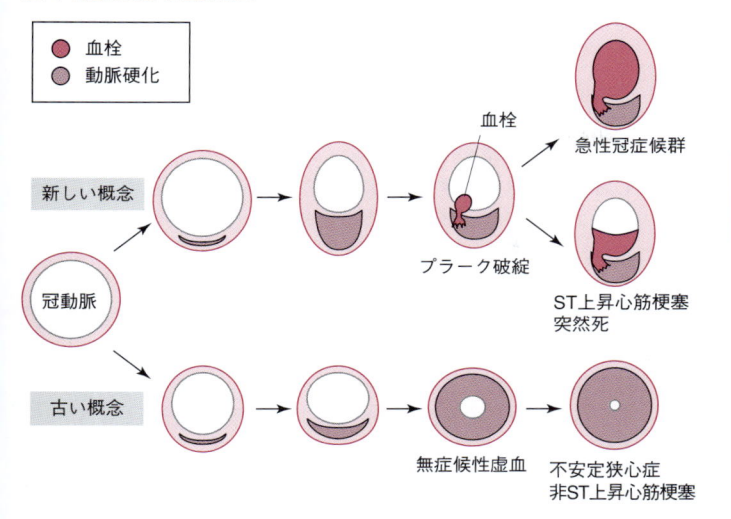

- 血栓
- 動脈硬化

新しい概念

冠動脈 → → → プラーク破綻 → 急性冠症候群 / ST上昇心筋梗塞 突然死

血栓

古い概念

→ → → 無症候性虚血 → 不安定狭心症 非ST上昇心筋梗塞

定狭心症が発症すると考えられ，さらに進行し冠動脈内腔が亜完全ないし完全に閉塞すると不安定狭心症や急性心筋梗塞に至ると考えられていました．

しかしながら診断，病理学の進歩により，現在では急性冠症候群はプラークの破綻とそれに伴う血栓形成が主たる原因であると考えられています．冠動脈が血栓性に閉塞し有意な心筋壊死をきたしたものは心筋梗塞と診断され，内腔が狭窄にとどまり心筋壊死がなかったもの，もしくは軽微で免れたものは診断として不安定狭心症となります（図）．

3 重症度・診断確定に必要な検査

正確な診断には，病歴の詳細な問診と虚血を客観的に評価するための検査が必要です（概略図）．

1）問診

胸痛について，①質，②位置，③持続時間，④誘発因子，⑤緩和因子，について聴きます．また不安定狭心症であれば予後不

良となりうるため，安静時か，新規発症か，症状の増悪の有無に関して必ずチェックします．

2) 心電図
①狭心症
非発作時の心電図は正常であることがほとんどです．狭心症を心電図により診断するには発作時の心電図を記録することが決め手となります．そのため，運動負荷心電図が行われます．しかし，重症虚血が疑われる場合には負荷は**禁忌**です．以前記録した心電図があれば，比較することで診断に確実性が高まります．また，1 回の心電図だけで判断せず，繰り返し記録し，変化をみることも大切です．

②冠攣縮性狭心症
通常はホルター心電図を用いて ST 上昇発作を記録します．

③急性心筋梗塞
胸部症状が伴う症例において連続する 2 誘導以上で 1 mm 以上の ST 上昇は非常に有用な所見です．また，ST 上昇とその反対側の誘導で鏡面像を認めれば，診断は確実とされています．

3) 心エコー
心エコー検査は，心電図検査と同様に簡便性利便性に富み，侵襲のない検査法です．心筋梗塞では，発症直後より梗塞部での壁運動異常が出現します．しかし狭心症では壁運動異常を捕らえることは困難であり，検査者の技量や肥満・肺気腫といった被験者側の要因によっても，診断精度が低下します．

4) 心臓核医学検査
虚血性心疾患が疑われるが脚ブロックなどの心電図変化で ST 変化の困難な例，あるいは他の非侵襲的検査で確定診断が得られない例では，心筋シンチグラフィは心筋虚血の存在，重症度ならびに心筋バイアビリティを非侵襲的かつ客観的に画像化できる有用な検査です．

5) マルチスライス CT
高い空間解像度を有するマルチスライス CT（MDCT）の登

場によって冠動脈病変の非観血的視覚化が可能となり，冠動脈狭窄や閉塞の診断のみならず，冠動脈プラークの定性評価定量評価も可能となっています．しかし，末梢病変，ステント留置後，石灰化病変などの評価は困難であり今後に期待されます．

6）血液生化学検査・心筋マーカー

心筋マーカーについては従来から，細胞質可溶性分画に存在する CK（CK-MB），AST，LDH，ミオグロビン，心臓型脂肪酸結合タンパク（H-FABP）と，筋原繊維を構成するトロポニン T，トロポニン I，ミオシン軽鎖などが活用されており，広く診断と重症度判定に用いられています．トロポニン T は心筋障害から 4～6 時間，H-FABP は発症 2～4 時間以内の心筋傷害も診断可能です．血中 CRP 値は急性炎症を表すマーカーであり UAP では CRP が 0.3mg/dl 以上の症例は，それ未満に比べ早期心事故を 3 倍高率に起こすといわれています．

4 治療の進め方

虚血性心疾患の治療の目標は，発作の消失ないし軽減，生活の質の改善のみならず生命予後の改善，心筋梗塞への移行の阻止にあり，突然死の予防も重要です．したがって心筋梗塞への移行が考えられる病態では積極的に入院加療が必要となります．

1）薬物

①**狭心症発作時**
硝酸薬，スプレー

②**労作性狭心症の発作予防**
β遮断薬，硝酸薬，カルシウム拮抗薬，ニコランジル

③**安静時狭心症（冠攣縮性狭心症）の発作予防**
カルシウム拮抗薬，硝酸薬，ニコランジル

④**不安定狭心症**
硝酸薬，ニコランジル，ヘパリン，抗血小板薬，カルシウム拮抗薬

⑤**急性心筋梗塞**
上記薬剤＋血栓溶解薬（冠動脈インターベンションが施行で

きない場合)
⑥心筋梗塞後再発予防
抗血小板薬（アスピリン，チクロピジン），β遮断薬，RA系薬剤（ACE阻害薬，ARB），HMG-CoA還元酵素阻害薬

2）血行再建術

虚血性心疾患の長期予後は，心機能（駆出率）の低下の程度・罹患枝数の増加につれて明らかに悪くなるため，可能な限り冠動脈造影を行い，原因となっている冠動脈狭窄を解除することを第1に考えます．その方法として冠動脈インターベンション，冠動脈バイパス術が選択されます．いずれの方法も年齢や日常生活レベル，合併症といったものを考慮し適応を考えたうえで選択されます．

①基本的な選択
- 冠動脈インターベンション
  一枝病変，二枝病変，高齢者，急性心筋梗塞
- バイパス術
  三枝病変，左主幹部病変

②多枝病変（二枝，三枝）・左主幹部病変に対する冠動脈インターベンションとバイパス術の比較試験
1. 生命予後には差がない
2. 再治療率はPTCAが高率（しかし，この問題は，薬剤溶出性ステントにより改善）
3. 症状改善度は差がない（初期はCABGがよい）
4. 総費用はPTCAがやや少ない

③合併症
- 冠動脈インターベンション
  院内死亡0.6％，心筋梗塞1.5％，急性心筋梗塞1.5％，緊急バイパス術1.4％，冠動脈穿孔1.8％．
- バイパス術
  院内死亡1.9％，心筋梗塞3.6〜4.6％，脳血管障害0.8〜2.6％，感染症1.8〜4.1％．

  しかし，冠動脈インターベンションとバイパス術の適応の差異を一律に述べるのは困難です．個々の症例による患者背景の差，施設間の経験差，術者の技量の差といった問題

があるためです．さらに薬剤溶出性ステント（Drug-eluting stent）の登場により治療成績は向上しており，冠動脈インターベンションの治療の適応は拡大しています．

> **Memo ステント治療後の抗血小板治療**
>
> 血栓が関与する病態では，アスピリンの使用でイベントが有意に抑制されます．冠動脈インターベンション，特にステントの普及に伴い使用頻度が増加している薬剤にチクロピジン系薬剤があります．アスピリンとの併用で血栓性閉塞の発生を効果的に抑えます．薬剤溶出性ステントは，遅発性の血栓性閉塞例が報告されており，少なくとも3カ月は併用することが推奨されています．海外ではチクロピジンよりもクロピドグレルが好んで用いられています．日本でも使用可能となっています．

✓チェックシート

冠動脈インターベンションの適応と合併症

- ☐ 冠動脈インターベンションの適応は拡大している
- ☐ 施設間によって適応は異なる
- ☐ 薬剤溶出性ステントの登場によりその成績は向上している

冠動脈インターベンション後の抗血小板薬投与

- ☐ 抗血小板薬の内服により，虚血性心疾患のイベントが抑制できる
- ☐ ステント留置症例は，アスピリンとチクロピジンの併用療法を行う

（原　久男）

第2章 疾患の特徴と診療

3. メタボリックシンドロームと虚血性心疾患

Advanced Learning

Point

① 高脂血症，高血圧，糖尿病などの虚血性心疾患の危険因子の個々の程度が軽くても，重複することによりリスクが飛躍的に増大することが明らかとされ，メタボリックシンドロームの概念が生まれました

② メタボリックシンドロームは，内臓脂肪の蓄積に起因するインスリン抵抗性がその病態に大きな役割を果たしています

③ 空腹時血糖が正常でも，糖尿病の前段階である耐糖能異常の段階で心血管死亡率が上昇し，糖負荷2時間値が心血管疾患の死亡率と正相関することが明らかとなっています

概略図 ◆ メタボリックシンドロームの診療カスケード

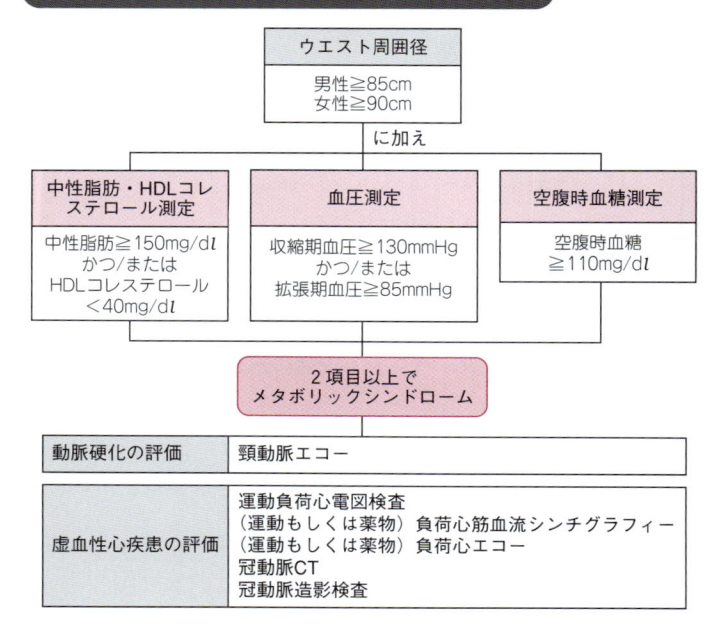

```
┌─────────────────┐
│  ウエスト周囲径  │
├─────────────────┤
│  男性≧85cm      │
│  女性≧90cm      │
└─────────────────┘
       に加え
```

中性脂肪・HDLコレステロール測定	血圧測定	空腹時血糖測定
中性脂肪≧150mg/dl かつ/または HDLコレステロール<40mg/dl	収縮期血圧≧130mmHg かつ/または 拡張期血圧≧85mmHg	空腹時血糖≧110mg/dl

2項目以上でメタボリックシンドローム

動脈硬化の評価	頸動脈エコー
虚血性心疾患の評価	運動負荷心電図検査 （運動もしくは薬物）負荷心筋血流シンチグラフィー （運動もしくは薬物）負荷心エコー 冠動脈CT 冠動脈造影検査

虚血性心疾患の危険因子として，高脂血症，高血圧，糖尿病，喫煙，肥満などがよく知られています．高脂血症，高血圧，糖尿病それぞれに対して大規模な臨床介入試験が行われ，薬物治療を中心とした治療が虚血性心疾患の一次および二次予防に大きな成果を上げてきました．**またこれらの危険因子はその程度が軽い場合でも，重複した場合には虚血性心疾患のリスクは飛躍的に増大する**ことが多くの疫学調査により示されてきました．最近になり肥満，特に内臓脂肪（腹腔内脂肪）の蓄積を病態の中心に据えたメタボリックシンドロームの概念が提唱され，わが国においては 2005 年 4 月に内科系 8 学会合同委員会によって診断基準が策定され，社会的にも重要な問題として注目を集めています．

1 メタボリックシンドロームの診断基準

診断については概略図を参照してください．

〈注意点〉
- CT スキャンなどで内臓脂肪量測定を行うことが望ましい
- ウエスト径は立位，軽呼気時，臍レベルで測定します．脂肪蓄積が著明で臍が下方に偏位している場合は肋骨下縁と前上腸骨棘の中点の高さで測定します
- メタボリックシンドロームと診断された場合，糖負荷試験が薦められますが診断には必須ではありません
- 高中性脂肪血症，低 HDL コレステロール血症，高血圧，糖尿病に対する薬剤治療を受けている場合は，それぞれの項目に含めます
- **糖尿病，高コレステロール血症の存在はメタボリックシンドロームの診断から除外されません**

2 病態生理

1) 高脂血症

動脈硬化の基礎的研究により，変性した LDL コレステロールが血管内膜に存在するマクロファージに取り込まれることが粥

状動脈硬化病変形成の最終像であることが明らかとされてきました．LDL コレステロールの変性を抑制することだけでなく，根本的に LDL コレステロールの絶対量を減少させることが動脈硬化の抑制に有用と考えられています．実際に HMG-CoA 還元酵素阻害薬が粥状動脈硬化病変の進展抑制と虚血性心疾患の一次および二次予防効果を有することが，世界中の数多くの大規模臨床試験にて証明されました．

2）耐糖能異常

インスリン抵抗性の亢進がさまざまなレベルで脂質代謝に影響を与えて動脈硬化を惹起することも明らかとされつつあり，糖尿病の前段階である耐糖異常（IGT：impaired glucose tolerance）と虚血性心疾患との関係に注目が集まっています．いくつかの臨床試験をメタ解析した結果でも，**IGT があれば空腹時血糖が正常でも心血管死亡率が上昇し，糖負荷 2 時間値が心血管疾患の死亡率と正相関する**ことが報告されています．

> **Memo メタ解析**
> あるテーマについてのこれまでの研究結果を系統的に集め，その質的評価と数量的な合成を行う系統的レビューのことです．具体的には信頼に足る大規模無作為化比較試験のデータを集め，統計学的に合成して分析します．現在ではエビデンスとしてのレベルは非常に高いと評価されています．

3）メタボリックシンドローム

わが国におけるメタボリックシンドロームの定義は内臓脂肪蓄積をその中心に据えており，内臓脂肪に由来するさまざまのサイトカイン（アディポサイトカイン）およびインスリン抵抗性がその病態生理の主役を担っていると考えられています．しかし世界的にはまだメタボリックシンドロームの定義と概念は完全に統一されているとはいえず，そのために諸外国でのメタボリックシンドロームの臨床研究の結果がそのままわが国にも当てはまるかどうかは不明です．

3 重症度・診断確定に必要な検査

わが国におけるメタボリックシンドロームの診断基準に従い，ウエスト周囲径，中性脂肪値，HDLコレステロール値，血圧値，空腹時血糖値により診断します．

メタボリックシンドロームの患者では常に動脈硬化性疾患，特に虚血性心疾患発症の可能性を念頭に診療すべきですが，**特に危険因子の数が多いほどハイリスクグループとして定期的に経過を観察すべきです**．非侵襲的で簡便な検査として頸動脈エコーと運動負荷心電図検査があります．**頸動脈エコーにて測定された総頸動脈の内膜中膜複合体肥厚度（IMT：intima-media thickness）が虚血性心疾患発症の予測因子として有用**であることが明らかとされています．さらにこのIMTは治療効果の指標となりうる可能性が示されており，冠危険因子の治療によりIMTの進展が抑制，あるいは退縮することが報告されています．他に状況に応じて（運動もしくは薬物）負荷心筋血流シンチグラフィーや負荷心エコーによる心筋虚血の評価，冠動脈CTによる冠動脈形態の評価を行い，虚血性心疾患の最終診断としては冠動脈造影検査を施行することとなります．

4 治療の進め方

メタボリックシンドロームの発症には食事や運動などの生活習慣がかかわっており，治療の基本は生活習慣の是正です．しかし生活習慣改善の動機付けは困難なことが多く，食生活などは学童期に確立されることから，若年層を対象とした早期からの正しい生活習慣を身につけさせるための啓蒙活動が今後重要になると考えられます．

薬物療法としては高脂血症，高血圧，耐糖能異常それぞれに対して従来より使用されている薬物を程度により使用することとなります．病態の中心を演じているインスリン抵抗性を改善する薬物として，アンジオテンシンII受容体拮抗薬やピオグリタゾン（アクトス®）の有効性が最近明らかとされています．

（並木　温）

第2章 疾患の特徴と診療

4. 心筋症

Point

❶ 心不全や不整脈で入院してくる症例の基礎疾患の1つとして鑑別できるようになりましょう

❷ 主な心筋症は拡張型心筋症（DCM）と肥大型心筋症（HCM）に分類されます

❸ 特に閉塞性肥大型心筋症（HOCM）の病態と治療を把握しておきましょう

❹ 重要な特定心筋症を列挙できるようにしましょう

概略図 ◆ 心筋症の治療カスケード

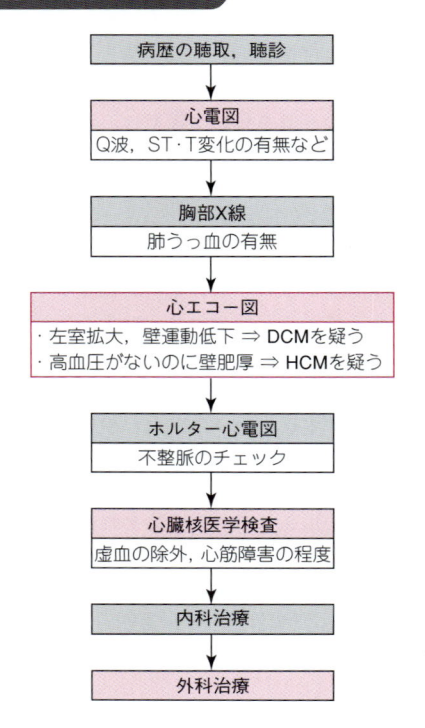

```
病歴の聴取, 聴診
        ↓
      心電図
Q波, ST・T変化の有無など
        ↓
     胸部X線
   肺うっ血の有無
        ↓
     心エコー図
・左室拡大, 壁運動低下 ⇒ DCMを疑う
・高血圧がないのに壁肥厚 ⇒ HCMを疑う
        ↓
    ホルター心電図
    不整脈のチェック
        ↓
   心臓核医学検査
虚血の除外, 心筋障害の程度
        ↓
      内科治療
        ↓
      外科治療
```

78　循環器内科研修チェックノート

1 分類・種類

　冠動脈粥状硬化症や弁膜症など明らかな病因を特定できない心筋疾患の総称です．さらに心筋症類似の病像を呈するが病因が特定できるものあるいは全身疾患との関連が濃厚なものは**特定心筋症**として除外されます．これには心サルコイドーシスやアミロイドーシスなどがあります．心臓の形態的特徴や血行動態の特性から，拡張型心筋症（DCM），肥大型心筋症（HCM），拘束型心筋症に分類されますが，拘束型心筋症はきわめてまれです．不整脈源性右室心筋症も心筋症として取り扱われます．

2 病態生理

1）DCM の病態生理

　DCM では左房や左室が拡張し，左室収縮力が広範囲に低下しており，低心拍出状態を呈します．左室の拡大による僧帽弁と左室の位置関係のずれが僧帽弁逆流を引き起こすことがあり，これが血行動態をさらに悪化させる場合があります．

2）HCM の病態生理

　HCM では左室壁は肥厚し，拡張障害を引き起こします．通常左室収縮力は低下しません．約 20％の症例では肥厚した心室中隔により左室流出路狭窄をきたし圧格差（20 mmHg 以上）を生じます．これを**閉塞性肥大型心筋症**（HOCM）といいます．安静時には圧格差は生じませんが，運動負荷時に圧格差が生じる場合があります．肥大型心筋症の経過中に左室壁の菲薄化と左室内腔の拡大をきたす場合があります（拡張相肥大型心筋症）．心尖部のみに肥大を認めるものを心尖部肥大型心筋症（APH）といい，予後は良好です．

3 重症度・診断確定に必要な検査

　心筋症の診断には，心エコー図検査（**第 3 章-4 参照**）が有力です（**概略図**）．

1）DCM の診断

左室の拡大と壁運動の低下を認めれば DCM を疑います．DCM と診断するには特定心筋症の除外が重要です．このためには冠動脈造影（**第3章-11参照**）や心筋生検を行うことがあります．DCM は左室拡張末期径の大きいものほど，また左室駆出率が低いものほど重症ですが，胸部 X 線（**第3章-5参照**）における肺うっ血の有無と血中 BNP 濃度の上昇も重要です．

2）HCM の診断

高血圧がないのに壁肥厚を認めれば HCM を疑います．HCM の診断はその家族歴があり遺伝子異常を検出できれば確定されますが，心肥大を呈する特定心筋症の除外は必要です．

4 治療の進め方

心不全対策，不整脈対策（突然死対策），塞栓症の予防が大切です．心不全対策としては水分塩分制限，過重な運動回避，感染予防などの生活指導があります．薬物療法に関しては**第2章-1**ならびに**第5章-2，3，5**を参照にしてください．DCM では左室容積の減少と形状の改善を図る外科療法もあります．さらに心臓移植も考慮される場合があります．HCM で中隔肥厚による圧格差軽減のためにカテーテルによる中隔枝塞栓術や外科的心筋切除術もあります．DDD ペースメーカーにより房室伝導時間を調節することによって圧格差を軽減することもできます．突然死のハイリスク群では植込型除細動器の適応を考慮します．心房細動合併例や心腔内血栓合併例では抗凝固療法の適応となります．

Note

✏️ チェックシート

肥大型心筋症における突然死のハイリスク群

- ☐ 若年発症
- ☐ 突然死の家族歴
- ☐ 家族性肥大型心筋症
- ☐ 失神の既往
- ☐ ホルター心電図での心室頻拍

※肥大の程度と様式，左室流出路圧較差や病理所見などをあげる報告もありますが，意見の一致をみていません．

拡張型心筋症と鑑別すべき心筋疾患

- ☐ 虚血性心筋症
- ☐ 弁膜性心筋症
- ☐ 高血圧性心筋症
- ☐ 炎症性心筋症（Chagas 病，HIV など）
- ☐ 代謝性心筋症（甲状腺中毒，甲状腺機能低下，褐色細胞腫，脚気，アミロイドーシス，Fabry 病など）
- ☐ 全身性疾患（SLE，強皮症，皮膚筋炎，サルコイドーシスなど）
- ☐ 筋ジストロフィー
- ☐ 神経筋疾患
- ☐ 過敏性，毒性反応（アルコール，カテコラミン，産褥性）

(諸井雅男)

第2章 疾患の特徴と診療

5. 心膜炎, 心筋炎

Advanced Learning

Point

❶ 急性心膜炎は心膜の炎症に起因する症候群で, 胸痛・心膜摩擦音・経時的心電図変化が特徴的です

❷ 心筋炎とは心筋組織に何らかの原因により病変を惹起する疾患の総称で, 急性期をしのげば予後は良好です

❸ 激症型心筋炎では心肺補助などの積極的治療が必要です

概略図 ◆ 心膜炎, 心筋炎の治療カスケード

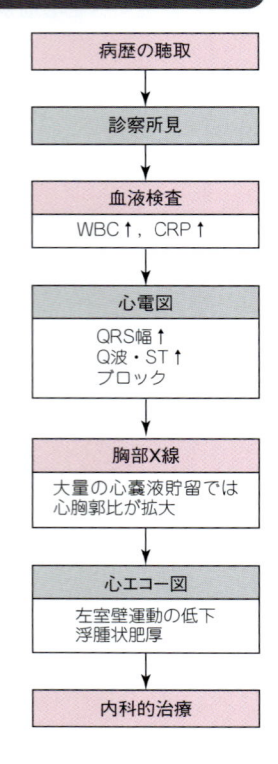

```
病歴の聴取
   ↓
診察所見
   ↓
血液検査
WBC↑, CRP↑
   ↓
心電図
QRS幅↑
Q波・ST↑
ブロック
   ↓
胸部X線
大量の心嚢液貯留では
心胸郭比が拡大
   ↓
心エコー図
左室壁運動の低下
浮腫状肥厚
   ↓
内科的治療
```

1 分類・種類

急性心膜炎の原因はウイルス感染もしくは特発性ですが，細菌感染・急性心筋梗塞・心臓手術後にも認められます．急性心筋炎の原因はウイルス感染と薬物障害が大半を占めます．

2 病態生理

急性心膜炎では心外膜の刺激症状として胸痛が生じます．病初期には心膜摩擦音を聴取します．心嚢液が貯留してくると心膜摩擦音は消失し，急速な貯留は心タンポナーデを引き起こします．急性心膜炎には再発（20～30％）があることと収縮性心外膜炎への移行があるので注意が必要です．炎症が心筋に及べば心筋炎も併発します．急性ウイルス性心筋炎では発熱や咳嗽，咽頭痛などの感冒様症状に引き続いて関節痛，筋肉痛，吐き気，下痢など全身のウイルス感染症状が生じます．心刺激伝導系の障害による徐脈，心拍出量の低下による代償性頻脈，低血圧，四肢冷感，チアノーゼ，心ギャロップ，湿性ラ音など心不全に伴う所見を見逃さないようにします．

3 重症度・診断確定に必要な検査

急性心膜炎では心電図の経時的変化が重要です．aV_RとV_1を除く**広範囲な誘導で下に凸のST上昇**を認めます．胸部X線は診断的価値が低いですが，大量の心嚢液貯留では心胸郭比の拡大を認めます．血液検査では非特異的炎症所見（WBC増多，CRP上昇）のほかに，炎症が心筋に及べば心筋逸脱酵素の上昇が認められます．急性心筋炎では炎症マーカーや心筋逸脱酵素（AST，CPK，LDH，トロポニンT）の上昇が重要です．特にトロポニンTは最も特異的です．心電図（QRS幅の増大，Q波，ST上昇，ブロック）と心エコー図（左室壁運動の低下，浮腫状肥厚）の所見は重要です．心筋炎の確定診断には冠動脈造影と心内膜下心筋生検が必須です．

4 治療の進め方

　基礎疾患があり二次的な急性心膜炎では基礎疾患の治療が第一となります．ウイルス性急性心膜炎では入院による安静と経過観察を行います．これは心タンポナーデをきたした場合（15％の症例には生じるといわれています），ドレナージなどの処置が必要となるからです．胸痛の管理には非ステロイド系抗炎症剤を使用します．48時間以内に症状の改善が認められなければステロイドの使用を考慮します．急性心筋炎が疑われた患者にも入院管理を行います．激症型心筋炎では数時間単位で悪化するためです．急性心不全徴候があれば薬物療法を行います（急性心不全の薬物療法参照）．低心拍出量状態や致死的不整脈出現時には大動脈バルーンパンピング（IABP）や経皮的心肺補助装置（PCPS）を導入します．炎症が悪化することがあるため発熱に対する非ステロイド系抗炎症薬はなるべく使用を控えます．

> **Memo　巨細胞性心筋炎（Giant cell myocarditis）とは？**
> 心内膜生検による病理組織診断名です．頻度は稀ですが急性ウイルス性心筋炎あるいはリンパ球性心筋炎と比較してきわめて予後不良といわれています．症状出現後の生存期間は5.5カ月というデータもあり，心臓移植も考慮されます．免疫抑制療法やステロイド療法が有効です．

（諸井雅男）

Note

第2章 疾患の特徴と診療

6. 不整脈
（頻脈性・徐脈性不整脈）

Point

1. 不整脈は徐脈性不整脈と頻脈性不整脈に大別されます
2. 頻脈性不整脈が持続する場合の機序はリエントリーです
3. 不整脈は何らかの疾患に伴って二次性に発現することが多いです
4. 心電図で診断できない場合は心臓電気生理検査を行います
5. 不整脈の治療法には薬物療法以外にも専門的な治療法がいくつかあります

概略図 ◆ 不整脈の鑑別カスケード

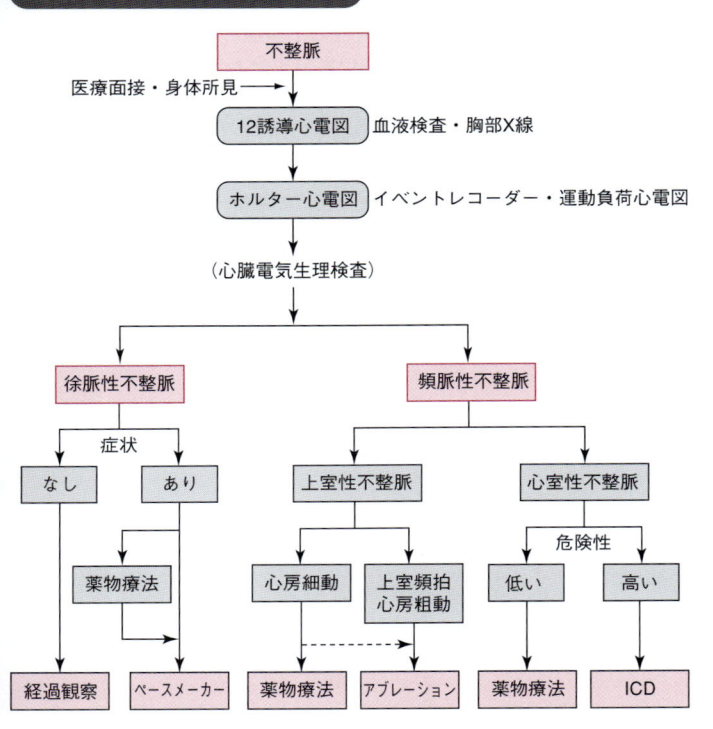

```
                    不整脈
  医療面接・身体所見 ─→
                ┌──────────────┐
                │ 12誘導心電図 │ 血液検査・胸部X線
                └──────────────┘
                ┌──────────────┐
                │ ホルター心電図 │ イベントレコーダー・運動負荷心電図
                └──────────────┘
                (心臓電気生理検査)
        ┌───────────────┴────────────────┐
   徐脈性不整脈                      頻脈性不整脈
        │症状                   ┌────────┴────────┐
   ┌────┴────┐            上室性不整脈       心室性不整脈
  なし    あり          ┌──────┴──────┐          │危険性
   │      │          心房細動   上室頻拍    ┌────┴────┐
   │   薬物療法                 心房粗動    低い     高い
   │      │             └ ─ ─ ─ ─ ┘        │        │
経過観察 ペースメーカー  薬物療法  アブレーション  薬物療法  ICD
```

1 分類・種類

　不整脈とは，正常洞調律以外の調律と定義されます．正常洞調律では高位右心房に存在する洞結節で起きた電気的興奮（刺激）が心房内を伝播して房室結節へ入り，ヒス束から右脚・左脚へと伝導し，プルキンエ線維を介して左右の心室に規則正しく伝えられます．不整脈を認めるということは，この一連の電気的流れ（刺激伝導シムテム）に何らかの異常が生じていることを意味します．

　不整脈は徐脈性不整脈と頻脈性不整脈に大別され，頻脈性不整脈はさらに上室性不整脈と心室性不整脈に分けられます（表1）．徐脈性不整脈の機序は興奮の伝導途絶あるいは遅延であり，最も重篤な場合は心静止に至ります．頻脈性不整脈の機序には，①異常自動能，②撃発活動（triggered activity），③リエントリーの3つがありますが，**持続性の不整脈の場合はその機序はリエントリーと考えてほぼ間違いありません．** リエントリーとは，再入のことであり興奮の旋回を意味します．不整脈が単発性あるいは非持続性の場合，その機序は異常自動能または撃発活動

表1 ◆ 不整脈の種類

徐脈性不整脈 （心拍数：50/分以下）	洞不全症候群（Ⅰ群〜Ⅲ群） 房室ブロック（Ⅰ度〜Ⅲ度） 心静止 ※高度の徐脈では補充収縮を伴う
頻脈性不整脈 （心拍数：100/分以上）	**上室性不整脈** 洞性頻脈 心房期外収縮 心房細動 心房粗動 心房頻拍 発作性上室頻拍 **心室性不整脈** 心室期外収縮 心室頻拍 torsades de pointes 心室細動

であることが多く，局所から異常興奮が放射状に伝播しています．

2 病態生理

不整脈は WPW 症候群などのように一次性に発現するものがありますが，多くは何らかの疾患に伴って二次性に発現してきます．

心臓細動は，弁膜症（特に僧帽弁疾患），虚血性心疾患，心筋症などの心疾患に伴って出現しやすいですが，甲状腺機能亢進症，貧血，脱水などのように心臓に起因しない病態でも出現してきます．若い患者では，むしろこの方が多いといえます．そのため，free T_4，free T_3，TSH などの甲状腺機能検査や，ヘモグロビン濃度，血清鉄などで貧血の有無を確認する必要があります．

心室頻拍などの重篤な心室性不整脈は，一般には器質的心疾患の存在下で出現します．心筋梗塞や拡張型心筋症で低心機能となっている患者ではその可能性は高くなります．肥大型心筋症や不整脈源性右室心筋症は，左室機能は保たれる疾患ですが，心室頻拍・細動を惹起する疾患として忘れてはなりません．

健常者でも重篤な心室性不整脈きたす病態があります．これには QT 延長症候群，Brugada 症候群，カテコラミン誘発性多形性心室頻拍などがあてはまります．いずれも遺伝子異常に絡んで発現するもので若年者の心臓突然死の原因となります．QT 延長症候群については，薬剤や電解質失調などで後天性にも発症するので，薬物（特に抗不整脈薬）の濃度や電解質（カリウムとマグネシウム）の濃度を血液検査でチェックする必要があります．

3 重症度・診断確定に必要な検査

不整脈の診断はまず標準 12 誘導心電図によってなされます（概略図）．発作性の不整脈では安静時心電図による検出が困難であり，この場合はホルター心電図を用います．ホルター心電図でも検出できない場合には，イベントレコーダーのような長

時間装着可能な携帯型心電図を用います．運動で不整脈が誘発される場合は，トレッドミルや自転車エルゴメータを用いた運動負荷心電図を考慮します．

　非侵襲的な心電図検査で診断できないときは，観血的手法である**心臓電気生理検査（不整脈のカテーテル検査）を考慮します**．特に，発作性上室頻拍あるいは心房粗動が疑われた患者では，心臓電気生理検査はカテーテルアブレーションの適応を検討する上でも有用な検査です．この検査は植込み型除細動器の適応を評価するときにも行われ，持続性心室頻拍あるいは心室細動の誘発の有無を評価します．

　致死性心室性不整脈の予知検査（指標）として，T-wave alternans，加算平均心電図による心室 late potentials，心拍変動解析，heart rate turbulence，QT/T peak-end 指標などがあります．心臓突然死の危険性が高いと考えられた患者では，これらの検査を行い，治療方針を決定することが望ましいといえます．

　また，基礎心疾患の有無を評価しておくことは重要です．特に重症の心室性不整脈を呈した患者では，心エコー，核医学検査，CT スキャン，MRI などの画像診断検査で心臓に器質的障害があるかを確認する必要があります．虚血性心疾患が疑われた患者においては，さらに冠動脈造影を考慮する必要があります．心筋疾患では画像診断検査に加えて心筋生検が行われることもあります．糖尿病性心障害では，血糖値や HbA1c のチェック，アミロイドーシスやサルコイドーシスなどによる心筋障害では他臓器の障害の程度を把握するため，心臓とは関係のない検査が行われることもあります．

　頻脈性不整脈の診断およびリスク評価の進め方を図に示したので参考にして下さい．

4 治療の進め方

　不整脈の治療法を表2に示しました．薬物療法については，不整脈そのものを抑制する抗不整脈薬療法と不整脈がおきても頻脈にならないようにする心拍数調節療法があります（**第5章-8参照**）．抗不整脈薬療法においては，主に Na^+ チャネル遮断薬

図 ◆ 頻脈性不整脈の診断およびリスク評価の進め方

```
                    頻脈性不整脈
                    ┌─────┴─────┐
                    ▼           ▼
            原因不整脈の検出    心疾患の検索
            12誘導心電図        心エコー
            運動負荷心電図      核医学検査
            ホルター心電図      CT/MRI検査
            イベントレコーダー
                    │           │
                    ▼           ▼
            検出あるいは      器質的心疾患あり
            診断が困難             │
                    │             ▼
                    ▼         心機能の評価
            心臓電気生理検査       │
                    │             ▼
                    ▼          低心機能
            頻脈性不整脈の誘発  左室駆出率<35(40)%
            上室性不整脈           │
            心室性不整脈           ▼
                    │       突然死予知指標の評価
                    ▼       T-wave alternans
            重症度の判定    心室late potentials
            持続時間        心拍変動解析指標
            頻拍のQRS形態   圧受容体反射感受性
            頻拍の速さ      heart rate turbulence
                            QT/T peak-end指標
                            電気生理学的誘発性
```

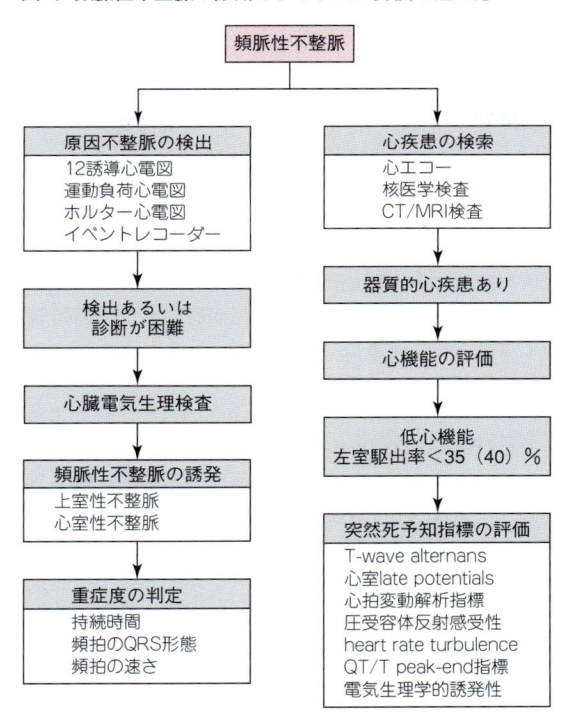

表2 ◆ 不整脈の治療法

薬物療法	抗不整脈薬，β遮断薬，Ca拮抗薬，ジギタリス，ATP製剤，抗凝固薬など
迷走神経刺激	バルサルバ法（息こらえ），頸動脈洞マッサージなど
直流電気ショック	自動体外式除細動器（AED）は一般人でも使用可能
カテーテルアブレーション	頻脈性不整脈に対する根治療法
ペースメーカー	徐脈性不整脈に対して使用
植込み型除細動器（ICD）	致死性が高い心室性不整脈に対して使用
外科手術	メイズ手術，バチスタ手術など

が使用されます．心拍数調節療法にはβ遮断薬，カルシウム拮抗薬，ジギタリスがありますが，最近ではβ遮断薬の使用頻度が高くなっています．ATP製剤の静注は発作性上室頻拍の停止目的で使用されます．ワルファリンを用いた抗凝固療法は，不整脈に対する薬物治療ではありませんが，不整脈（特に心房細動）による血栓・塞栓の予防のために使用されます．

迷走神経刺激は，医療器具や薬物を必要としない唯一の治療法であり，バルサルバ法（息こらえ）や頸動脈洞マッサージがその代表的な方法です．

血行動態の悪化が危惧される心室性不整脈に対しては，直流電気ショックによる除細動・頻拍が行われます．持続性心房細動に対しても直流電気ショックが用いられますが，この場合は抗凝固療法を十分に行ったうえで待機的に行われます．最近，自動対外式除細動器（AED）を公共の施設で目にするようになりましたが，これは一般人でも使用できます．

カテーテルアブレーションは頻脈性不整脈に対する根治療法であり，発作性上室頻拍と心房粗動に対しては成功率が非常に高いため，積極的に行われます． 心房細動にもカテーテルアブレーションが試みられているが，前述した2つの頻拍ほど成功率はまだ高くはありません．

高度の徐脈性不整脈に対しては植込み型ペースメーカーが用いられます． 適応においては徐脈の程度よりも自覚症状の強さが優先されます．

心室細動あるいは持続性心室頻拍に対しては，植込み型除細動器（ICD）が考慮されます． 最近では，心臓突然死の可能性があると判断された症例に対しては，予防的にICDを植え込むこともあります．

不整脈の治療目的で手術療法が行われることがありますが，基礎疾患に対しての手術に付加的に行われるにすぎません．

✅ チェックシート

カテーテルアブレーションの適応

- [ ] 有症状の発作性上室頻拍
- [ ] 心房細動を伴う WPW 症候群
- [ ] 有症状の心房粗動
- [ ] 有症状の特発性持続性単形性心室頻拍（場合によっては適応）
- [ ] 薬剤抵抗性の発作性心房細動
- [ ] 薬剤抵抗性の心房頻拍
- [ ] 器質的心疾患に伴う血行動態的に安定した薬剤抵抗性の持続性単形性心室頻拍
- [ ] 重症心室性不整脈のトリガーとなる薬剤抵抗性の単源性心室期外収縮

ペースメーカー植込みの適応

- [ ] めまい・失神などの危険な症状を有する徐脈性不整脈
- [ ] 薬物投与によっても改善が得られない有症状の徐脈性不整脈
- [ ] 洞不全症候群では3秒以上の洞停止が目安
- [ ] 房室ブロックでは MobitzⅡ型以上の高度のブロックが目安
- [ ] 心不全を伴う慢性の徐脈性心房細動
- [ ] 心臓電気生理検査で臨床症状と一致する徐脈性不整脈の誘発
- [ ] 失神発作の原因として疑われた2枝および3枝ブロック
- [ ] 肥大型心筋症または重症心不全の治療目的での使用

ICD 植え込みの適応

- [ ] 心室細動による心肺蘇生の既往
- [ ] 基礎心疾患に伴う持続性心室頻拍で失神をきたした場合
- [ ] 基礎心疾患に伴う持続性心室頻拍で左室駆出率が40％以下の場合
- [ ] 基礎心疾患に伴う心室頻拍で血行動態的には安定しているものの薬物治療が無効
- [ ] 非持続性心室頻拍で失神歴および心機能低下があり心臓電気生理検査で持続性心室頻拍・心室細動の誘発
- [ ] 原因不明の失神発作を有し心臓電気生理検査で血行動態の破綻する持続性心室頻拍・心室細動の誘発
- [ ] 左室駆出率が30％以下の心筋梗塞後で複数の突然死予知指標が陽性の場合

(池田隆徳)

Note

7. 弁膜症
（僧帽弁膜症，大動脈弁膜症）

Point

❶弁膜症は心エコー図がきわめて有用で確定診断可能です（概略図）

❷最終的には手術が必要でその適切な時期を常に考慮します

❸僧帽弁狭窄症は主としてリウマチ性で経皮的僧帽弁交連裂開術（PTMC）があります．一方，僧帽弁閉鎖不全症の多くは非リウマチ性で外科療法として弁形成術と弁置換術があります

❹高齢者の大動脈弁狭窄症が増加しています

概略図 ◆ 弁膜症の治療カスケード

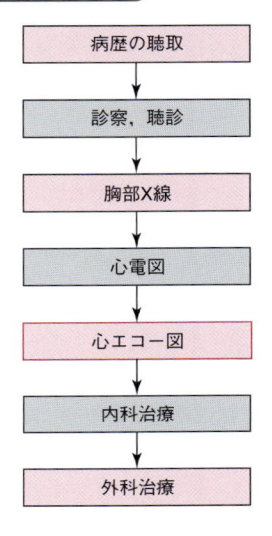

```
病歴の聴取
    ↓
診察，聴診
    ↓
胸部X線
    ↓
心電図
    ↓
心エコー図
    ↓
内科治療
    ↓
外科治療
```

1 分類・種類

1）僧帽弁狭窄症
　僧帽弁狭窄症（mitral stenosis：MS）の原因は多くはリウマチ性です．僧帽弁閉鎖不全症（mitral regurgitation：MR）では**リウマチ熱**，感染性心内膜炎，外傷，変性，虚血，先天性など多彩です．急性の MR としては外傷などによる腱索断裂，虚血（急性心筋梗塞など）による乳頭筋不全，乳頭筋断裂があります．

2）大動脈弁狭窄症
　大動脈弁狭窄症（aortic stenosis：AS）の原因は加齢による退行性変性（石灰化）とリウマチ性があります．先天性では大動脈二尖弁が狭窄の原因となります．大動脈弁閉鎖不全（aortic regurgitation：AR）の原因では弁尖の異常としてリウマチ性，感染性心内膜炎，**先天性二尖弁**があります．弁輪の拡大によるものとしては慢性関節リウマチ，強直性脊椎炎，大動脈炎症候群，Marfan 症候群，Ehlers-Danlos 症候群，Annulo-Aortic Ectasia（AAE）が知られています．交連部支持組織の障害として Valsalva 洞動脈瘤，解離性大動脈瘤も原因となります．

2 病態生理

1）僧帽弁狭窄症
　僧帽弁狭窄症では僧帽弁の開放制限から拡張期左室流入の障害を生じ，心拍出量の減少から左心不全をきたします．さらに左房圧，肺静脈圧上昇，肺毛細血管圧の上昇，肺うっ血，肺高血圧症（PH）から右心不全もきたします．僧帽弁閉鎖不全症では収縮期に左室から左房への逆流があるために左室容量負荷から左房圧および左室拡張終期圧の上昇，肺静脈圧上昇，肺毛細血管圧の上昇，肺うっ血（左心不全）をきたします．

2）大動脈弁狭窄症
　大動脈弁狭窄症では左室と大動脈間の圧較差が増大し心拍出量の低下をきたすと同時に左室圧負荷が生じます．その結果，左室求心性肥大から心筋虚血，左室拡張期圧上昇をきたします．大動脈弁閉鎖不全症では拡張期の左室内血流の逆流により左室

容量負荷を生じ，左室拡大して左心不全をきたします．

> **Memo** Tethering とは？
> 直訳すると"つながれる"の意です．僧帽弁閉鎖不全症の発生機序の1つとしていわれています．弁輪部と乳頭筋の位置関係が左室の拡大に伴って変化するために弁の閉鎖不全が起こるとするものです．弁形成術の観点からも重要です．

3 重症度・診断確定に必要な検査

1）僧帽弁狭窄症

心エコー図で弁の輝度の増強，弁尖開放制限，拡張期ドーミング，弁口狭窄（交連部の癒合及び石灰化），弁下組織の硬化癒合（腱索，乳頭筋），左房拡大を認めます．血栓の有無（特に左心耳内）の確認が重要です．ドプラ法では Pressure half time（PHT）から僧帽弁口面積（220/PHTmsec）を推定します．三尖弁閉鎖不全があれば，右室–右房間圧較差から肺動脈圧を推定します．連続波ドプラ法を用いて，三尖弁最大逆流速度（V）を求め，簡易ベルヌーイの式から，圧較差は $4 \times V^2$ となります．平均右房圧を 10 mmHg とすると，収縮期右室圧あるいは肺動脈圧は $4 \times V^2 + 10$ mmHg と推定できます．

重症度評価は，弁口面積を弁間平均圧較差で行います（**第3章-7 表A参照**）．

> **Memo** PHT とは？
> PHT は拡張早期における左房と左室の最大圧較差が半分に減速するまでの時間です．これは弁面積と反比例の関係にあります．実際には，連続波ドプラ法により記録された僧帽弁口血流速波形から，拡張早期ピーク速度の時点よりその速度が 70％（$1/\sqrt{2}$）になる時点までの時間を PHT として計測します（第3章 図2 C 参照）．

表1 ◆ Sellers 分類（僧帽弁閉鎖不全症）

分類	
1度	左房への逆流ジェットを認めるが左房全体は造影されない
2度	左房全体が造影されるが左室よりも薄い
3度	左房全体が左室と同程度に造影される
4度	左房全体が左室より濃く造影される

表2 ◆ Sellers 分類（大動脈弁閉鎖不全症）

分類	
Ⅰ度	左室内に逆流ジェットを認めるが，左室全体は造影されない
Ⅱ度	左室内に逆流ジェットを認め，左室全体が造影されるが大動脈より薄い
Ⅲ度	左室全体が大動脈と同等に造影される
Ⅳ度	左室全体が大動脈よりも濃く造影される

2）僧帽弁閉鎖不全症

　心エコー図では僧帽弁の逸脱，反転，腱索断裂，弁疣贅，左房の拡大，左室の拡大を確認します．カラードップラーにて弁逆流の程度，方向，逆流重症度の判定を行います．スワンガンツカテーテルでは左房圧（肺動脈楔入圧）の上昇とV波増高を認めます．左室造影では左房への逆流の程度により Sellers 分類があります（表1）．

3）大動脈狭窄症

　心エコー図で大動脈弁の変化（弁開放制限，肥厚），左室の求心性肥大の有無を確認します．大動脈弁口面積が $1.0\ cm^2$ 以下で自覚症状が出現します（正常は約 $3\ cm^2$）．左室・大動脈の平均圧較差 50 mmHg 以下は軽症で，弁口面積が $0.5\ cm^2$ 以下，圧較差 100 mmHg 以上は重症です．症状出現後は突然死（5〜34％）の頻度が多く，症状出現後の5年生存率は 35〜40％，10年生存率は 10〜20％と報告されています．

4）大動脈弁閉鎖不全症

　ドップラー法による左室流出路の拡張期逆流シグナルが重症度評価となります．大動脈造影にて逆流の診断および程度（Sellers 分類）の評価を行います（表2）．

4 治療の進め方

　検診で発見されるような無症状の場合と心不全症状で診断される場合とがありますが，最終的には外科的処置をしなければ根本的な弁の異常は解除されません．初期は心不全に対する薬物療法（**第2章-1**ならびに**第5章-2，3，5**参照）を行います．手術をいつ奨めるかが大切です（**チェックシート**参照）．僧帽弁狭窄症の場合，カテーテルによる治療〔経皮経静脈的僧帽弁交連裂開術（percutaneous transvenous mitral commissurotomy：**PTMC**）〕が試みられますが，左房内血栓の存在，僧帽弁逆流 Sellers Ⅲ度以上は適応となりません．また僧帽弁閉鎖不全ではまず弁形成術を試みますが不可能であれば人工弁置換術となります．人工弁には機械弁と生体弁がありますが患者の年齢などにより選択されます．

✓ チェックシート

外科治療の適応

僧帽弁狭窄症

- ☐ NYHA Ⅱ度以上（安静では症状出現しないが通常の身体活動では出現する）
- ☐ 左房内血栓の存在，僧帽弁逆流 Sellers Ⅲ度以上
- ☐ 弁，弁下組織の硬化が進行したもの

僧帽弁閉鎖不全症

- ☐ 急性症候性僧帽弁閉鎖不全
- ☐ NYHA Ⅱ度以上で，左室機能正常の症例
- ☐ 左室機能低下の軽度な症候性または無症候性の症例
- ☐ 心房細動のある，または肺動脈圧 50 mmHg 以上の無症候性の症例
- ☐ 左室駆出率が 50 ～ 60 ％で，左室収縮末期径が 45 mm 未満の無症候性の症例

- [ ] 左室駆出率が 60 %以上で，左室収縮末期径が 45 〜 55 mm の無症候性の症例

大動脈弁狭窄症
- [ ] 症状を伴う重症大動脈狭窄症
- [ ] 他の心臓手術を行う中等症の大動脈狭窄症
- [ ] 無症状の重症大動脈狭窄症で，以下の場合
    - [ ] 左室収縮機能不全を伴うもの
    - [ ] 運動負荷に対し，血圧低下を示すもの
    - [ ] 弁口面積が 0.6cm^2 以下
    - [ ] 心室頻拍を伴うもの
    - [ ] 著明な左室肥大を伴うもの

大動脈弁閉鎖不全症
- [ ] 胸痛や心不全のある左室駆出率 25 %以上の症例
- [ ] 他の心臓手術が必要な症例
- [ ] 急性大動脈弁閉鎖不全
- [ ] 無症状あるいは軽症の症例で以下の場合
    - [ ] 左室機能障害があり，左室駆出率 25 〜 49 %で，高度の左室拡大を示す場合
    - [ ] 左室機能正常であるが，軽度以下の左室拡大を示す

(諸井雅男)

Note

第2章 疾患の特徴と診療

8. 感染性心内膜炎

Advanced Learning

Point

1. 感染性心内膜炎の治療は起炎菌を同定し，感受性の高い殺菌的な抗生物質〔最小発育阻止濃度（MIC）の5〜10倍以上の用量〕を経静脈的に4〜6週間投与することが大切です
2. 外科治療（弁置換術）は炎症所見改善後に行いますが，心不全のコントロールができない場合，感染のコントロールができない場合には活動期でも行われます
3. 予防的前処置が必要な高リスク群はペニシリン系抗生物質を処置前後に投与します．予防的前処置不要群と区別できるようにしましょう

概略図 ◆ 感染性心内膜炎の治療カスケード

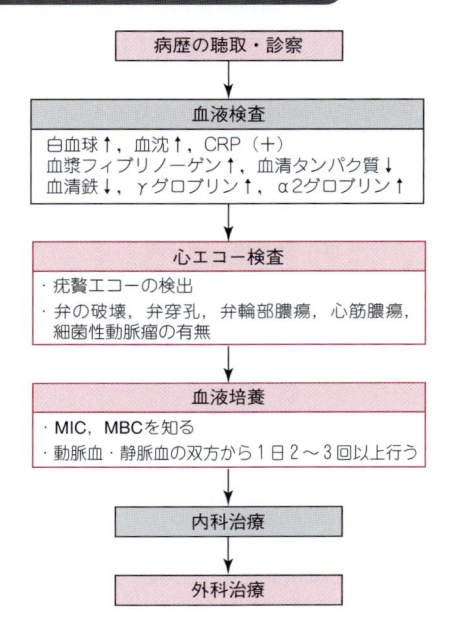

```
病歴の聴取・診察
      ↓
   血液検査
白血球↑，血沈↑，CRP（＋）
血漿フィブリノーゲン↑，血清タンパク質↓
血清鉄↓，γグロブリン↑，α2グロブリン↑
      ↓
   心エコー検査
・疣贅エコーの検出
・弁の破壊，弁穿孔，弁輪部膿瘍，心筋膿瘍，
 細菌性動脈瘤の有無
      ↓
   血液培養
・MIC，MBCを知る
・動脈血・静脈血の双方から1日2〜3回以上行う
      ↓
   内科治療
      ↓
   外科治療
```

1 分類・種類

　心内膜に病原微生物の感染巣（疣贅(ゆうぜい)）が形成され，敗血症，血管塞栓，臓器障害などの多彩な臨床症状を呈する自然治癒傾向の少ない全身性疾患です．分類として急性細菌性心内膜炎（acute bacterial endocarditis）と亜急性細菌性心内膜炎（subacute bacterial endocarditis：SBE）があります．

2 病態生理

　菌は体内への侵入後，弁膜疣贅を形成し，その疣贅から全身播種，塞栓症を引き起こします．一方で敗血症から播種性血管内凝固症候群（DIC）を合併します．また弁に付着した菌は弁を破壊し，弁機能不全（閉鎖不全）から心不全を合併します．後天性弁膜症，先天性心疾患（心室中隔欠損症，動脈管開存症，Fallot 4徴症など），糖尿病，免疫不全症，ステロイドの長期使用などに発症しやすいといわれています．誘因として歯科的処置（抜歯），耳鼻科手術（扁桃摘除術），婦人科手術，血液透析，心臓カテーテル，ペースメーカー植込手技後，麻薬常習者の注射器（黄色ブドウ球菌，右心系に疣贅）などがあります．基礎疾患を有する場合に，誘因となりうる処置や手術に際して，抗生物質の予防的投与が必要な場合とそうでない場合があります（表）．

　起因菌にはグラム陽性球菌（緑連菌，黄色ブドウ球菌（強毒菌），表皮ブドウ球菌，溶連菌，腸球菌），グラム陰性杆菌（緑膿菌，大腸菌，クレブジエラ），真菌（カンジダ，アスペルギルス），リケッチアがあります．頻度としては**緑色連鎖球菌**が50％以上を占め，次いで**黄色ブドウ球菌**，腸球菌，肺炎球菌などがあります．人工弁では表皮ブドウ球菌，真菌が多くみられます．

3 重症度・診断確定に必要な検査

1）症状

　急性心内膜炎は急激に発症し，弁膜に対する侵襲も激しく，敗血症など重篤化しやすいことが知られています．亜急性心内

表 ◆ 抗生物質の予防的投与について

○ 予防的投与必要

高リスク群
- 人工弁（生体弁含む）
- 感染性心内膜炎の既往
- チアノーゼ性先天性心疾患
- 肺-体循環シャント修復術後

中リスク群
- 大部分の先天性心疾患
- 後天性弁膜症
- 肥大型心筋症
- 僧帽弁逆流をともなう僧帽弁逸脱症

× 予防的投与不要

- 二次孔型心房中隔欠損症
- 心房中隔欠損，心室中隔欠損，動脈管開存症術後
- 僧帽弁逆流のない僧帽弁逸脱症
- 機能的心雑音
- 弁膜症のない川崎病の既往
- 弁膜症のないリウマチ熱の既往
- ペースメーカー，除細動器の植え込み

膜炎は多くは緩徐に発症し，未治療で数カ月経過することもあります．臨床症状は多彩で，本症を疑うことが重要です（概略図）．感染徴候として発熱，発汗，悪寒，脾腫，貧血，心臓徴候として心悸亢進，心雑音，心肥大，心電図異常，血管塞栓徴候として皮膚粘膜の溢血，Osler 痛斑，Janeway 発疹，眼底出血斑（Roth 斑），中枢神経障害，血尿（腎梗塞），臓器出血などがあります．

2）診断に必要な検査

血液，生化学所見では白血球増加，貧血，血沈促進，CRP 陽性，血漿フィブリノーゲン増加，血清タンパク質低下，血清鉄低下，γ グロブリン増加，α2 グロブリン増加を認めます．診断の決め手は血液培養と心エコー図検査です．血液培養陽性率は動脈血と静脈血で大きな差はないことが知られているので，静脈採血でも可能です．24 時間以上かけて連続 3 回の血液培養を行います．原因と考えられる菌の最小発育阻止濃度（MIC），最

小殺菌濃度（MBC）を知ることが大切です．心エコーでは疣贅エコー（2〜3 mm から検出可能）の検出が大切ですが，検出率は 80 ％前後といわれています．弁の破壊，弁穿孔，弁輪部膿瘍，心筋膿瘍，細菌性動脈瘤の有無も重要です．

> **Memo　MIC と MBC について**
>
> MIC（minimum inhibitory concentration）は，微生物の発育を阻止するのに必要な抗菌薬の最小濃度のことで，値が小さいほど抗菌力が大きくなります．血中濃度が MIC 値の場合，静菌状態にあると考えられています．一方，MBC（minimum bactericidal concentration）とは，微生物の殺菌に必要な抗菌薬の最小濃度です．感染性心内膜炎では殺菌が必要であり，MBC が重要です．

4　治療の進め方

1）内科治療

薬物治療として化学療法は経静脈的に MIC の 5 〜 10 倍を目標に最低 4 週間は継続することが重要です．CRP 陰性化後も少なくとも 2 週間は治療継続するようにします．原因菌と抗生物質の組合せとしては，緑色連鎖球菌（Streptococcus viridans）とペニシリン G（PCG），表皮ブドウ球菌（Staphylococcus epidermidis）と PCG，セファロスポリン系，腸球菌（Enterococcus faecalis）と PCG，セファロスポリン系，黄色ブドウ球菌（Staphylococcus aureus）と PCG，セファロスポリン系，メチシリン耐性黄色ブドウ球菌（MRSA）とバンコマイシンが推奨されています．これらが無効か，またはペニシリンアレルギーのある場合はアミノ配糖体およびセフェム系の併用を行います．

2）外科治療

外科治療としては適切な抗生物質の投与を行い，炎症反応が改善した後に行うのがよいのですが，以下の場合は活動期でも手術適応となります．

> ①心不全が進行する，あるいはコントロールできない．
> ②感染がコントロールできない（抗生物質治療抵抗性）．
> ③塞栓症を繰り返す，あるいは起こしそうな疣贅がある．
> ④人工弁置換後心内膜炎

（諸井雅男）

Note

第2章 疾患の特徴と診療

9. 動脈疾患
（動脈硬化症，大動脈瘤）

Point

❶ 慢性下肢動脈閉塞症は閉塞性動脈硬化症（95％を占めます）と若年男性喫煙者のバージャー病があります

❷ 上行・弓部大動脈瘤（動脈硬化性）は最大径5〜6 cm以上が手術適応となります．下行・胸腹部大動脈瘤では術後の対麻痺に注意が必要です

❸ 腹部大動脈瘤は95％が腎動脈分岐部より下方に生じ，最大径5 cm以上が手術適応です

概略図 ◆ 動脈疾患の治療カスケード

A）下肢閉塞性動脈硬化症（PAD）

病歴の聴取
重症度が段階的に症状に表れる（Fontaine分類）
↓
ABPI（ankle brachial pressure index）の測定
↓
CT血管造影，動脈超音波検査
↓
薬物負荷心筋血流シンチグラフィ
↓
内科治療
↓
外科治療

B）大動脈瘤

病歴の聴取
無症状で，偶然に発見されることも多い
↓
腹部の触診（腹部大動脈瘤）
↓
胸部X線の異常
↓
心エコー図および腹部超音波検査
↓
造影CTスキャンで確定
↓
外科治療

1 分類・種類

慢性下肢動脈閉塞症には閉塞性動脈硬化症（arteriosclerosis oblitetans：ASO，または peripheral arterial disease：PAD）と若年男性喫煙者のバージャー病（thromboangiitis obliterans：TAO）があり，PAD はその 95％を占めます．大動脈瘤は上行・弓部大動脈瘤，下行・胸腹部大動脈瘤，腹部大動脈瘤に分けられます．原因はほとんどが動脈硬化性ですが，大動脈弁輪拡張症（annuloaortic ectasia：AAE）は大動脈炎症候群や Marfan 症候群など若年者でもみられます．

2 病態生理

PAD は発生部位により骨盤型（腎動脈下腹部大動脈—腸骨動脈），大腿型（浅大腿動脈），下腿型（脛骨・腓骨動脈）がありますが，これらの多発閉塞が 70％を占めます．TAO は喫煙との関係が深く 20〜40 歳の喫煙男性に好発します．好発部位は膝窩動脈から下腿動脈です．大動脈瘤はタンパク質分解酵素である MMP（matrix metalloproteinase）の過剰作用や大動脈壁にかかる力学的ストレスとの関連が考えられています．

3 重症度・診断確定に必要な検査

PAD は Fontaine 分類が重症度を表しています（**概略図 A**）．Fontaine Ⅰ度は無症状で，Ⅱ度は間欠性跛行，Ⅲ度は安静時疼痛，Ⅳ度は壊疽となっています．足背動脈または後脛骨動脈のいずれか一方の血流が正常なら虚血症状は出現しません．**ABPI**（足関節／上腕血圧比　正常 0.95〜1.25）は 0.7 ＞で**間欠性跛行**が出現し，0.5 ＞で重症間欠性跛行で潰瘍が出現します．0.2 ＞で壊疽となるので，症状と ABPI が一致するかどうかの確認が重要です．類似の症状を有する脊柱管狭窄との鑑別に ABPI は有用です．

大動脈瘤は造影 CT が確定診断になります（**概略図 B**）．

4 治療の進め方

　PAD は日常生活に支障がないようであれば薬物療法で経過観察します．ABPI ＜ 0.7 で薬物療法や運動療法にもかかわらず間欠性跛行があれば手術の適応はあります．下肢動脈エコーや造影 CT で腸骨動脈狭窄があれば PTA（percutaneous transluminal balloon angioplasty）＋ステント留置の適応があります．PAD はその 50 ％に虚血性心疾患，25 ％に頸動脈狭窄病変を合併するので，手術例では術前に薬物負荷心筋血流シンチグラフィや頸動脈エコーを施行することが推奨されます．

　大動脈瘤はエコーや造影 CT にてその部位や大きさ，長さ，分岐動脈の同定を行い，最大径 5 cm を目安に手術を考慮します．

✓チェックシート

外科治療の適応

- [ ] 慢性下肢動脈閉塞症では ABPI ＜ 0.7 で薬物療法や運動療法にもかかわらず間欠性跛行（FontaineⅡ度）の存在
- [ ] 大動脈瘤はその最大径 5 〜 6 cm 以上

（諸井雅男）

Note

第2章 疾患の特徴と診療

10. 静脈・リンパ管疾患（深部静脈血栓症，下肢静脈瘤，リンパ浮腫）

Point

❶ 下肢静脈瘤の頻度が高いですが，原因が深部静脈血栓症による二次的なものかどうかの鑑別が重要です

❷ 深部静脈血栓症ではまず下肢静脈エコーを，ついで造影CTや静脈造影を考慮します

❸ 深部静脈血栓症の治療には①抗凝固療法などの内科療法，②カテーテルによる血栓溶解療法，③下大静脈フィルターの留置，④手術療法があります

❹ 下肢の浮腫の原因として慢性静脈不全とリンパ浮腫があります

概略図 ◆ 静脈・リンパ管疾患の治療カスケード

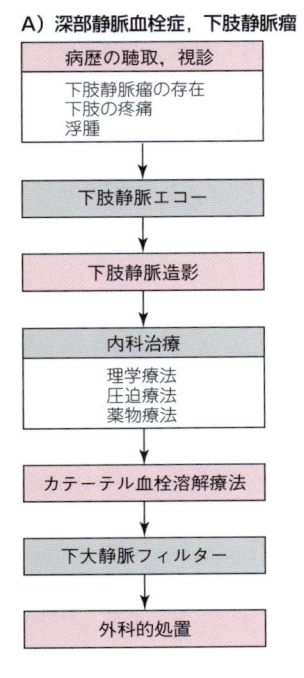

A) 深部静脈血栓症，下肢静脈瘤

病歴の聴取，視診
- 下肢静脈瘤の存在
- 下肢の疼痛
- 浮腫

↓

下肢静脈エコー

↓

下肢静脈造影

↓

内科治療
- 理学療法
- 圧迫療法
- 薬物療法

↓

カテーテル血栓溶解療法

↓

下大静脈フィルター

↓

外科的処置

B) リンパ腫

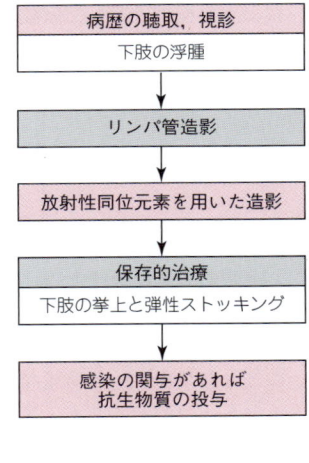

病歴の聴取，視診
- 下肢の浮腫

↓

リンパ管造影

↓

放射性同位元素を用いた造影

↓

保存的治療
- 下肢の挙上と弾性ストッキング

↓

感染の関与があれば抗生物質の投与

1 分類・種類

　深部静脈血栓症は下肢の筋膜下静脈が血栓で閉塞する灌流障害であり，続発症として肺動脈血栓塞栓症を引き起こすことがあるので注意が必要です．下肢静脈瘤の原因として深部静脈血栓症があるので（二次性静脈瘤），下肢の静脈エコー検査を行います．一次性静脈瘤は原因不明の表在静脈の弁不全により生ずる慢性灌流障害です．

　リンパ浮腫は遺伝性のもの（Milroy病）と炎症や感染（フィラリア），リンパ節摘出後，外傷，放射線照射後，腫瘍の浸潤などによることがあります．

2 病態生理

　下肢や骨盤内の深部静脈に多発する深部静脈血栓症の80％は下肢腓腹筋の深部静脈から生じます．内皮障害，凝固亢進，血流停滞が複合的に関係して，血栓が形成されます．下肢の運動により血栓は遊離し，塞栓子となります．外科大手術では術後2週間までに30％の患者で深部静脈血栓症を発症しますが，多くは無症状です．

　リンパ浮腫は感染，リンパ節摘出後，外傷，放射線照射後，腫瘍浸潤が原因で生じますが，原因不明の場合もあります．

3 重症度・診断確定に必要な検査

　静脈瘤や深部静脈血栓症を疑った場合には下肢静脈エコーをまず行います（概略図A）．ほとんどエコーで確定診断が可能です．はっきりしない場合にはさらに造影CTや静脈造影を行うこともあります．血栓傾向の素因があるかどうかを血中プロテインS・プロテインC，アンチトロンビンなどを測定して調べます．安定化フィブリンの分解産物である**D–ダイマー**の上昇は，凝固活性化に伴う線溶系の亢進を示し，深部静脈血栓症で上昇（1 μg/ml以上）します．

　リンパ浮腫を疑った場合にはリンパ管造影，放射性同位元素を用いたリンパ管造影を行えばリンパ管の狭窄，閉塞，外部からの圧迫の診断が可能です（概略図B）．

> **Memo 付加的な危険因子**
>
> 静脈疾患の付加的な危険因子としては血栓性素因(アンチトロンビンC欠損症,プロテインC欠損症,プロテインS欠損症),静脈血栓塞栓症の既往,悪性疾患,癌化学療法,重症感染症,中心静脈カテーテル留置,長期臥床,下肢麻痺,下肢ギプス固定,ホルモン療法,肥満,静脈瘤があげられます.
>
> 危険因子のある大手術は中等度のリスクですが,強い危険因子,複数の危険因子があればハイリスクとします.

4 治療の進め方

深部静脈血栓症では下肢の挙上や弾性包帯によりむくみの低減を目指しますが,安静は必要ありません.歩行開始後は弾性ストッキングを用い,積極的に運動を勧めます.出血傾向がなければ抗凝固療法を行います.血栓溶解療法や血栓除去術を行う場合には,**一次的下大静脈フィルター**を併用します.永続的下大静脈フィルター留置は肺血栓塞栓症の再発に限られます.

リンパ浮腫の治療は患肢の挙上や弾性ストッキングによる圧迫が行われます.細菌感染がある場合には,抗生物質が使用されます.

✔ チェックシート

リスクレベルは予防の対象となる処置や疾患のリスクに付加的な危険因子を加味して決定されます.

深部静脈血栓形成のハイリスク群

☐ 40歳以上の癌の大手術(大手術とは腹部手術,45分以上の手術)

☐ 静脈血栓塞栓症の既往がある患者の大手術

☐ 股関節全置換術,膝関節全置換術,股関節骨折手術

☐ 高齢肥満妊婦の帝王切開術

(諸井雅男)

第2章 疾患の特徴と診療

11. 高血圧症（本態性，二次性高血圧）

Point

❶ 特定の原因による二次性高血圧でないかを常に考えましょう
❷ 血圧の数値のみならず，臓器障害の程度を経時的に評価しましょう
❸ 高血圧以外の心血管病危険因子の存在に留意し，必要なら同時に治療しましょう

概略図 ◆ 高血圧の診療カスケード

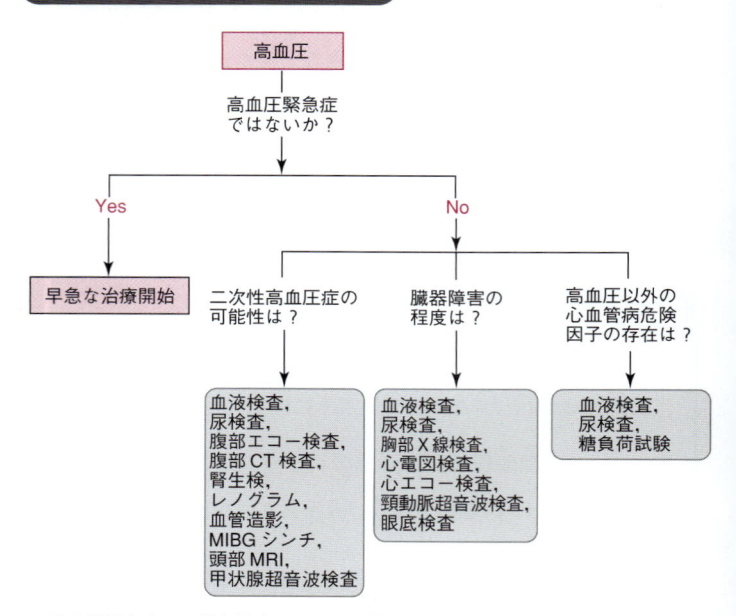

```
                    高血圧
                      │
            高血圧緊急症
            ではないか？
          ┌───────┴───────┐
        Yes               No
          │      ┌────────┼────────┐
    早急な治療開始  二次性高血圧症の   臓器障害の    高血圧以外の
                  可能性は？        程度は？      心血管病危険
                                                 因子の存在は？
                      │              │              │
                  血液検査,         血液検査,      血液検査,
                  尿検査,           尿検査,        尿検査,
                  腹部エコー検査,    胸部X線検査,   糖負荷試験
                  腹部CT検査,       心電図検査,
                  腎生検,           心エコー検査,
                  レノグラム,        頸動脈超音波検査,
                  血管造影,         眼底検査
                  MIBGシンチ,
                  頭部MRI,
                  甲状腺超音波検査
```

※ 高血圧緊急症への救急対応については第6章-4で解説

高血圧は日本の成人において最も頻度が高く，日常の臨床で最も多く遭遇する疾患です．ただちに降圧を必要とする高血圧緊急症はそれほど多くなく，また90〜95％の高血圧は現代の医学においては単一の病態で説明できない本態性高血圧ですが，特定の原因による二次性高血圧を見落とさないようにします．

　二次性高血圧では原因疾患の治療により高血圧の治癒や軽快が期待できることも多く，積極的な鑑別診断が重要です（概略図）．多くの高血圧は自覚症状がなく，結果として生じる心血管病を予防するために治療するという高血圧の治療目的を，患者さんや家族に十分に理解していただくことが非常に重要です．また高脂血症や糖尿病，喫煙など他の血管障害の危険因子が重積することにより，個々のリスクは軽度でも高頻度に心血管病を生じることが明らかとなっており，血圧値のみでなく他の状態にも配慮する必要があります．

1 分類・種類

　血圧の高度の上昇（多くは180/120mmHg以上）によって脳，心，腎，大血管などに急速に障害が生じる高血圧緊急症に関しては，**第6章-4**で解説していますので省略しますが，評価にいたずらに時間を費やすことなく早急に治療を開始します．

　緊急性のない高血圧をみた場合，常に二次性高血圧でないかを考慮することが重要です．二次性高血圧には腎性（腎実質性：糖尿病性腎症，慢性糸球体腎炎，多発性嚢胞腎など・腎血管性），内分泌性（原発性アルドステロン症，クッシング症候群，褐色細胞腫，甲状腺機能亢進症，甲状腺機能低下症，副甲状腺機能亢進症，先端肥大症など），血管性（大動脈炎症候群など），薬剤性（非ステロイド性消炎鎮痛薬，甘草，糖質コルチコイドなど）などがあります．二次性高血圧を積極的に疑うべき状況として①若年（40歳以下）での高血圧発症，②短期間での急激な血圧の上昇，③高血圧の家族歴がない，④腎疾患などの既往歴，⑤血圧の左右差，⑥血管雑音（特に腹部血管雑音）の聴取，がありますが，初診時は明確でなくても経過とともに原因疾患が顕在化することもあります．

2 病態生理

平均血圧は心拍出量と全末梢血管抵抗の積によって決定され，収縮期血圧（最大血圧）と拡張期血圧（最小血圧）の差である脈圧は，1回心拍出量と大動脈の弾性の影響を受けます（図A）．血圧は心拍出量，心拍数，全末梢血管抵抗，大動脈の弾性などの変化により変動し，これらの変化には種々の神経性因子，体液性因子が関与しています（図B）．また神経性因子，体液性因子は相互に影響しあっており，血圧は複雑に調節されています．一般的には短期的な血圧調節には神経性因子の影響が大きく，長期的な血圧調節には体液性因子や腎臓の関与が大きいと考えられています．加齢とともに収縮期血圧は上昇しますが，拡張期血圧は大動脈の弾性低下により50歳頃より低下します．

集団における血圧値は正規分布を示しますが，血圧値が高いほど心血管病の発生頻度が上昇します．放置すれば心血管病の危険性が明らかに増加する血圧値を高血圧とする立場がとられており，現在は各国において140/90 mmHg以上を高血圧と定義しています．

近年自動血圧計や家庭血圧計が開発され，24時間自由行動下血圧や家庭血圧が容易に測定できるようになってきました．医療環境（外来など）で測定した血圧は常に高血圧にもかかわらず，非医療環境下で測定した血圧（24時間自由行動下血圧や家庭血圧）は常に正常である白衣高血圧，また白衣高血圧とは逆に医療環境下で測定した血圧は正常にもかかわらず，非医療環境下では高血圧である仮面高血圧（逆白衣高血圧）などの存在

図 ◆ 血圧の調節

A) 平均血圧 = 心拍出量 × 全末梢血管抵抗

脈 圧 = 拡張期血圧（最高血圧） − 収縮期血圧（最小血圧）

B) 短期 神経性因子 ⇕ 長期 体液性因子 → 心拍出量／心拍数／全末梢血管抵抗／大動脈の弾性 → 血圧

が明らかとなってきました．また起床後早朝の血圧が特異的に高い状況（早朝高血圧）が心血管病のリスクとなると考えられるようになってきています．

3 重症度・診断確定に必要な検査

高血圧患者の診察にあたって留意すべきこととして，
　①二次性高血圧を示唆する所見はないか？
　②臓器障害は存在しないか？
　③高血圧以外の心血管病危険因子は存在しないか？
の3点が重要です．高血圧の重症度は，高血圧による臓器障害の程度によって評価されます．心臓超音波検査による左室肥大，尿検査による蛋白尿，血液検査（血清クレアチニン値）による腎障害，頸動脈超音波検査による頸動脈内膜-中膜壁厚，眼底検査による高血圧性網膜症，などを経時的に評価する必要があります．

二次性高血圧の可能性は常に考慮し，初診時の検査では否定的であってもその後降圧薬への反応性が低下したような場合には必要に応じて再度検査する必要があります．

4 治療の進め方

高血圧治療の目的は，高血圧の持続によりもたらされる心血管病の発症とそれらによる死亡を抑制し，高血圧の患者さんが充実した日常生活を送れるように支援することです．

1）生活指導

まず食塩摂取量の制限，野菜や果実の摂取の促進，飽和脂肪酸や総脂肪量摂取の制限，肥満であれば体重減量，運動の促進，アルコール摂取量の制限，禁煙などの生活習慣の修正を図りますが，現実的にはこれのみで十分な降圧を期待することは困難です．しかしこれらの生活習慣の修正は，高血圧のみならず動脈硬化の危険因子である高脂血症や糖尿病の治療や予防にもつながるものであり，その重要性は十分に理解していただく必要があります．

2）薬物治療

その後薬物治療を開始しますが，1日1回投与の長時間作用型降圧薬を低用量から開始するのが原則です．増量時には1日2回投与も考慮しますが，副作用の発現を抑えて降圧効果を増強するためには適切な降圧薬の組み合わせ（併用療法）がすぐれています．

個々の薬剤に関しては**第5章**で解説していますが，第一選択薬として利尿薬，β遮断薬，カルシウム拮抗薬，アンジオテンシン変換酵素阻害薬，アンジオテンシンⅡ受容体拮抗薬が勧められます．併用としてはカルシウム拮抗薬＋アンジオテンシン変換酵素阻害薬，カルシウム拮抗薬＋アンジオテンシンⅡ受容体拮抗薬，利尿薬＋アンジオテンシン変換酵素阻害薬，利尿薬＋アンジオテンシンⅡ受容体拮抗薬が推奨されます．

わが国では降圧目標値は高齢者で 140/90 mmHg 未満，若年・中年者で 130/85 mmHg 未満，糖尿病患者・腎障害患者で 130/80 mmHg 未満とされています．

✅ チェックシート

二次性高血圧症を積極的に疑うとき

- ☐ 若年（40歳以下）での高血圧発症
- ☐ 短期間での急激な血圧の上昇
- ☐ 高血圧の家族歴がない
- ☐ 腎疾患などの既往歴がある
- ☐ 血圧の左右差を認める
- ☐ 血管雑音（特に腹部血管雑音）が聴取される

（並木　温）

第3章
検査・画像診断

1	検査法の一覧 (どんなときにどんな検査をするか)	諸井雅男	116
2	血液・尿検査でわかること	諸井雅男	118
3	心電図(12誘導),負荷心電図	諸井雅男	126
4	ホルター心電図　Advanced Learning	諸井雅男	134
5	胸部単純X線検査	諸井雅男	140
6	X線CT検査	諸井雅男	145
7	心臓超音波検査	諸井雅男	149
8	頸動脈超音波検査　Advanced Learning	諸井雅男	157
9	心臓核医学検査	諸井雅男	163
10	心臓カテーテル検査　Advanced Learning	原　久男	173
11	冠動脈造影検査　Advanced Learning	原　久男	181
12	心臓電気生理検査　Advanced Learning	池田隆徳	185

第3章 検査・画像診断

1. 検査法の一覧 (どんなときにどんな検査をするか)

Point

① 病歴, 診察所見からもっとも疑われる疾患を想定し, その疾患に適切な検査を選択します
② 緊急性があるときは重篤な疾患を鑑別できる検査を優先します
③ 検査法の選択はなるべく**低侵襲**なものからが原則です

一覧表 ◆ どんなときにどんな検査をするか

必要な検査		血液		尿検査	心電図			胸部X
		血算	生化学		12誘導	負荷	ホルター	
疑わしい疾患	参照項目	第3章-2	第3章-2	第3章-2	第3章-3	第3章-3	第3章-4	第3章
急性心不全	第6章-1	❺	❻		❸			❷
急性冠症候群	第6章-5	❷	❸※1		❶			❺
急性大動脈解離	第6章-6	❺	❻		❹			❶
急性肺血栓塞栓症	第6章-7	❹	❺		❻			❶
慢性虚血性心臓病	第2章-3	❻	❼	❽	❶	❷※2	❹	
心筋症	第2章-4	❺	❻	❼	❶			❷
不整脈	第2章-6				❶	❺※2	❷	❸
弁膜症	第2章-7	❺	❻	❼	❸			❷
感染性心内膜炎	第2章-8	❸	❹	❺	❼			❻
慢性下肢動脈閉塞症		❷	❸	❹				
腹部大動脈瘤	第2章-9	❷	❸	❹				
深部静脈血栓症, 静脈瘤	第2章-9	❷	❸	❹				
リンパ浮腫	第2章-10	❶	❷	❸				
二次性高血圧症	第2章-11	❶	❷	❸	❺			❻

※1 H-FABP, トロポニンT, CPK
※2 トレッドミルテスト
※3 経胸壁, 経食道
※4 安静心筋血流シンチグラフィ, 安静心筋脂肪酸代謝シンチグラフィ
※5 負荷心筋血流シンチグラフィ

Note

●のなかの番号は優先順位を示しています

造影CT	心エコー	心臓核医学検査	心臓カテーテル検査	冠動脈造影	電気生理検査	その他
第3章-6	第3章-7	第3章-9	第3章-10	第3章-11	第3章-12	
	❹		❼※6			❶動脈血ガス分析
	❹	❾※4	❼※6	❻		❽左室造影
❷	❸					❼大動脈造影
❼	❷					❸動脈血ガス分析,❽肺動脈造影
	❺	❸※5	❿※6	❾		
	❸	❽	❾※6	❿		❹血中BNP濃度,⓫心筋生検
	❹				❾	❻心室遅延電位(Late potential),❼QTD,❽TWA
	❶※3		❽※6			❹血中BNP濃度,❾左室造影,❿大動脈造影
	❶※3					❷血液培養(起炎菌同定)
❺		❼※5				❶下肢動脈エコー,❻下肢動脈造影(DSA)
❺		❼※5				❶腹部エコー,❻MRI
						❶下肢静脈エコー,❺静脈造影
						❹リンパ管造影
	❼					❹※7

※6 スワンガンツカテーテル
※7 血中レニン濃度,血中アルドステロン濃度,血中カテコラミン濃度,腹部エコー,腹部CT,MIBGシンチグラフィ,腎動脈エコー

(諸井雅男)

第3章 検査・画像診断

2. 血液・尿検査でわかること

Point

① 一般血液検査には血算，生化学がありますが，炎症所見，貧血の有無，腎機能障害，心筋逸脱酵素の上昇の有無，血中BNP濃度，血中電解質異常の有無，肝機能障害の有無が大切です

② 動脈血ガス分析は酸素化やアシドーシスの程度を知るうえで重要です

③ 腎前性尿蛋白陽性は心不全（静脈うっ血）でもみられますが，腎性の蛋白尿は心血管危険因子と考えられています

1 適応・目的

　急性心筋梗塞においては炎症マーカー，心筋逸脱酵素（CK，AST，LDH，H-FABP，トロポニンT）が迅速測定可能であり重要ですが，解離性大動脈瘤や肺血栓塞栓症では特異性の高いマーカーはありません．慢性心不全では血中BNP濃度が重症度や治療効果判定，予後予測に有用です．二次性高血圧症の診断には血中カテコラミン3分画，尿中メタネフリン，尿中ノルメタネフリン，レニン，アルドステロンが重要です．

2 実際の方法

　迅速結果判定が得られる検査項目と外注などで時間がかかる検査項目があるので使い分けが大切です．

　急性心筋梗塞を疑ったときにCK，AST，LDH，H-FABP，トロポニンTは迅速測定可能ですがCK-MBは多くの施設では時間がかかるので，救急現場での診断には用いることができません．D-ダイマー，BNPも**全血迅速測定法**がありますが，普及していないところも多くあります．

概略図 ◆ 正常値

A) 血算

WBC	4000〜9000/μl	SEG	40〜50%
LYMPH	25〜45%	MONO	4〜7%
Eosin	1〜5%	RBC	410〜550万（男性） 380〜480万（女性）
Hgb	14〜17 g/dl（男性） 12〜16 g/dl（女性）	Hct	40〜48%（男性） 34〜42%（女性）
PLT	13〜35万/μl		

B) 生化学

TP	6.9〜8.6 g/dl	AST	12〜33 IU
ALT	5〜35 IU	LDH	275〜512 IU
γ-GTP	4〜42 IU	BUN	8〜23 mg/dl
CREA	0.6〜1.2 mg/dl	UA	4.0〜7.0 mg/dl（男性） 3.0〜5.5 mg/dl（女性）
T-CHO	128〜240 mg/dl	HDL-CHO	35〜70 mg/dl
TG	40〜150 mg/dl	Na	135〜147 mM
K	3.0〜4.8 mM	Cl	98〜108 mM
CPK	32〜187 IU	CRP	0.0〜0.3 mg/dl
Glu	71〜110 mg/dl	HbA1c	4.3〜5.8%
BNP	18.4 pg/ml 未満		

C) 凝固線溶系

活性部分トロンボプラスチン時間（APTT）	25〜35秒
プロトロンビン時間（PT）	9〜11秒
PT-INR	1.0
アンチトロンビン（AT）抗原量 活性値	23〜34 mg/dl 70〜130%
プロテインC 抗原量 活性値	2.4〜4.0 μg/ml 67〜130%
プロテインS 抗原量（総量） 活性値	15〜32 μg/ml 68〜160%
フィブリノゲン	200〜400mg/dl
FDP	5 μg/ml 未満
D-ダイマー	1.0 μg/ml 以下

D）尿所見

| 蛋白 | 30 mg/dl 未満 | 糖 | （－） |
| ケトン | （－） | 潜血 | （－） |

E）動脈血ガス分析

pH	7.35〜7.45	PaO_2	80〜100 Torr
SaO_2	96〜99%	$PaCO_2$	35〜45 Torr
BE	－2〜＋2 mEq/l	HCO_3^-	22〜26 mEq/l

F）CKアイソザイム

| 電気泳動法 | CK-MM 96〜100%，CK-MB 0〜3%，CK-BB 0〜2% |
| 免疫阻害法 | CK-MB 5.2 ng/ml 以下 |

G）血中カテコーラミン

ドパミン	0.03 ng/ml 以下
ノルアドレナリン	0.06〜0.5 ng/ml
アドレナリン	0.12 ng/ml 以下
尿中メタネフリン	200 ng/mg Cr 以下
尿中ノルメタネフリン	300 ng/mg Cr 以下
血漿レニン活性	0.2〜2.7 ng/ml/時（早朝安静時） 0.2〜3.9 ng/ml/時（早朝2時間立位歩行）
血中アルドステロン	2〜13 ng/dl（早朝安静時） 3〜21 ng/dl（早朝2時間立位歩行）

H）薬物血中濃度

抗不整脈薬やジギタリス製剤使用時に有効かつ安全に使用するために血中濃度を測定することがあります．

アミオダロン	0.5〜2.5 μg/ml	シベンゾリン	0.15〜0.35 μg/ml
ジソピラミド	2〜5 μg/ml	ピルジカイニド	0.2〜0.9 μg/ml
プロカインアミド	4〜8 μg/ml	ジゴキシン	0.5〜2.0 μg/ml
ジギトキシン	15〜25 μg/ml		

3 検査施行の注意点

　　空腹時採血か随時採血かは血糖値や中性脂肪値を評価する場合には必要です．またできれば食後2時間値といったように食後であればどれくらい経過しているのかおおよその時間が検査データを評価する際にわかるとよいでしょう．

急性心筋梗塞の場合，H-FABP 全血迅速診断法では発症 2 時間以内の急性心筋梗塞の診断感度は 89.2％であり，トロポニン T（21.6％）とすると比較して高いですが，特異度はトロポニン T が 90％以上であるのに対して 50％と低くなります．トロポニン T 全血迅速診断法は高い特異度と陽性予測値が特徴ですが発症 3 時間以内では偽陰性があります．

高脂血症診療に際して総コレステロール・HDL コレステロール・中性脂肪の 3 者を測定することにより，中性脂肪 400mg/dl 未満の場合には次の式で計算可能です．

$$\text{LDLコレステロール} = \text{総コレステロール} - \text{HDLコレステロール} - \frac{\text{中性脂肪}}{5}$$

血漿レニン活性とアルドステロンの測定に対しては，立位では臥位の 2 倍になるので体位に注意する必要があります．また降圧薬の内服の影響もあるので注意が必要です．

4 異常所見とその評価

1）血算

白血球増多は炎症反応全般で認められますが，どの分画が上昇しているかが大切です．急性炎症である急性心筋梗塞や解離性大動脈瘤では多核白血球（SEG）の上昇が一般に認められます．好酸球（Eosin）はアレルギー疾患で上昇しますが，コレステロール塞栓症で上昇するので疑った場合にはチェックが必要です．

貧血の進行は心不全の誘因や狭心症の増悪として重要です．貧血の進行の原因として胃潰瘍からの出血（特にアスピリンやワルファリン使用者では注意する必要があります），悪性腫瘍，腎障害の進行（腎性貧血）があります．血小板（PLT）の減少はチクロピジン（パナルジン®）の副作用として注意が必要です．まれにヘパリンで減少する場合があります（**一覧表 A**）．

2）生化学

総蛋白（TP），アルブミン（Alb）の低下がある場合には血漿膠質浸透圧の低下から浮腫を生じ，左心不全治療にも難渋します．肝機能障害は右心不全によるうっ血肝の場合が多いですが，

薬剤使用の場合には薬剤肝障害も考慮しなければならないことがあります．腎機能障害を認めた場合には，腎前性（脱水など）か腎性か腎後性かを鑑別します．腎性の場合にはクレアチニンクリアランスを計算します．尿量の測定と尿中のクレアチニン排泄量が測定できればよいのですが〔Ccr（ml/分）＝尿中クレアチニン濃度（mg/dl）×尿量（ml/分）/血中クレアチニン濃度（mg/dl）〕，外来診療などでは次の Cockcroft-Gault の計算式で概算できます．

$$Ccr\ (ml/分/1.73cm^2) = \frac{(140 - 年齢) \times 体重\ (Kg)}{72 \times 血清クレアチニン値\ (mg/dl)}\quad 女性の場合\ (\times 0.85)$$

GFR で 60ml/分/1.73m^2 未満を慢性腎疾患（Chronic Kidney Disease：CKD）とよび，心血管病の強力な危険因子とされています．高コレステロール血症および糖尿病は古典的冠危険因子ですが，最近では高血圧症など他の危険因子が重責した場合に，1 つの危険因子が軽度異常だからといって軽視できないことが指摘されています（メタボリックシンドローム）．急性心筋梗塞診断における心筋逸脱酵素の評価は発症からの経過時間で異なるのでおおよその発症時間を念頭に置くことと，白血球数や心電図変化を考慮して評価することが大切です．（**一覧表 B**）．

3）凝固線溶系

APTT は内因系凝固因子（Ⅸ，Ⅷ因子）および共通系凝固因子（Ⅹ，Ⅴ，プロトロンビン，フィブリノゲン）の増減を反映し，ヘパリン投与量を調節する際の指標となります．対照値の APTT の 1.5 ～ 2.5 倍になるように調節します．PT は外因系凝固因子および共通系凝固因子の低下を反映し延長します．特にビタミン K 依存性凝固因子（Ⅱ，Ⅶ，Ⅳ，Ⅹ因子）のうち，Ⅸ因子以外の増減を反映するのでワルファリン使用中のモニタリングとして適切ですが，測定法によって多少のばらつきがあります．これを国際標準化した PT-INR がワルファリン投与量を決める際の指標として用いられます．1.0 が基準値で PT が延長するにつれて値が大きくなります．ワルファリン投与量の目安として日本人では 1.5 ～ 2.5 がよいとされています．

血管内皮細胞には血液の流動性を保つために主として 2 つの血液凝固制御機構が備わっています．1 つはアンチトロンビン制

御系です．血中のアンチトロンビン（AT）は血管内皮細胞上のヘパラン硫酸と結合しトロンビンを不活化します．2つめはプロテインC制御系です．血管内皮細胞上のプロテインC受容体と結合したプロテインC（PC）は活性型となりプロテインS（PS）の存在下でV因子およびⅧ因子を不活化します．AT，PC，PSには先天性の欠乏症（または低下症）があり常染色体優性遺伝で若年から深部静脈血栓症を反復します．後天的に低下する疾患の代表はATではDICで，PCとPSはビタミンK依存性に肝臓で産生されるため肝疾患やワルファリン投与で低下します．フィブリノゲン量が100mg/dl以下で出血傾向が，700mg/dl以上で血栓傾向が発生します．肝硬変では産生低下がDICでは消費による低下が認められます．FDPはフィブリンまたはフィブリノゲンが線溶現象でプラスミンにより分解された産物の総称です．FDPの増加は一次線溶と二次線溶の亢進でによって認められます．DICや大動脈瘤の血栓形成時に増加します（**一覧表C**）．

4）尿所見

尿蛋白陽性は腎前性（心不全）でも認められますが，糖尿病などでの腎性蛋白尿は心血管リスク因子とも考えられています．正常人の尿は尿蛋白定性試験で検査するとほとんどが陰性ですが，正常尿中にも1日に50〜150mg程度の蛋白が排泄されています．正常尿中に含まれる蛋白はアルブミンが約40％，尿細管由来の蛋白が約40％を占め大部分は分子量の大きなウロムコイドです．残りの20％は正常の糸球体基底膜を通過して尿中に漏れだしてきた比較的分子量の小さいグロブリンです．試験紙法で尿蛋白が陰性の患者に限って随時尿でアルブミンとクレアチニンを同時に測定し約30mg/g・クレアチニン以上であれば異常の可能性が高いと判断します．可能であれば蓄尿し，アルブミン排泄率を求め，微量アルブミン尿の確認をします．尿中アルブミン排泄量が多いほど心血管リスクが高くなることが示されています（**一覧表D**）．

5）動脈血ガス分析

動脈血pHは7.4±0.05と非常に狭い範囲で腎臓（HCO_3^-）

と肺（PaCO2）により調節されています．

$$pH = 6.1 + \log\left[\frac{(HCO_3^-)}{0.03 \times PaCO_2}\right]$$

　動脈血酸素分圧（PaO2）は加齢とともに低下し，若年者では90Torr以上，高齢者では80Torr以上を目安とします．PaO2 60Torrがおおむね動脈血酸素飽和度（SaO2）90%です．非観血的にパルスオキシメータで測定する場合にはSpO2といいます．肺胞気動脈血酸素分圧較差（A–aDO2）が増大した場合，PaO2は低下します．A–aDO2は

$$肺胞気動脈血酸素分圧較差（A\text{–}aDO_2） = 150 - \frac{PaCO_2}{0.8} - PaO_2$$

で計算できます．10Torr以下を基準範囲とします．急性呼吸窮迫症候群（ARDS）や急性肺障害（ALI）および人工呼吸器の換気量調節不良で増大します．Base excess（BE）が−2未満で代謝性アシドーシスを，2以上で代謝性アルカローシスの存在を強く疑います（**一覧表E**）．

6）その他の検査値

　CPKの分画であるCK-MBは通常では血中にほとんど認められませんが，急性心筋梗塞など心筋の障害があるとその総活性の10%以上を占めるようになります（**一覧表F**）．

　血中カテコラミン2ng/ml以上で褐色細胞腫を疑います（**一覧表G**）．

　抗不整脈薬やジギタリス製剤はその血中濃度の有効域と安全域が比較的狭いために血中濃度を測定し治療を行います（**一覧表H**）．

Memo　D-ダイマー

D-ダイマーは安定化フィブリンの分解産物で，血中濃度の上昇は凝固活性化にともなう線溶系の亢進を示しています．DIC，肝硬変，肺血栓塞栓症，大動脈瘤，深部静脈血栓症で上昇します．特定の疾患に対する特異度は低いですが感度は肺血栓塞栓症で80～100%と高いのが特徴です．

✅ チェックシート

BNPでわかること

- □ 左室拡張末期圧
- □ 心不全の重症度
- □ 心不全の予後（図参照）
- □ 心不全患者の治療効果判定にも有用で，{治療により低下しない症例（150〜200pg/ml以上）では予後不良}

図 ◆ 血中BNP濃度と心不全患者（NYHA Ⅱ-Ⅲ）の予後

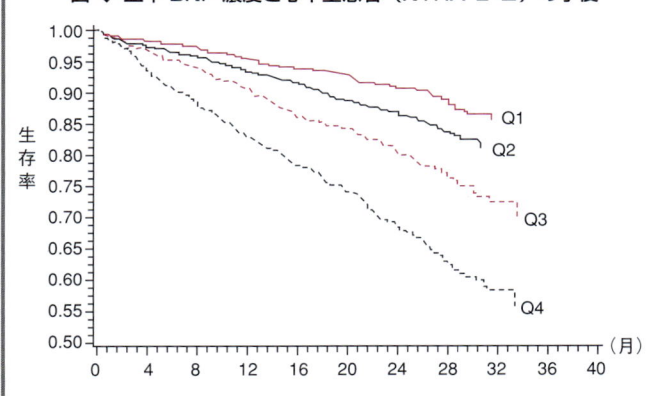

	Q1	Q2	Q3	Q4
BNP (pg/ml)	<41	41〜96	97〜237	≧238
死亡率 (%)	9.7	14.3	20.7	32.4

出典：Anand, I. S. et al.：Circulation, 107：1278, 2003

（諸井雅男）

第3章 検査・画像診断

3. 心電図（12誘導），負荷心電図

Point

❶心電図（12誘導）は肥大，梗塞，虚血，不整脈の診断が可能です

❷非発作時の虚血の診断には負荷が必要ですが，負荷による病態の悪化が予想される場合には**禁忌**となります

❸負荷心電図の負荷の様式には簡便なマスター2段階試験，トレッドミルテスト，自転車エルゴメーターがあります

概略図 ◆ 心内電位記録と正常値

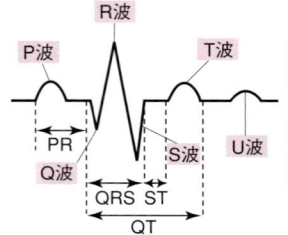

■スケールは一般的に
　縦軸（電圧）：10 mm＝1 mV
　横軸（記録速度）：25 mm＝1秒

■正常値
　PR間隔：0.12〜0.20秒
　QRS幅：0.05〜0.11秒
　QTc（心拍数で補正）：0.35〜0.44秒

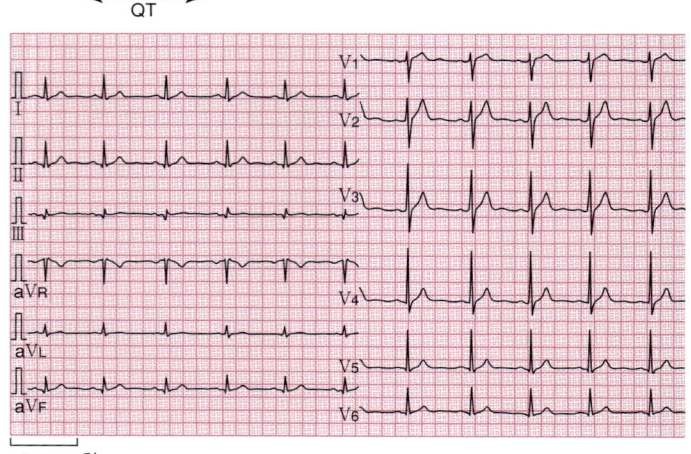

25.0mm/秒

1 適応・目的

心電図（12誘導）は広く普及した検査の1つであり，ほとんどすべての循環器疾患の診断や治療経過観察に必要不可欠なものとなっています．特に不整脈，肥大，梗塞，虚血，などの診断に有用です．虚血の診断に際しては，胸痛発作時に施行されれば安静心電図にても診断可能なことがありますが，非発作時には正常であることが多いので運動負荷による虚血の誘発が必要になります．また運動負荷によって交感神経が副交感神経よりも優位になるために自律神経の関与が強い不整脈の診断にも運動負荷が用いられます．

2 実際の方法

安静12誘導心電図は肢誘導（両手，左足）と胸部誘導からなります．肢誘導には2極間の電位差を表す双極誘導と単極肢誘導があります（表）．

心電計の電極のリードには色がついていて右手（赤）左手（黄）右足（黒アース）左足（緑）の順に"あきぐみ"と覚えると便利です．胸部誘導は図1のように電極を装着します．これも電極リードの色が決まっていてV₁からV₆まで順に赤，黄，緑，茶，黒，紫です．

負荷方法には，トレッドミル試験，自転車エルゴメーター，マスター2段階試験があります．マスター2段階試験はST低下（水平あるいは右下がり）が0.5mm以上を陽性と判定します．陰性の判定は負荷が十分にかかっているか（心拍数の20bpm以

表 ◆ 安静12誘導心電図の肢誘導

肢誘導		右手 (赤)	左手 (黄)	右足 (黒)	左足 (緑)
双極誘導	I誘導	−	+		
	II誘導	−			+
	III誘導			−	+
単極誘導	aVR	+			
	aVL		+		
	aVF				+

黒 = アース

図1 ◆ 単極胸部誘導の位置

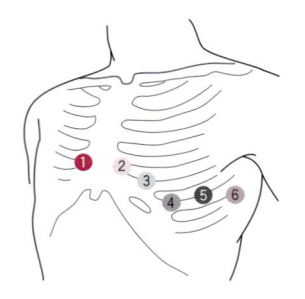

V₁ 赤 第4肋間胸骨右縁
V₂ 黄 第4肋間胸骨左縁
V₃ 緑 V₂とV₄の中点
V₄ 茶 第5肋間鎖骨中線上
V₅ 黒 V₄と同じ高さで前腋窩線上
V₆ 紫 V₅と同じ高さで中腋窩線上

上の上昇)を確認します.トレッドミル試験の陽性判定は1mm以上のST低下(水平あるいは右下がり)です(図2).

3 検査施行の注意点

12誘導心電図では電極の装着間違いに気をつけましょう.間違いを防ぐために電極リードの色で覚えておきましょう.各誘導とも少なくとも5心拍以上は記録します.通常は記録速度は25mm/秒です.そして電位のマーカーを入れることを忘れないようにします.通常は1mV = 10mmです.トレッドミルテスト施行時の注意点は**チェックシート**を参照にしてください.

4 異常所見とその評価

不整脈に関しては**第2章-6**を参照にしてください.

1)安静12誘導心電図

① P波

前半成分は右房を後半成分は左房を表します.左房負荷があるとV₁のP波が上向きの成分に続き後半に大きな幅広い陰性成分を認めます.右房負荷ではⅡ,Ⅲ,aVFで高電位(0.25mV以上)を示し,前半成分がとがってきます(肺性P).

② PR間隔

P波のはじまりからQRSのはじまりまでの時間で房室伝導時間を表します.PR間隔が短縮する場合は副伝導路(ケント束:

WPW症候群，マハイム繊維，ジェームス繊維）の存在を疑います．基線とはP波のはじまりとQ波のはじまりを結んだ線をいいます．

③ QRS波形

心室の脱分極により生じます．最初の陰性のふれをQ波，最初の陽性のふれをR波，R波に続く陰性のふれをS波とよびます．第2，第3の陽性のふれがあるときはR'，R"とします．異常Q波，R波の減高または増大は梗塞や肥大で認められます．

移行帯（transitional zone）は胸部誘導でR波とS波のふれが等しい誘導をよびます．通常V_3-V_4にありますが，V_5-V_6へずれたものを時計方向回転（clockwise rotation），V_1-V_2へずれたものを反時計方向回転（counter-clockwise rotation）といいます．QRS幅が0.12秒を越える場合には心室肥大，脚ブロック，早期興奮症候群，心室性不整脈などがあります．

● 脚ブロック

左脚ブロックはV_1でrS型でS波の幅は広くV_6で幅広いR型を示してSTの低下を伴います．QRS幅が0.12秒以上のとき，完全左脚ブロック（CLBBB）とよび，心筋の障害を伴う例が多いです．

一方，右脚ブロックはV_1でrsR'型を示し，V_6で幅広いS波を認めます．QRS幅が0.12秒未満を不完全右脚ブロック（ICRBBB），0.12秒以上を完全右脚ブロック（CRBBB）とよびます．各誘導のQRSのふれの成分からおおよその電気軸が推定できます．Ⅰ誘導で下向きの成分が多ければ右軸偏位，Ⅱ，Ⅲ，aV_F誘導で下向きの成分が多ければ左軸偏位としてほぼ問題ありません．明らかな左軸偏位は左脚前枝のヘミブロック，右軸偏位は左脚後枝のヘミブロックを疑います．

● 心室肥大

左室肥大の診断では高電位（$SV_1 + RV_5 > 3.5mV$）とともに左側胸部誘導でのST-T変化，左軸偏位，左房負荷，QRS幅の増大が重要となります．右室肥大ではV_1でR>SかつR>0.7mVで高度になればST-T異常を伴ってきます．低電位とは肢誘導で0.5mV，胸部誘導で1mV以下のQRS振幅の場合をいいます．心筋起電力が低下する状態（甲状腺機能低下症など）や心嚢液の貯留，肺気腫などでみられます．

図2 ◆ 狭心症の負荷心電図（トレッドミルテスト）

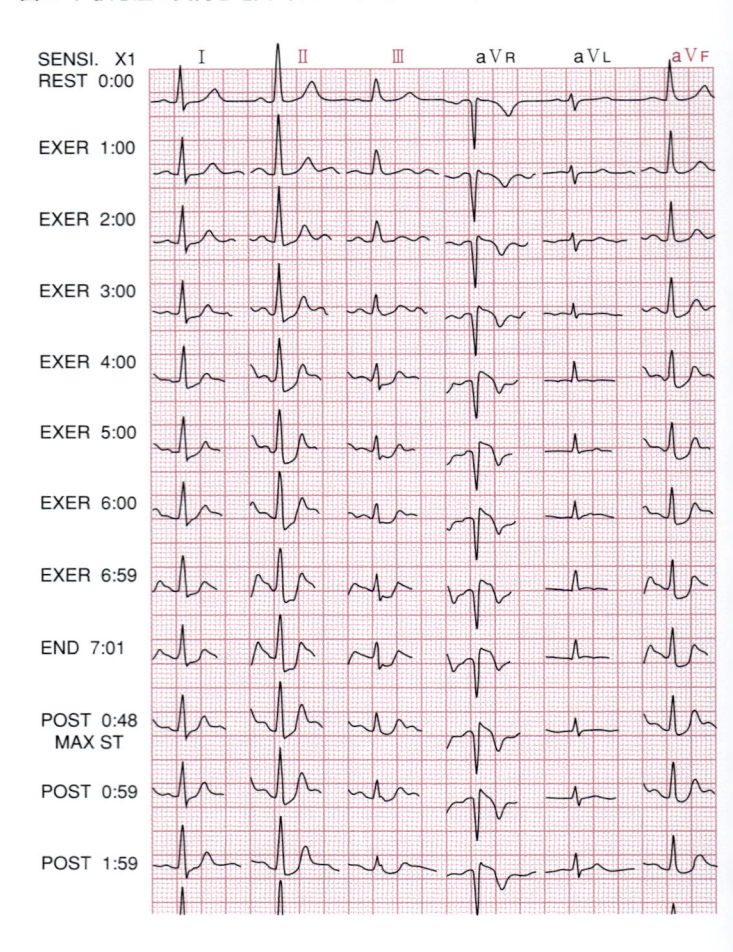

ST水平型の下降をⅡ，Ⅲ，aVFに認めます．負荷終了後のST低下の回復は比較的良好です．虚血陽性で冠動脈1枝病変が疑われます．

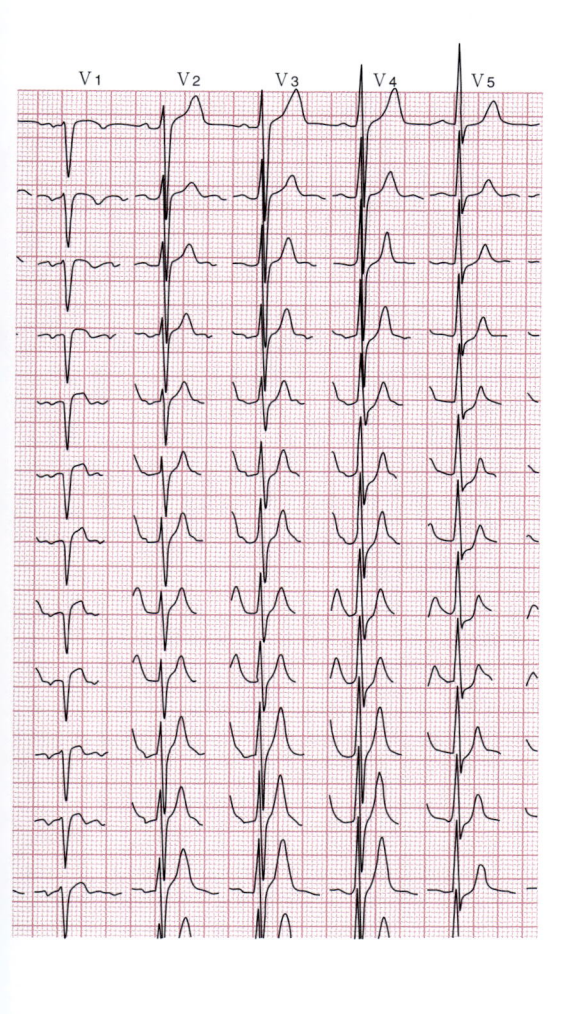

第 3 章 3. 心電図（12 誘導），負荷心電図

④ ST 部分

S 波の終わりから T 波のはじまりまでで，心筋の脱分極に相当します．ST は正常では基線に一致します．接合部 ST 下降（junctional ST depression）では QRS と ST の接合部 J 点が基線より低下し，そのまま上昇して基線に戻り T 波に移行するもので，up-slope の ST 低下ともいいます．健常者の洞性頻脈時などにみられることが多いです．水平型 ST 下降（horizontal ST depression）は J 点が下降しそのままのレベルで T 波に移行するものです．下向型 ST 下降（sagging ST depression）では J 点からいったんは下降してから上昇して T 波に移行するものをいいます．Down-slope の ST 下降ともいいます．あとの 2 つのタイプが虚血性の ST 下降です．ST 部分が上方に凸となり下降して T 波に移行するものをストレイン型下降といいます．左室肥大でも認められます．ジギタリス服用時では盆状の ST 低下が認めまれます．ST の上昇は急性心筋梗塞，異型狭心症，心外膜炎が重要ですが，正常亜型としても認められます．急性心外膜炎では上に凹の ST 上昇が認められます．

⑤ T 波

心室の再分極を表します．正常では ST の上行部分はなだらかで下行部分はそれより急峻です．T 波の異常には平低，二相性，陰性，増高があります．対称的な陰性 T 波は冠性 T 波とよばれ急性心筋梗塞の回復期に認められます．T 波の増高は心筋梗塞超急性期，高カリウム血症で認められます．

⑥ QT 間隔

Q 波のはじまりから T 波の終わりまでをいいます．心室の電気的収縮期を表し，活動電位持続時間を反映します．QT は心拍数により変化するので補正して評価します（Corrected QT interval，QTc = 実測 QT/$\sqrt{R\text{-}R}$，正常では 0.46 秒以下）．QT が延長すると Torsades de pointes を惹起することがあるので注意を要します．

⑦ U 波

T 波の後に認める小さい波で成因ははっきりしませんが，低カリウム血症では大きな U 波と T 波の平低化を認めます．陰性 U 波は心筋虚血または肥大でみられ，異常所見です．

2）運動負荷心電図

①トレッドミル運動負荷試験

J点が1mm以上基線から低下し，ST部分が下行型の低下を示す場合は陽性です．またST部分が水平型あるいは下行型の場合，J点から60〜80ミリ秒後において1mm以上低下を示す場合も陽性です．STが右上がりの低下を示す場合，J点から80msecの時点でSTが2mm以上基線から低下している場合も陽性とします．またST変化がなくても胸痛にて試験を中止した場合には陽性となります．トレッドミル試験ではST低下の誘導で虚血部位を同定することはできません．

梗塞部位の誘導や右脚ブロックでのV_1，V_2誘導ではST上昇を認めます．安静でSTが2mm以上低下している場合には運動負荷による虚血判定は困難です．また左脚ブロックの場合も運動負荷心電図での虚血の判定はできませんが右脚ブロックでは可能です．胸部誘導での新たな陰性U波の出現は左冠動脈病変による虚血を示唆することがあるので要注意です．

②マスター2段階試験

水平型または右下がり型ST下降を0.5mm以上認めた場合に陽性とします．ST下降が右上がり型の場合には2mm以上の低下を陽性とします．ST上昇，一過性のQ波の出現，一過性の左脚ブロック，陰性U波の出現，重症不整脈，T波の逆転は陽性とします．

✅チェックシート

負荷心電図検査施行時の注意点

- [ ] **禁忌**基礎疾患を有している患者に（急性冠症候群，解離性大動脈瘤，重症大動脈弁狭窄など）に負荷をかけようとしていないか
- [ ] 患者は負荷に耐えられるか（腰痛症や膝関節症などの有無）
- [ ] 心電図のモニタリングができているか
- [ ] 血圧のモニタリングができているか

（諸井雅男）

第3章 検査・画像診断

4. ホルター心電図

Advanced Learning

Point

1. 失神の原因精査,動悸などの不整脈の精査,胸痛を訴える患者の虚血性心臓病の診断に有用です
2. 抗不整脈薬や抗狭心症薬の効果判定にも有用です
3. ペースメーカー機能の評価にも有用です

概略図 ◆ ホルター心電図における電極の装着

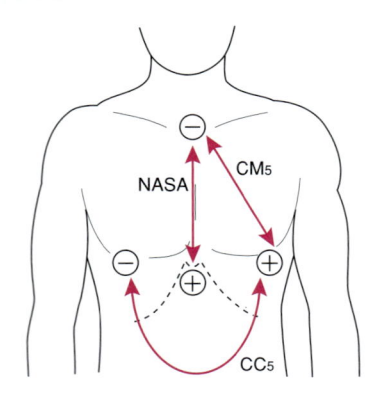

NASA / CM$_5$ / CC$_5$

Note

1 適応・目的

心電図を 24 時間連続に記録することにより,日常生活下での心拍数の総数,心拍変動,不整脈の出現を観察します.また,装着中に起こる**失神発作,動悸,狭心症発作**などの症状が出現した場合の心電図変化の有無をとらえることができます.

この検査の実施により,以下のことがわかります.

①自覚症状と心電図との関係
②不整脈の検出と種類の同定
③不整脈,狭心症などに対する薬効評価
④心筋虚血の検出
⑤人工ペースメーカーの機能評価

2 実際の方法

心電図の誘導は胸部における双極誘導が用いられます.心臓に近い方に陽極をつけます.一般的なホルター心電図では2チャンネルしか記録できませんので,V_5(陽極)と胸骨上端(陰極)を結ぶ CM_5 誘導および胸骨下端(剣状突起,陽極)と胸骨上端(陰極)を結ぶ NASA 誘導が用いられます(概略図).V_5(陽極)と V_{5R}(陰極)を結ぶ CC_5 誘導が用いられる場合もあります.

患者さんには症状日誌をつけていただくこととイベントボタンの操作方法を説明し,24 時間後に装置をはずしに来て頂くことを確認します.

自動解析後は,解析結果概要をまずチェックします.総心拍数,期外収縮数,最大心拍数,最小心拍数,ST 変化の有無などをみてから圧縮波形記録をみます.異常所見があれば拡大波形やトレンドグラムで確認します.また逆に拡大波形が異常かどうかを圧縮波形記録から確認します.ST 変化の鑑別には重ね合わせ波形が有効です.虚血性 ST 変化では波形変化が徐々に生じるので重ね合わせ波形はベタ状の線となりますが,体位性 ST 変化は急激に生じるので,2 種類の波形を確認することができます.このようにして ST 変化の原因を鑑別することができます.

3 検査前の注意点

　入浴やシャワーは避けていただき，また電気毛布や電気カーペットは記録不良の原因となるので使用しないように伝えます．装着中に CT や MRI の検査の予定が入っていないかも確認します．通常と同様に生活してもらうことも重要です．症状日誌の時刻については必ずホルター心電計に表示された時刻を記載するように指導します．取り外しの時刻も必ず確認しておきましょう．

4 異常所見とその評価

1）洞徐脈

　副交感神経が亢進している安静時や就寝中の洞徐脈（50/分以下），洞停止，洞房ブロック（P 波がぬけたところを挟んだ長い P 波と P 波の間隔が，先行する PP 間隔の 2 倍）は一般には病的意義は乏しいでしょう．

2）徐脈頻脈症候群

　発作性の上室性頻脈が停止した後にポーズ（電気的興奮がない部分）を認めます．ポーズの時間が長いとめまいや失神を生じます．症状としては混同されやすいものに神経調節性失神（neurally mediated syncope：NMS）があります．心拍数の急激な上昇そして下降に引き続いて心停止がみられます．NMS はあくまでも自律神経活動の異常であって，洞結節の障害とは関係ありません．洞不全症候群では急に失神や突然死に至ることは稀です．

3）房室ブロック

　徐脈性不整脈でも洞不全症候群と違って房室ブロックは突然死のリスクがあるため，12 誘導心電図で高度房室ブロックがあれば入院を勧めます（図 1）．Mobitz 型 II 度房室ブロック（PQ 時間の延長なしに急に QRS が脱落）や III 度房室ブロック（P 波と QRS はまったく独立した周期で出現）では **Adams-Stokes 発作**の原因となることがあるのでそのときはペースメーカーの植え込みが必要となります．心房細動中に RR 間隔が一定にな

図1 ◆ 発作性房室ブロック患者のホルター心電図

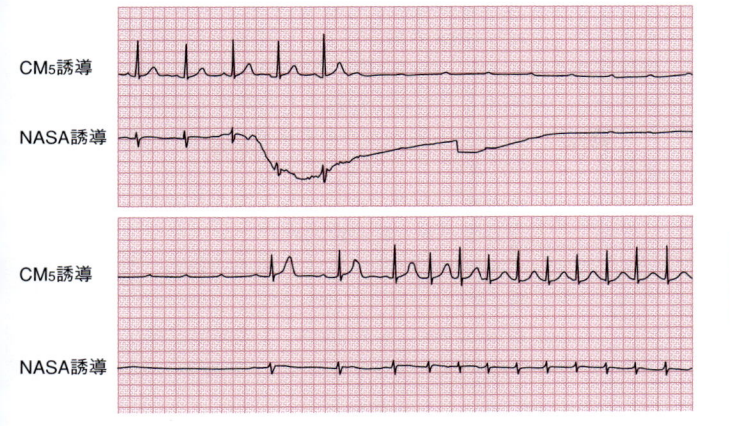

失神を主訴に来院した患者にホルター心電図検査を行ったところ，自覚症状に一致して高度房室ブロックが記録されました．図上段・下段は連続記録で心室停止時間は9秒におよびます

るとⅢ度房室ブロックが生じていると考えられ，これはジギタリスの副作用として有名です．

4）発作性上室頻拍（PSVT）

基本調律と同形のQRSが130〜200/分のほぼ固定した周期で出現します．2：1の心房粗動と似ていますが，PSVTではP波とQRSは1：1に対応します．PSVTには房室回帰性頻拍（AVRT），房室結節リエントリー性頻拍（AVNRT），心房頻拍（AT）があります．WPW症候群ではPSVTのみならず心房細動も合併します．このとき，心室レートは著しく上昇し，QRS幅も広くなり多型性心室頻拍に類似します．これは**偽性心室頻拍**とよばれ，致命的な不整脈です．

5）心房細動

動悸や胸部違和感を訴える場合に，その原因が発作性心房細動であることがあります．心房細胞と診断されれば，血栓塞栓症の予防を考慮する必要が生じます．

6）心室頻拍

心室頻拍と変行伝導を伴う上室頻拍の区別は難しいことがありますが，P波とQRSの関係が1：1でなければ心室頻拍の可能性が高くなります．持続時間からは30秒以内に自然停止する非持続性心室頻拍とそれ以上持続する持続性心室頻拍に分類されます．またQRSが一定かどうかで単形性心室頻拍と多形性心室頻拍に分けられます．

> **Memo トルサード・ド・ポワンツ**
> 多形性心室頻拍のなかにQRSの極性が徐々に逆転し，自然に停止するものをトルサード・ド・ポワンツ（torsades de pointes）とよびます．心室細動に移行するものもあります．QT延長を背景とします．

7）ペースメーカー感知不全

オーバーセンシングは自分自身の興奮が存在しないにもかかわらず，筋電位やリード破損に伴う異常な電流を心筋の興奮とみなし，本来行われるべきペーシングを怠ってしまう場合をいいます．心房や心室の興奮が在るにもかかわらず不要なペーシングが生じることをアンダーセンシングといいます．

8）ペーシング不全

心筋が十分に興奮しうるタイミングでありながらペーシングされても心筋興奮が生じないときにペーシング不全といいます．

9）異型狭心症

この疑いがある患者の診断にはホルター心電図は有用であるとの意見が多いです（図2）．

図2 ◆ 異型狭心症患者のホルター心電図

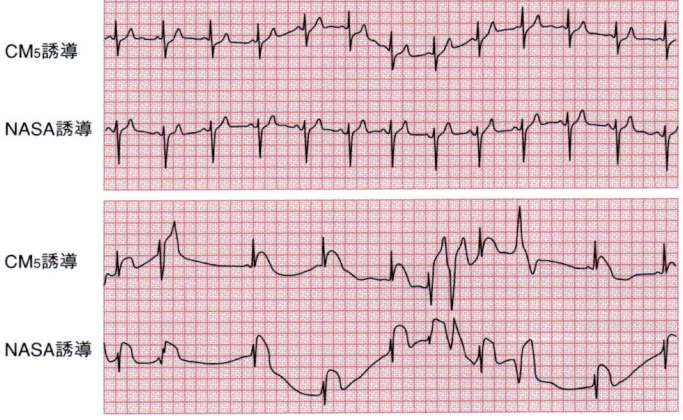

CM₅誘導

NASA誘導

CM₅誘導

NASA誘導

明け方の胸痛時に一致してST上昇を認めました

(諸井雅男)

第 3 章　検査・画像診断

5. 胸部単純 X 線検査

> **Point**
> ❶心大血管のおおよその解剖学的情報を把握しましょう
> ❷血行動態のおおよその把握をしましょう
> ❸肺浮腫の X 線像について理解しましょう

概略図 1 ◆ 正常正面像（P-A）

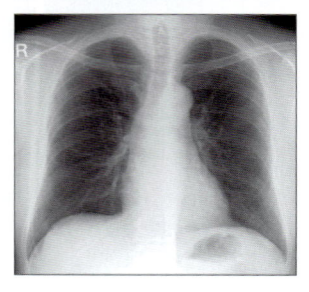

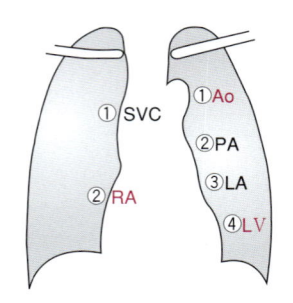

①SVC　①Ao
②RA　②PA
　　　③LA
　　　④LV

右 2 弓，左 4 弓からなるとされますが，外側へ凸という意味で弓をつくるのは右第 2 弓（右房：RA），左第 1 弓（大動脈弓：Ao），左第 4 弓（左室：LV）です．肺血管影は肺野上部では細く下肺野では太くなっています

概略図 2 ◆ 正常正面像（R-L）

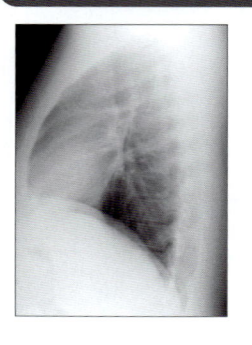

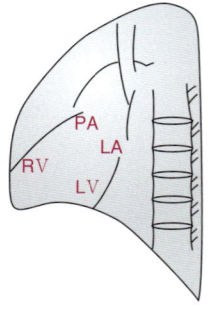

PA
LA
RV
LV

心陰影の前縁は下方から上方へ右室（RV）から肺動脈（PA）へと続きます．さらに上方は上行大動脈，大動脈弓部，下行大動脈へと続きますが多くは不鮮明です．心陰影後縁は左房（LA）とそれに続く左室（LV）から構成されます

140　循環器内科研修チェックノート

1 適応・目的

ほとんどすべての心疾患に適応があります．心・大血管の解剖学的情報のおおよその把握，血行動態のおおよその把握，肺合併症の有無をみることが目的です．

2 実際の方法

患者を移動させることができないために救急外来や病室などで行うポータブル撮影とX線撮影室で行う撮影があります．撮像のオーダーには，立位，坐位，半坐位，仰臥位（背臥位），左右側臥位などの**患者の体位**と**X線の照射方向**を指定します．照射方向は正面像（背面から前面に：概略図1），側面像（右から左に：概略図2）などと指定します．右側を管球に近づける右前斜位（第1斜位）と左側を管球に近づける左前斜位（第2斜位）がありますが，ルーチンとしては現在ほとんど用いられません．

3 検査施行の注意点

ルーチンで撮像する場合と，ある特定の情報を得たい場合とで撮影条件が異なることに注意が必要です．たとえば，胸水の治療経過をみているのに前回は坐位，今回は仰臥位で撮像したら変化がわかりにくくなります．

4 異常所見とその評価

1）心陰影の拡大

心房，心室の拡大があるのかどうかはある程度推測されます．**拡大（enlargement）**，拡張（dilatation），肥大（hypertrophy）の用語の使い方には気をつけましょう．拡張や肥大は胸部X線では通常わかりません．房室の拡大がなくても心嚢液が多量に貯留すると心陰影は拡大します．

2）縦隔陰影の拡大

　大動脈瘤，縦隔病変（腫瘍，血腫）などがあります．

3）心・縦隔陰影の偏位

　胸水貯留，気胸（特に緊張性気胸），無気肺，縦隔や肺の腫瘍，scimitar 症候群などがあります．

4）肺血管陰影

　肺血管陰影の増強は左右短絡疾患でみられますが，通常は肺体血流比 Qp/Qs が 2 以上になって認められます．動脈径が併走する気管支径の 1.5 倍以上あれば拡張と考えます．肺高血圧症が生じると中枢側肺動脈は拡張しますが，末梢肺動脈が急激に細くなるのが特徴です．肺血管陰影の減弱は，肺血栓塞栓症，肺動脈狭窄，三尖弁狭窄ないし閉塞でみられます．肺うっ血は僧帽弁狭窄症や左心不全で認められ，肺野上部の血管が拡張するのに対して下肺野の血管が細くなるのが特徴です．血漿浸透圧が 25mmHg（血漿膠質浸透圧）を越えると肺水腫を生じます．

> **Memo　肺体血流比（Qp/Qs）とは**
>
> 左心室，大動脈から全身に運ばれる血液量と，右心室，肺動脈から肺へ流れる血液量は正常では同じですが，シャントがある心房中隔欠損症の場合，全身に行くべき血液が右房に戻ってしまい肺への血流が多くなります．全身の体に行く血液量の何倍肺への血流があるかを肺体血流比といい，正常は 1 です．これが，一般には 1.5（〜1.7）倍以上であれば手術療法が考慮されます．胸部単純 X 線での肺血管陰影の増強は，Qp/Qs が 2 以上ではっきりしてくるので，胸部単純 X 線で肺血管陰影の増強がないからといってシャント疾患の可能性がないわけではありません．ちなみに Qp/Qs は心臓カテーテル検査により以下の式から求めることができます．
> Qp/Qs=（SaO₂-SvO₂）/SpvO₂-SpaO₂)
> SaO₂：動脈血酸素飽和度，SvO₂：静脈血酸素飽和度，SpvO₂：肺静脈酸素飽和度，SpaO₂：肺動脈酸素飽和度

5）肺水腫

原因は肺毛細血管圧の上昇と膜透過性の亢進ですが，循環器疾患では前者が主です．圧上昇により血管から漏出した液体成分はまず，血管や気管支周囲の間質に貯留します（間質性水腫）．さらに進むと肺胞腔内に移行して肺胞性水腫となります．したがって早期の間質性水腫の時期に診断されるべきです．間質性肺水腫のX線所見としては

> ①血管陰影の辺縁の不明瞭化
> ②気管支壁の肥厚
> ③小葉間隔壁の肥厚（Kerley B線：下肺野外側に水平に走る胸膜に垂直な線状陰影，Kerley C線：下肺野の網目状陰影）
> ④KerleyのA線（上，中肺野から肺門に向かう数 cmの長さの線状陰影）

があります．肺胞性水腫のX線所見としては辺縁の不整な斑点状陰影があります．斑点状陰影は融合しやすく，肺門周囲から肺野中層部に限局して認められ，外層部は明るいという特徴があるので**蝶形陰影（Butterfly shadow）**とよばれます．

6）胸水

胸水の貯留が認められた場合には，心不全に伴うものかどうかを検討するために心陰影や肺野の血管陰影異常および肺水腫の所見の有無が重要です．

7）心大血管の石灰化

冠動脈や弁の石灰化が観察されることがあるので注意しましょう．心膜の石灰化は収縮性心膜炎を疑う重要な所見ですが，胸部X線では半数程度しかみられません．正面像よりも側面像でよく認められます．大動脈の石灰化も観察されることがあります

✅ チェックシート

胸部単純 X 線検査でわかること

- [ ] 心陰影の拡大(心房,心室の拡大)の有無
- [ ] 縦隔陰影の拡大の有無
- [ ] 肺血管陰影の増強,減弱
- [ ] 肺うっ血の有無
- [ ] 肺水腫の有無
- [ ] 胸水の有無
- [ ] 心大血管の石灰化の有無

(諸井雅男)

Note

第3章 検査・画像診断

6. X線CT検査

> **Point**
> ❶ 大動脈解離，大動脈瘤では重要な検査です
> ❷ 検出器の多列化により体軸方向への解像度がよくなり，大動脈疾患では三次元画像が作成できるようになりました
> ❸ またガントリーの回転速度が上がったために時間分解能がよくなり，拍動している心臓にも応用されるようになってきました

概略図1 ◆ 胸腹部X線CTの横断面写真（胸部血栓閉鎖型解離性大動脈瘤）

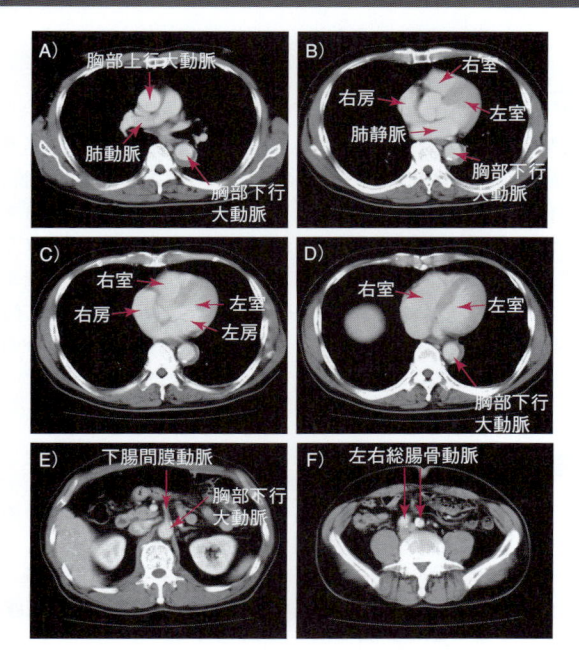

A) 胸部上行大動脈／肺動脈／胸部下行大動脈
B) 右室／右房／左室／肺静脈／胸部下行大動脈
C) 右室／右房／左室／左房
D) 右室／左室／胸部下行大動脈
E) 下腸間膜動脈／胸部下行大動脈
F) 左右総腸骨動脈

概略図 2 ◆ 64 列マルチスライス CT による腹部大動脈造影と冠動脈造影

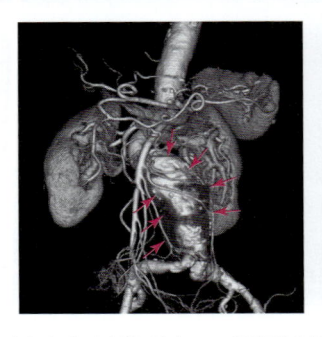

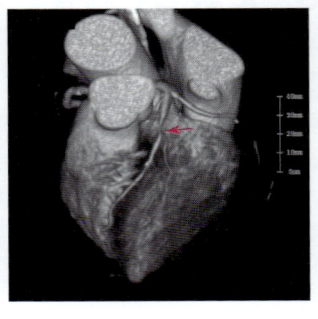

腹部大動脈造影（左）では腎動脈分岐部下に腹部大動脈瘤を認めます．冠動脈造影（右）では左前下行枝に 90％の狭窄病変を認めます（→巻頭カラー 写真 1 参照）

1 適応・目的

大動脈瘤や大動脈解離などの大動脈病変の診断，治療経過観察に最も用いられます．心外膜の石灰化の検出（収縮性心膜炎）にも有用です．らせん CT に検出器の多列化が導入され（**マルチスライス CT**：MSCT, Multi-detector-row CT ： MDCT），体軸方向への解像度が向上し，3D 画像の作成が可能となりました．さらにガントリーの回転速度が 1 回転 0.35 秒となって時間分解能も向上し，拍動している冠動脈でも評価可能な画像の作成が可能となりました．

2 実際の方法

現在，ほとんどの施設ではらせん CT が導入されているのでここではらせん CT 装置の場合について述べます．

> ①大動脈の撮影では，テーブルの移動速度は 5 mm/秒が原則ですが，撮像範囲に応じて変えます．
> ②非イオン性ヨード造影剤 300mgI/ml を注入速度 3 ml/秒にて自動注入器で注入します．

③注入開始後 20 ～ 35 秒後からスキャンを開始します．造影剤の総量は 100ml を原則とします．
④多列検出器装置では三次元再構成が可能です．三次元表示では大動脈の形状，その分枝の状態などが一目でわかります．

拍動している心臓のスキャンは多列検出器で心電図を同期させることで可能となりつつあります．最新鋭機ではガントリーの回転速度が 0.35 秒／1 回転となり時間分解能もよくなりました．テーブルの移動速度は至適ヘリカルピッチにより決められます．造影剤も 2 段階注入方法で後半部分では生理食塩水を造影剤と併用して注入します．これによりスキャン中の冠動脈内の造影剤濃度を一定にすることができます．上行大動脈内の造影剤濃度をリアルタイムでモニターすることで冠動脈の最も造影効果のよいタイミングでスキャン開始を行えるようになりました．得られたデータは解析装置に転送され再構成されますが，この時間も短縮されつつあります．

3 検査施行に際しての注意点

造影剤を使用する場合には，腎機能に注意が必要です．特に高齢者，糖尿病患者では必ず事前に腎機能をチェックします．造影剤アレルギーの既往のチェックも忘れてはなりません．検査前の説明を十分に行い，承諾を得たうえで行います．心臓や冠動脈造影では 64 列検出器の装置では 10 秒程度の息止めが必要です．心房細動や期外収縮が頻発する場合には難しくなります．現状では MSCT による冠動脈造影はカテーテルによる冠動脈造影とほぼ同程度の被爆があると理解してよいと思います．

4 異常所見とその評価

大動脈瘤の大きさや範囲，壁在血栓，大動脈壁の石灰化を知ることができます．De Bakey Ⅰ型とⅡ型，Stanford A 型は緊急手術が選択されることが多くなります（第 6 章 - 6 参照）．偽腔開存型大動脈解離では，剥離内膜により分割された 2 腔の存

在が認められます．偽腔の特徴として，真腔と比べて血栓を有することが多く，腔自体も大きいことがあげられます．解離腔と大動脈分枝との位置関係を把握することも重要です．血栓閉鎖型（**概略図**参照）は偽腔開存型に比し予後良好ですが，真腔から偽腔に向けて交通口の残存を示す造影剤の小突出像が認められることがありますが，瘤化や再解離，出血をきたすこともあります．心臓後部のアーチファクトを剥離内膜と誤ることがあるので注意が必要です．剥離内膜が薄い例では検出できずに false negative になることもあります．大動脈外縁の脂肪層を剥離内膜と間違える場合や通常の大動脈瘤の血栓表面の石灰化を偏位した剥離内膜と間違える場合があるので注意が必要です．

心膜疾患は CT のよい適応であり，単純 CT で心膜肥厚，心嚢液貯留を判定できます．また心膜石灰化から収縮性心膜炎の診断が可能な場合があります．

肺血栓塞栓症で肺動脈の血栓がとらえられることがあります．

先天性心疾患や冠動脈疾患および下肢閉塞性動脈硬化症でも最近の多検出器を備えたマルチスライス CT による血管造影が診断に用いられるようになりつつあります．

✔ チェックシート

X 線 CT 検査でわかること

- [ ] 造影 X 線 CT 検査で大動脈瘤，大動脈解離
- [ ] 単純 X 線 CT 検査で収縮性心膜炎
- [ ] マルチスライス CT による大動脈造影で大動脈疾患の三次元像（大動脈の分枝の三次元的理解）
- [ ] マルチスライス CT による血管造影で冠動脈疾患，先天性心疾患，下肢閉塞性動脈硬化症の診断の可能性

（諸井雅男）

第3章 検査・画像診断

7. 心臓超音波検査

Point

1. 断層法では心腔の拡大や壁肥厚，弁の状態，心腔内血栓，左房粘液腫などの腫瘍，心嚢液の貯留など心臓の構造を非侵襲的に評価可能です．また左室の収縮能の評価も可能です
2. ドプラ法により弁逆流および肺動脈圧の推定と拡張能の評価が可能です
3. 経食道法は経胸壁法よりも侵襲的ですが，良好な画像が得られる場合があります

概略図 ◆ 経胸壁長軸断層像とMモード法による計測法

A) 大動脈弁-左房

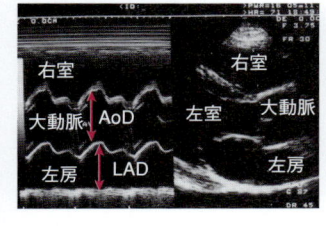

B) 僧帽弁

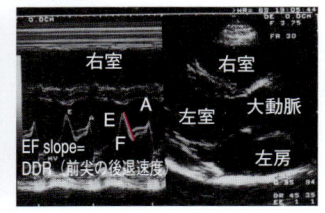

EF slope= DDR（前尖の後退速度）

C) 左室

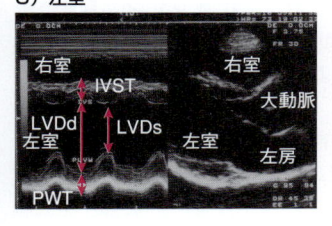

D) 正常値

大動脈弁輪径（AoD）	35mm以下
左室拡張末期径（LVDd）	55mm以下
左室収縮末期径（LVDs）	44mm以下
心室中隔壁厚（ISVT）	11mm以下
左室後壁厚（PWT）	11mm以下
左房径（LAD）	40mm以下
左室内径短縮率（FS）	25〜44%
左室駆出率（EF）	55〜80%

E) ESとEFの計算式

$$左室内径短縮率（FS） = \frac{拡張期末期径 - 収縮期末期径}{拡張期末期径}$$

$$左室駆出率（EF） = \frac{拡張期末期容量 - 収縮期末期容量}{拡張期末期容量}$$

1 適応・目的

以下の情報を得ることが主な目的です．

①心腔の拡大や壁肥厚，②弁の状態，③左室壁運動異常の有無（収縮能と拡張能），④心内血栓や疣贅などの心内異常構造物の有無，⑤心囊液貯留などの心外構造物の異常の有無，⑥大動脈の一部の拡大や解離の有無

2 実際の方法

探触子による分類として経胸壁心エコー図法と経食道心エコー図法があります．経食道心エコー図法は経胸壁心エコー図法より良質な画像が得られる点で優れていますが，侵襲はより大きくなりますので適応はある程度限られます．

原理による分類として**断層法**（Bモード法ともいい，リアルタイム画像です），**Mモード法**（断層反射信号の時間軸展開像です），**ドプラ法**（血球反射波によるドプラ効果を血流計測に応用した画像です）があります．

1）断層法
①傍胸骨長軸像
探触子を第3ないし第4肋間胸骨左縁に置き，左室長軸に沿った方向に向けて描出されます．

②傍胸骨短軸像
傍胸骨長軸像を描出したその位置で，探触子を90°回転させると得られます．各断層像は探触子を長軸方向に大動脈弁口レベルから心尖部へと振ることにより連続的な観察を行います．

③心尖四腔像
心尖部から心臓を見上げる方向に探触子を置くと得られます．左右心房・心室の大きさの比較と心尖部の観察が主な目的です．心尖部からのアプローチでは他に心尖二腔像，心尖部左室長軸像を描出します．

2）Mモード法
傍胸骨長軸断層像におけるMモード像が基本です．大動脈-左房のMモード画像の計測法を**概略図A**に示します．僧帽弁の

Mモード像では僧帽弁前尖はE波とA波の二峰性を呈し，僧帽弁後退速度（DDR：EF勾配）は左室コンプライアンスの指標となります（概略図B）．左室Mモード法では心室中隔と左室後壁にビームを垂直に当てることが重要で，斜め切りでは測定値の誤差が大きくなります（概略図C）．左室拡張末期径（LVDd），左室収縮末期径（LVDs）から用量換算式を用いて左室駆出率（EF）を求めますが（Pombo法，Gibson法，Teicholz法：概略図D，E），左室局所壁運動異常があると誤差が大きくなります．心尖部長軸像などで心内膜面をトレースし回転楕円体の容積の概算を出す方がより誤差が少なくなりますが（Simpson法），煩雑ですので検査者の主観を含めたestimated EFも用いられます．

> **Memo** **Simpson法による左室駆出率**
> 左室壁運動にasynergyがある場合にはMモード法による左室駆出率は誤差が大きくなります．そこで心基部から心尖部までの等間隔の左室短軸像から左室内腔の面積を算出し，その総和を左室容積とする方法が考えられました．日常臨床では簡便性を考慮して20スライスの断面の総和として求めるSimpson変法が用いられます．装置に内蔵された計測ソフトにより心尖部二腔断面および心尖部四腔断面から自動的に左室容積を計算します．左室心内膜を正確にトレースすることが重要です．

3）ドプラ法

ドプラ法にはパルスドプラ法，連続波ドプラ法（パルスドプラと比較してより早い血流速度測定に適しています：図1），カラードプラ法，組織ドプラ法があります．パルスドプラ法は左室流入血流による**左室拡張不全の評価**に用いられます．心尖部からのアプローチによる断層像で僧帽弁前尖が収縮期に閉鎖する高さにサンプルボリュームを設定し左室流入血流を記録します．左室流入血流は拡張早期流入血流（E波）と心房収縮期流入血流（A波）の二峰性を示します．E/Aにより左室の拡張不

図1 ◆ カラードプラ法による測定の実際（→巻頭カラー 写真2参照）

A) 肺高血圧症の推定

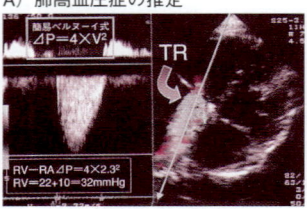

B) 大動脈弁狭窄症の圧較差測定

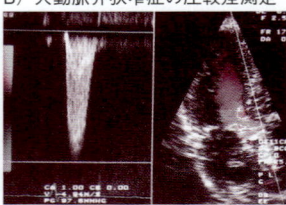

C) 僧帽弁狭窄症のPHT

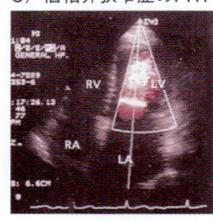

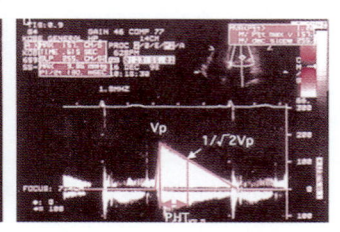

A) 収縮期肺動脈圧＝三尖弁の圧較差＋右房圧＝$4 \times V^2 + 10$mmHg
（V＝三尖弁逆流の最大流速）
B) 狭窄した大動脈弁の圧較差＝$4 \times V^2$（V＝大動脈弁の最大流速）
C) MVA＝220/PHT（cm^2）

図2 ◆ 組織ドプラ法による左室拡張能の評価

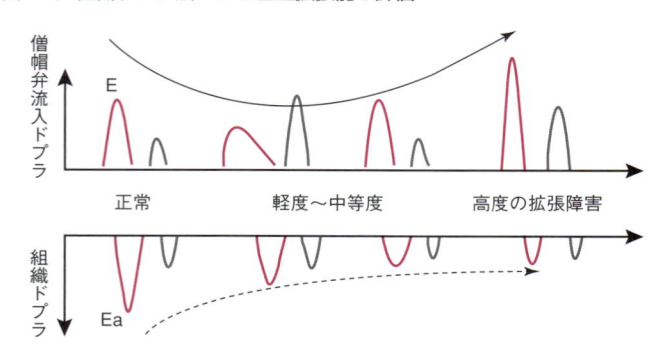

拡張不全の評価：Eaの絶対値だけを見てもよいがE/Eaの比を見るとより心不全に近づける重症度評価ができます．E/Eaの正常値は6.7 ± 2.2（4～9）で8未満では心不全になりにくく，15以上で心不全になっているかなりやすい状態と推定できます．

全による心不全を発症しやすいかどうかを推定することができますが，年齢などを考慮しないと判定を誤ります．そこでもう少し定量的に左室拡張能を評価する方法として**組織ドプラ法**が用いられます．心尖四腔断層像で僧帽弁輪付近の左室心筋にサンプルボリュームをおき，その移動速度を Ea として測定します．E/Ea を左室拡張能の指標として用いることができます（図2）．

3 検査施行の注意点

左側臥位の方が描出が良好ですが，心尖部アプローチは仰臥位の方が描出良好のことがあります．壁運動はできるだけ呼吸を停止させて行います．一般的に呼気時で停止させる方が描出良好です．探触子の選択ですが，高い周波数ほど分解能が高く，低い周波数ほど深部の観察が良好です．2.5 Mz から 3.5 Mz の探触子が汎用されます．目的とする部位が良好に描出されるようにゲインの調節を行います．

4 異常所見とその評価

1）弁の異常

肥厚や石灰化などの構造的変化と開放異常に注意します．弁逆流についてはドプラ法が主力です（表）．各論は**第2章 – 7**を参照してください．

①大動脈弁

狭窄の原因として先天性二尖弁，加齢による硬化，リウマチ性があります．

②僧帽弁

リウマチ性狭窄では弁尖の肥厚，開放制限，前尖のドーミングを認めます．腱索の癒合や短縮などの弁下部の病変の評価も重要です．左房の拡大の有無，左房内血栓の有無に注意します．僧帽弁の逸脱や乳頭筋不全，腱索断裂ではドプラ法による逆流ジェットの方向も需要です．

2）虚血性心疾患

冠動脈支配領域に一致した局所の左室壁運動低下（asynergy）

表 ◆ ドプラ法による弁機能不全の評価

A) 僧帽弁狭窄の重症度評価

重症度	弁口面積	弁間平均圧較差
正常	4.0〜6.0 cm^2	
軽度狭窄	1.6〜2.0 cm^2	5 mmHg 以下
中等度狭窄	1.1〜1.5 cm^2	6〜12 mmHg
高度狭窄	1.0 cm^2 以下	12 mmHg 以下

B) 僧帽弁逆流の重症度評価

重症度	僧帽弁逆流量	僧帽弁逆流分画	有効僧帽弁逆流口面積
軽度	45 ml 未満	30% 未満	0.3 cm^2 未満
中等度	45〜59 ml	30〜55 %	0.30〜0.39 cm^2
高度	60 ml 以上	55% 以上	0.40 cm^2 以上

C) 大動脈弁狭窄の重症度評価

重症度	弁口面積	左室・大動脈圧較差	左室・大動脈平均圧較差
正常	3〜5 cm^2		
軽度	1.1〜1.9 cm^2	〜35 mmHg	〜20 mmHg
中等度	0.76〜1.0 cm^2	36〜74 mmHg	21〜49 mmHg
高度	〜0.75 cm^2	75 mmHg 〜	50 mmHg 〜

D) 大動脈弁逆流の重症度評価

重症度	左室内到達距離	左室流出路逆流幅比	連続波ドプラPHT法
正常	流出路内	30 % 未満	600ミリ秒 以上
軽度	僧帽弁前尖	30〜49 %	400〜600ミリ秒
中等度	乳頭筋	50〜69 %	200〜400ミリ秒
高度	心尖部	70 % 以上	200ミリ秒 未満

の有無が重要です．狭心症では発作時のみ asynergy が出現することが多いので，ドブタミン負荷心エコー図法で誘発することが診断の一助となります．急性心筋梗塞では左室収縮能の評価のみではなく，乳頭筋不全による急性の僧帽弁逆流や心室中隔穿孔，自由壁破裂による心タンポナーデなどの合併症の早期診断に有用です．

3）急性心筋炎

急性心筋梗塞と鑑別が難しいことがありますが，一般的には，

びまん性の壁運動低下と浮腫による壁肥厚，心膜炎を併発した場合の心嚢液貯留があります．

4）心筋症

各論は**第2章-4**を参照にしてください．肥大型心筋症では非均等型の左室肥大が特徴的で，非対称性心室中隔（ASH）が有名です．閉塞型か非閉塞型かはSAMや左室流出路血流ドプラなどで鑑別します．拡張型心筋症はびまん性の左室壁運動低下を呈し，左室内腔が拡大しています．特発性心筋症と二次性心筋症の鑑別は心エコー図法ではしばしば困難ですが，心アミロイドーシスでは左室壁の肥厚と同部のsparklingエコー像が診断の決め手になることがあります．

5）心膜疾患

心嚢液貯留は心臓周囲のecho-free spaceとして観察されますが，心外膜下脂肪や胸水との鑑別が必要なことがあります．収縮性心膜炎は心室拡張障害をドプラ法で確認します．石灰化を伴う心膜肥厚を呈する場合には描出不良となることも少なくありません．

6）解離性大動脈瘤

心時相に応じて特異的な動きを示すフラップを検出できれば診断に大きく前進します．

7）肺血栓塞栓症，肺高血圧症

右室の拡大とその圧迫による左室の扁平化が肺高血圧症の診断には有力です．三尖弁逆流速度が連続波ドプラでとらえられれば，肺動脈圧の推定が可能です（図2A）．

8）先天性心疾患

成人の先天性心疾患の心エコー図検査においても小児で活用されている区分診断法をもちいます．心房中隔欠損症，心室中隔欠損症，動脈管開存症ではシャント血流の検出にカラードプラ法が有用です．

9）心臓腫瘍

粘液腫，転移性心膜腫瘍に比較的多く遭遇します．粘液腫は左房ついで右房に発生することが多く，多くは心房中隔に茎を介して付着する塊状エコーとして観察され，可動性を有しています．

✓ チェックシート

経食道心臓超音波検査の適応

- [ ] 塞栓源の検索（左房，左心耳，右心耳の血栓，卵円孔開存，心房中隔欠損など）
- [ ] 弁膜疾患（自己弁および人工弁）
- [ ] 感染性心内膜炎が疑われるとき
- [ ] 心房細動の除細動前の検査（特に左房，左心耳内の血栓検索）
- [ ] 胸部大動脈瘤の評価（大動脈解離，大動脈瘤，大動脈硬化）
- [ ] 先天性心疾患，特に心房中隔欠損症の病型診断
- [ ] 心臓腫瘍の大きさ，付着部位など
- [ ] 心血管手術時のモニター（弁形成術，弁置換術の評価）
- [ ] 非心臓手術時や ICU でのモニターとして
- [ ] ICU などで経胸壁心エコー図検査で十分な情報が得られない場合で，治療方針変更などにかかわる追加情報を得ることが期待できるとき

（諸井雅男）

第3章 検査・画像診断

8. 頸動脈超音波検査

Advanced Learning

Point

① プラークの組織性状の推定から脳梗塞のリスクを推測可能です
② 狭窄率はカテーテルによるステント挿入拡張術や外科的内膜剝離術の適応の判断に有用な情報となります
③ 内膜中膜複合体肥厚（IMT）は心血管病の予後予測に有用であり，治療効果の判定が可能です

1 適応・目的

頸動脈超音波検査は頸動脈病変を**非侵襲的**に評価可能です（概略図）．

> ① プラークの評価
> ② 狭窄や閉塞などの病変の検出
>   → 手術の適応の決定
> ③ 頭蓋内血管疾患の推定
>   → 頸部の血流速度や血流パターンから頭蓋内血管の狭窄や閉塞の推定が可能
> ④ 心筋梗塞や脳梗塞などの心血管事故の予測
> ⑤ 治療効果の評価
>   → 薬物療法，食事療法，運動療法など，動脈硬化の退縮が期待される治療の効果判定
> ⑥ 手術前の危険度の評価
>   → 人工心肺装置を使用する際の事故回避

2 実際の方法

高周波（7〜10 MHz 程度）のリニア型探触子が接続可能で，Bモード，カラードプラ法，パルスドプラ法が利用できれば実

概略図 ◆ 頸動脈超音波検査の実際

A）頸部動脈の走行

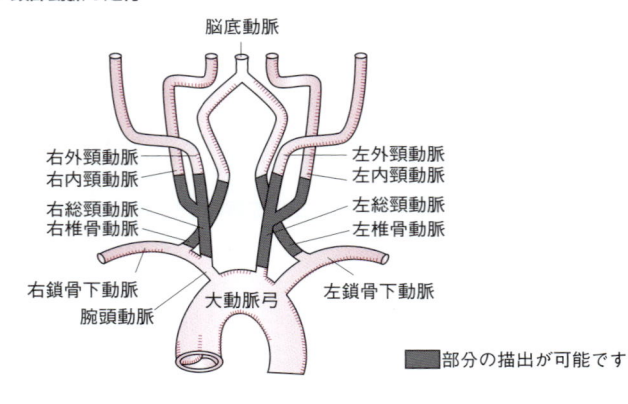

脳底動脈
右外頸動脈／左外頸動脈
右内頸動脈／左内頸動脈
右総頸動脈／左総頸動脈
右椎骨動脈／左椎骨動脈
右鎖骨下動脈／左鎖骨下動脈
腕頭動脈　大動脈弓

■ 部分の描出が可能です

B）狭窄率の測定方法（NASCET法とECST法）

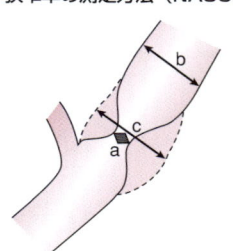

$$\text{NASCET （\%）} = \left(b - \frac{a}{b}\right) \times 100$$

$$\text{ECST　（\%）} = \left(c - \frac{a}{c}\right) \times 100$$

NASCET：North American Symptomatic Carotid Endarterectomy Trial
ECST：European Carotid Surgery Trial

C）プラークの性状評価 （→巻頭カラー 写真3参照）

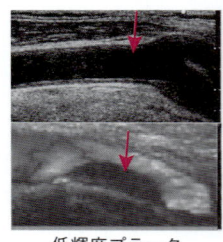

低輝度プラーク
（血液と同程度）

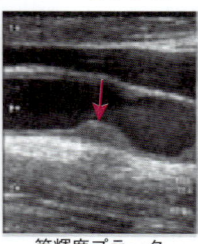

等輝度プラーク
（胸鎖乳突筋と同程度）

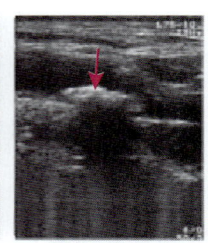

高輝度プラーク
（骨と同程度）

図1 ◆ 内膜中膜複合体肥厚（IMT）

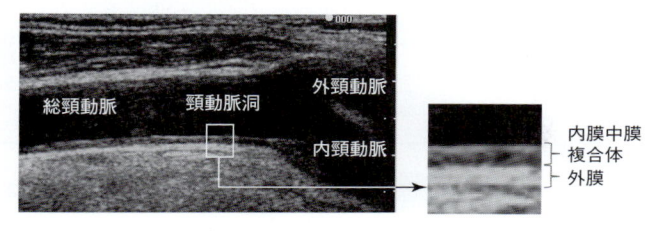

施できます．被検者においては特別な前処置は必要ありません．被検者には枕のない状態で仰臥位になり，顎を軽く上げ首を伸展し顔を検査側と反対側に向くようにします．観察部位は総頸動脈，内頸動脈と外頸動脈起始部，椎骨動脈の一部です（概略図A）．一般には，長軸像は画面の左が心臓側，右が頭側になるように表示し，短軸像は身体の尾側（下方）から眺めた像で表示します．椎骨動脈は総頸動脈の後外側を走行します．

3 検査施行の注意点

頸動脈洞の血管外膜には血圧変動に敏感な舌咽神経終末が存在するため，過度の圧排は血圧降下や徐脈をきたし，失神発作を誘発することがあるので注意が必要です．

また健常者が10年間にきたすIMT（intima-media complex thickness：内膜中膜複合体肥厚，図1）は0.1 mm程度で，スタチンの肥厚退縮効果も年間で0.02 mm程度です．超音波の解像度は0.1 mm前後であり，1カ所のIMT測定から薬物効果やリスク評価を判定するのは危険な面もあります．

4 異常所見とその評価

1）プラーク

プラークとは，厚さ1 mmを越える限局性の隆起性病変のことで，超音波ではプラークの大きさ，表面性状，内部エコーについて評価します（表1）．外頸動脈に存在するプラークの破綻に伴って生じる血栓が塞栓子となって脳梗塞を引き起こすこ

表1 ◆ 超音波によるプラーク分類

表現方法	形態	エコー所見	病理組織
soft		低輝度プラーク．内部エコーが均一で，血液と同程度のエコー輝度を示します	脂肪に富んだ粥腫，プラーク内出血
intermediate		等輝度プラーク．内部エコーが均一であるが，エコー輝度は筋肉あるいは内中膜と同程度	繊維性病変
hard		高輝度プラーク．骨と同程度の輝度．音響陰影を伴う石灰化	石灰化病変
mixed		内部エコーは不均一で，エコー輝度の強い部分と弱い部分が混在する	複合病変
ulcer		プラークの一部が陥凹した形態	潰瘍性病変

とが考えられています．大きさと数の評価法としてプラークの高さの総和であるプラークスコアがあります．潰瘍とは2 mm以上の陥凹を示す病変をいいますが，平滑なものとの間にあるものは不整という表現を用います．**潰瘍は脳梗塞発症のリスク**であるとされています．

プラークのエコー輝度は低輝度（血液と同程度のエコー輝度），等輝度（胸鎖乳突筋と同程度のエコー輝度），高輝度（骨と同程度のエコー輝度）に分類されます（**概略図 C**）．低輝度プラークは脳梗塞の発症リスクが高いと考えられています．エコー輝度の均一性については不均一な方が均一なものより症候性脳梗塞の頻度が高いことが示されています．可動性を認めた場合，付着した血栓や内膜の断片が疑われ，リスクが高いと考えられます．

2）狭窄，閉塞

総頸動脈の血管径は7 mmで，加齢，高血圧，大動脈瘤で増加しますが，プラークが大きくなると血管内腔の狭窄や閉塞をきたします．狭窄が高度になると脳虚血変化や脳梗塞の発生頻度が有意に上昇します．狭窄率の計測は血管断面の面積や，血

表 2 ◆ 頸動脈計測値の基準値

	総頸動脈	内頸動脈
動脈径 (mm)	7.0±0.9	5.4±1.0
IMT (mm)	0.5〜1.0	0.5〜1.0
最高血流速度 (cm/s)	90±20	63±20
平均血流速度 (cm/s)	47±12	37±13
拡張末期血流速度 (cm/s)	21±7	21±7

管径からいくつかの計測方法が提案されていますが (概略図B)，計測方法による差が大きいため狭窄が疑われれば最終的に血管造影を施行し，手術適応を検討します．**無症候性でも狭窄率 60％以上**では内膜剥離術の方が薬物療法よりも予後がいいという報告があります．症候性では抗血小板薬は使用した方がよいとされていますが，無症候性の場合，狭窄率50％で抗血小板療法を開始するという意見があります．近年，外科的内膜剥離術に対してカテーテルによるステント留置術 (carotid artery stenting : CAS) を行う施設も増えてきました．

3）血流評価

総頸動脈，内頸動脈，椎骨動脈を主にパルスドプラ法を用いて測定します．遠位部の有意な狭窄がある場合は**拡張期血流低下**を認め，その左右差が1.4倍以上ある場合は疑いが強くなります (表2)．近位部に有意な狭窄がある場合は，収縮期波形の立ち上がりの遅延も認めます．狭窄直後では血流速度の増加や乱流パターンを認めます．200 cm/秒以上であればNASCET法 (概略図B) で70％以上の狭窄があると考えられます

4）内膜中膜複合体

頸動脈の血管壁エコーでは3層構造が観察できます．高エコーの第1層と低エコーの第2層の部分をIMC (intima-media complex : 内膜中膜複合体) とよびます．正常値は1 mm未満です．最大内膜中膜肥厚を総頸動脈，頸動脈洞，内頸動脈においてそれぞれ IMT-Cmax, IMT-Bmax, IMT-Imax とよび，そのなかで最大値を max-IMT，平均値を mean-IMT とよびます．Mean-IMT には max-IMT の心臓側および頭側の両側1 cm に

図 2 ◆ IMT による心血管事故の予測

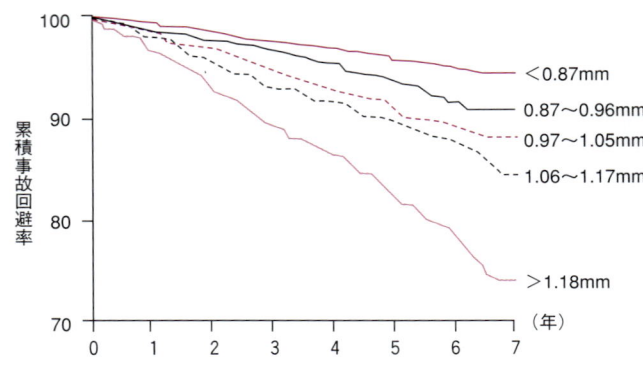

- <0.87mm
- 0.87〜0.96mm
- 0.97〜1.05mm
- 1.06〜1.17mm
- >1.18mm

縦軸：累積事故回避率　横軸：(年)

O'Leary, et al：N. Engl. J. Med. 1999：340：4，1990より引用

おける 3 点のプラークの高さの平均とする方法もあります．プラークスコアはこれらのプラークの高さの左右含めての総和です．これらの指標を用いた臨床試験から内膜中膜複合体肥厚が厚くなればなるほど将来の心血管事故が高率に起こりうることがわかってきました（図 2）．

（諸井雅男）

Note

第3章 検査・画像診断

9. 心臓核医学検査

Advanced Learning

Point

① 心臓核医学検査は機能画像であり,心筋の虚血,生存心筋の評価に有用です
② 虚血の検出には負荷心筋血流シンチグラフィが有用ですが,運動負荷と薬物負荷があり,患者の状態に応じて選択します.原則は運動負荷です
③ 不安定狭心症の診断に心筋脂肪酸代謝シンチグラフィが有用なことがあります.また心臓交感神経機能によって心不全の予後予測が可能です
④ PETによる心筋糖代謝評価にて,より詳細な心筋バイアビリティの評価が可能です

1 適応・目的

慢性冠動脈疾患において以下の目的で心筋血流シンチグラフィが施行されます.

①虚血および梗塞の存在・部位・重症度診断
②心筋バイアビリティ判定
③予後予測
④血行再建術の適応の決定
⑤治療効果判定

不安定狭心症の診断に対して心筋脂肪酸代謝シンチグラフィは有用な場合があります.また慢性心不全の予後予測や治療効果判定に心臓交感神経機能シンチグラフィを用いることができます.

概略図 ◆ 負荷心筋血流シンチグラフィのプロトコール

A）トレッドミル運動負荷

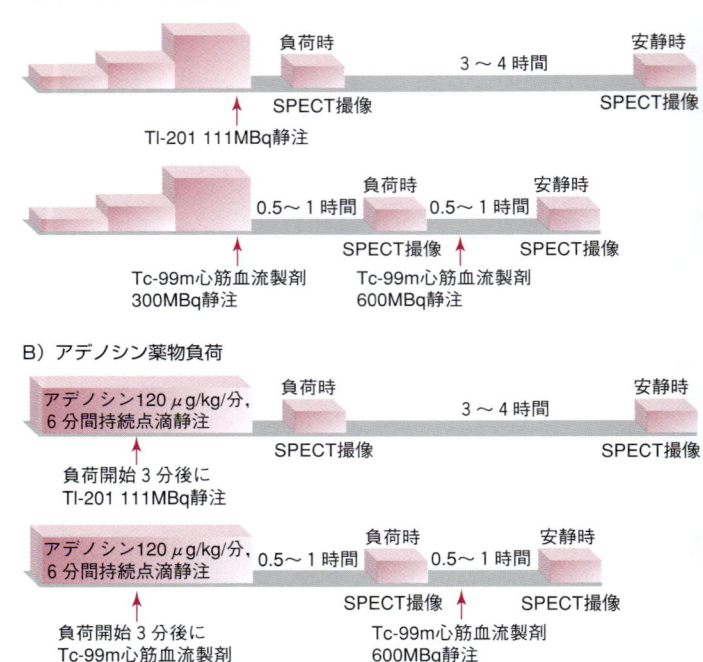

Tl-201 111MBq静注 → 負荷時 SPECT撮像 → 3〜4時間 → 安静時 SPECT撮像

Tc-99m心筋血流製剤 300MBq静注 → 0.5〜1時間 → 負荷時 SPECT撮像 ← Tc-99m心筋血流製剤 600MBq静注 → 0.5〜1時間 → 安静時 SPECT撮像

B）アデノシン薬物負荷

アデノシン120μg/kg/分，6分間持続点滴静注／負荷開始3分後にTl-201 111MBq静注 → 負荷時 SPECT撮像 → 3〜4時間 → 安静時 SPECT撮像

アデノシン120μg/kg/分，6分間持続点滴静注／負荷開始3分後にTc-99m心筋血流製剤 300MBq静注 → 0.5〜1時間 → 負荷時 SPECT撮像 ← Tc-99m心筋血流製剤 600MBq静注 → 0.5〜1時間 → 安静時 SPECT撮像

2 実際の方法

1）核医学の基礎

　　静脈内に投与されたアイソトープは血流に乗って代謝に応じて細胞に取り込まれます．取り込まれた**アイソトープ**はガンマ線を放出しているので，体外のガンマカメラでこのガンマ線をとらえます．**ガンマカメラ**は体表に近い**コリメータ**（一定方向からのガンマ線のみをとらえるように方向付けをします），シンチレータ（NaIクリスタル：ガンマ線があたると発光します），光電子倍増管（光を電気信号に変換します）から構成されます．得られた電気信号をいくつかのフィルターを用いてコンピュー

図 1 ◆ 心筋 SPECT 像：3 種類の断層像

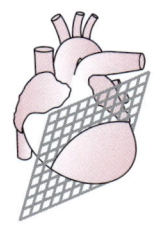

A）短軸断層像
（short-axis）

B）長軸面垂直断層像
（vertical long-axis）

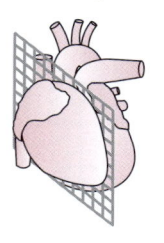

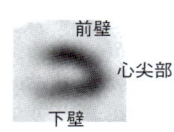

C）長軸面水平断層像
（horizontal long-axis）

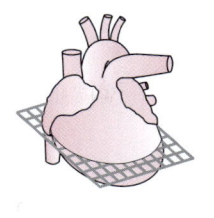

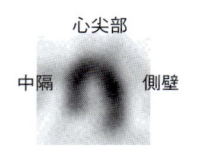

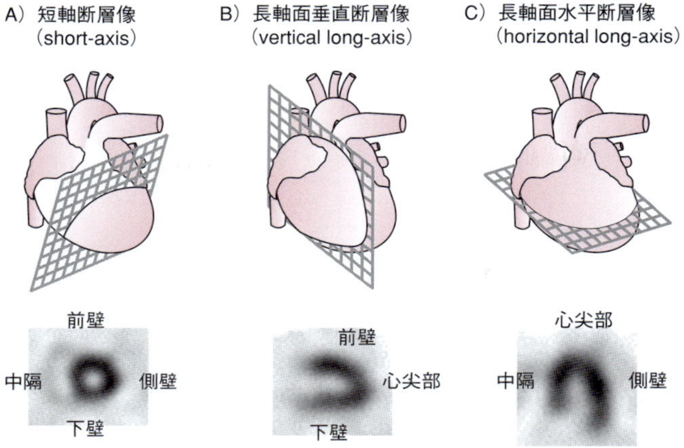

短軸断層像：前壁／中隔／下壁／側壁
長軸面垂直断層像：前壁／下壁／心尖部
長軸面水平断層像：心尖部／中隔／側壁

タにより画像を再構成します．ガンマカメラが 1 つ装備されているものは 1 検出器，3 つ装備されているものは 3 検出器とよびます．

撮像方法として**プラナー法**と **SPECT 法**があります．プラナー法はガンマカメラの位置を固定し，一方向のみから撮像する方法です．SPECT 法はガンマカメラを回転させ（180°または360°），5〜6°ごとに各方向のプラナー像を得て，これをコンピュータにより再構成し断層画像を得る方法です（図 1）．

2）心筋血流シンチグラフィ

心筋血流製剤には ^{201}TlCl と ^{99m}Tc 心筋血流製剤（MIBI あるいは tetrofosmin）があります（表）．それぞれ心筋への集積機序が異なり，性質も異なるので投与量やそのタイミングが異なります（概略図）．虚血の判定には負荷時と安静時の撮像が必要です．負荷には運動負荷と薬物負荷があり，患者に応じて選択されますが，可能であれば運動負荷を原則とします．運動負荷にはトレッドミルと自転車エルゴメーターがあります．薬物負荷にはアデノシンの持続点滴が用いられます（概略図 B）．心筋バイアビリティの判定には安静心筋血流シンチグラフィが用いられます．慢性冠動脈疾患における心筋バイアビリティ評価を

表 ◆ 心臓シンチグラフィに用いられる各製剤について

製剤	²⁰¹Tl	⁹⁹mTc心筋血流製剤 (sestamibi, tetrofosmin)	⁹⁹mTcピロリン酸	¹²³I-BMIPP	¹²³I-MIBG
集積機序	細胞膜Na-Kポンプによる能動輸送	プラスに帯電しているため、マイナス帯電のミトコンドリアに付着	Ca²⁺がハイドロオキシアパタイトを形成する	CD31トランスポーターにより細胞質へ入りミトコンドリアで徐々にα・β酸化を受ける	心臓交感神経終末の貯蔵顆粒に取り込まれる
検査主目的	虚血の検出、心筋バイアビリティの検出	虚血の検出、心筋バイアビリティの検出	急性心筋梗塞壊死部位の同定	脂肪酸代謝異常の検出	心臓交感神経機能異常検出
欠損の意味	梗塞または虚血	梗塞または虚血	壊死心筋で陽性描出	脂肪酸代謝異常	交感神経機能異常
適応疾患	冠動脈疾患、心筋症	冠動脈疾患、心筋症	急性心筋梗塞、不安定狭心症	急性心筋梗塞、不安定狭心症、冠攣縮性狭心症、肥大型心筋症	心不全、不安定狭心症、冠攣縮性狭心症、糖尿病
注目されている使用方法		心筋細胞のミトコンドリア機能	右室梗塞	安静で不安定狭心症の診断	パーキンソン病の診断
特徴	再分布現象がある	心電図同期収集が可能	梗塞巣の陽性画像	心筋細胞の主エネルギー源である脂肪酸の代謝評価ができる	心臓の交感神経終末の機能評価ができる唯一の製剤
物理的半減期	73時間	6時間	6時間	13時間	13時間
光子エネルギー	70〜80keV	140keV	140keV	160keV	160keV
使用頻度	+++	+++	+	++	++

行うときは，^{201}TlCl であれば，静注 3 〜 4 時間後の安静時撮像を行います．^{99m}Tc 心筋血流製剤では安静投与後 30 分から 1 時間後の撮像で判定します．

> **Memo 心筋バイアビリティとは？**
>
> 心筋バイアビリティは生存心筋ともよばれますが，生きている心筋という意味のみでは臨床上用いられません．生きてはいても治療により再び収縮する能力があるかどうかはわかりません．一般には血行再建により収縮できなかった心筋が再び収縮する能力があるのかどうかを「バイアビリティがあるかどうか」と表現します．血行再建により収縮を再開しなくても放っておくと壊死をおこしたり線維化を進行させて心筋のリモデリング（左室瘤などの形成）を進行させる場合には血行再建の意味はあるかもしれません．左室の壁運動が改善するかどうかよりもその患者の予後を改善させるかどうかが重要となります．

3）安静心筋脂肪酸代謝シンチグラフィ

心筋脂肪酸代謝シンチグラフィには側鎖型長鎖脂肪酸である BMIPP（β-methyl iodephenyl-pentadecanoic acid）を標識した ^{123}I-BMIPP が用いられます．安静にて ^{123}I-BMIPP 111MBq 静注後 15 分で SPECT 像をとります．通常，絶食にて行います．3 〜 4 時間後に後期 SPECT 像を撮像することもあります．

4）心臓交感神経機能シンチグラフィ

心臓交感神経機能シンチグラフィにはノルエピネフリンに類似した構造を有する MIBG（metaiodebenzylguanidine）に標識した ^{123}I-MIBG を用います．111MBq 静注後 15 分で早期像を 3 〜 4 時間後に後期像を撮像します．早期像，後期像ともに正面プラナー像と SPECT 像を撮ります．正面プラナー像から心筋と縦隔の取り込み比（H/M）と洗い出し率を求めます（図 2）．SPECT 像からは局所の MIBG の取り込み異常を評価します．

figure 2 ◆ ^{123}I-MIBG 正面プラナー像

A) 正常　　　　　　　　　　B) 拡張型心筋症による慢性心不全

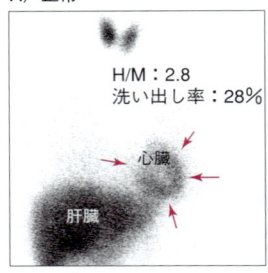

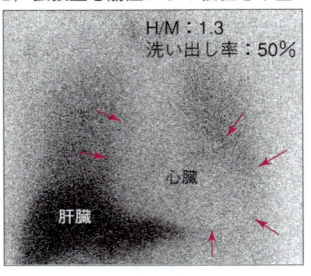

H/M：2.8　洗い出し率：28%　　　H/M：1.3　洗い出し率：50%

5) ピロリン酸シンチグラフィ

^{99m}Tc-ピロリン酸を静脈注射約3時間後に^{201}TlClを静脈注射し，2核種同時収集するのが一般的です．

3 検査施行の注意点

1) 内服薬や食事による影響

運動負荷の場合，β遮断薬を服用していると心拍数の上昇が得られず有意狭窄の判定が正確でなくなりますが，逆にβ遮断薬の効果をみることも可能です．またアデノシン負荷の場合，検査前のカフェイン摂取やテオフィリン製剤内服は禁忌です．また昼食を挟んで負荷像と安静像を撮像する場合，昼食の量や質を一定にして体内の血流分布を患者間で最小にする努力をしている施設もあります．

2) 負荷をかける際の注意点

運動負荷は不安定狭心症や大動脈瘤の患者に対しては避けるべきです．また左脚ブロックでは運動可能でも薬物負荷が奨められます．十分に負荷がかかっているかどうかは目標心拍数（最大心拍数の85%）やダブルプロダクト（収縮期血圧×心拍数）25,000以上が目安です．

3) アイソトープの取り込み量（注射漏れ）

アイソトープの注射漏れは特に負荷血流シンチグラフィでは

虚血の判定ができなくなるので避けなければなりません．また血管外への漏れがなくても静脈内壁にアイソトープが付着することがありますので，生理食塩液での投与後のフラッシュは重要です．

4 異常所見とその評価

1）心筋血流シンチグラフィ

　運動負荷により心拍数，血圧が上昇して酸素需要量が増加しますが冠血管も拡張して冠血流量が増大します．これに対して冠動脈の高度狭窄部位では十分な冠血管の拡張が得られず，正常冠血管の血流量との差が大きくなります．この差が負荷時の欠損として画像上に表れているのが負荷時の欠損像です（図3）．薬物負荷では心拍数と血圧の上昇はないので酸素需要量の増大をきたすことがなく，冠血管の拡張の程度の差を純粋に画像上に表しています．^{201}TlClであれば，心筋細胞に取り込まれた後にその部位の血流に応じて洗い出しがあります．すなわち冠動脈に狭窄があって冠血流量が低下している部位では洗い出しは正常部位と比べてゆっくりとしています．3～4時間経過すると正常部と狭窄部領域との血流量が同じになりこの時撮像すれば欠損はなくなります．これが**再分布**です．90％以上の狭窄があればその領域の再分布が見られますが，冠動脈造影上の50％から75％程度の狭窄では再分布がある場合がない場合よりも心血管事故の発生率や予後が悪いことが知られています．したがって血

図3 ◆ 負荷心筋血流シンチグラムにおける SPECT 所見
（→巻頭カラー 写真4参照）

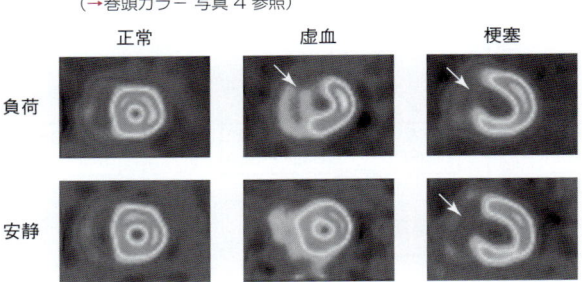

	正常	虚血	梗塞
負荷			
安静			

管造影上狭窄があるようにみえる冠動脈でも再分布がなければ積極的に血行再建術を行う意味が低くなります.

安静心筋血流シンチグラフィにより心筋バイアビリティを判定するのは ^{201}TlCl であれば，後期像の判定部位の%uptake（最もカウントの高い部位を 100%としたときの何%のカウントがあるか）が 50%以上であればバイアビリティありと判定します. ^{99m}Tc 心筋血流製剤では早期像の%uptake が 50%以上でバイアビリティありと判定します. いずれも慢性冠動脈疾患においてですが，3 枝病変では最もカウントの高い心筋部位が異常である可能性があるので，バイアビリティ判定の精度が低くなります.

負荷心筋血流シンチグラフィは虚血性心疾患の心事故の予測に有用です. 正常であれば年間の心事故発生率は 1%以下であり，これは健常人と同等というデータがあります. 再分布領域が大きければ大きいほど心事故の発生率は高くなります.

2）心筋脂肪酸代謝シンチグラフィ

正常心筋細胞の全エネルギー産生基質の 60%は脂肪酸の好気的な β 酸化に依存しており（図 4），虚血時には脂肪酸から糖（嫌気的解糖系）へエネルギー基質をスイッチすることが知られています. 虚血心筋では ^{123}I-BMIPP（側鎖型長鎖脂肪酸）の心筋細胞内の取り込みが低下し，これは虚血解除後もしばらく続きます. ^{123}I-BMIPP の取り込み低下部位は梗塞か虚血あるいは比較的近い虚血の既往（メモリーイメージたとえば冠攣縮性狭心症など）を意味する可能性が指摘されています. ^{123}I-BMIPP

図 4 ◆ ^{123}I-BMIPP の心筋細胞内動態

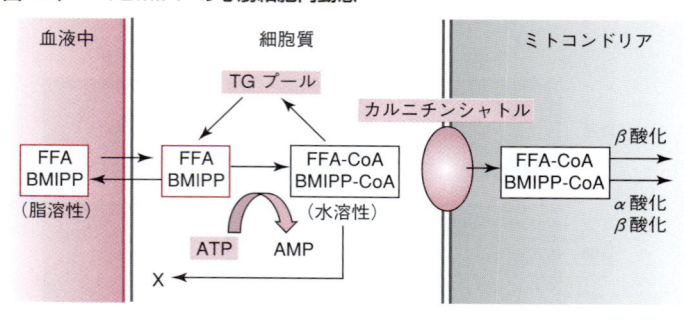

シンチグラフィの臨床上の虚血診断精度は負荷心筋血流シンチグラフィよりは劣りますが，安静心筋血流シンチグラフィよりは優れています．したがって臨床上，負荷がかけにくい不安定狭心症の場合には有用となります（図5）．

3）心臓交感神経機能シンチグラフィ

MIBG は uptake-1 により心臓交感神経終末に取り込まれ貯蔵顆粒内に蓄積されます．その一部は交感神経終末から放出され，心筋のβ受容体には結合せず，MAO や COMT にも分解されないで再び交感神経終末に取り込まれるか血中へ流出します（図6）．H/M 比は血中から交感神経終末の貯蔵顆粒に取り込まれた MIBG を表し，洗い出し率は血中への MIBG の流出速度を表します．慢性心不全ではその重症度に応じて心臓交感神経機能に異常をきたし，重症なほど H/M 比が低く，一般に洗い出し率が高値になります（図2）．したがって ^{123}I-MIBG の H/M 比と洗い出し率により慢性心不全の重症度と予後予測が可能です．

4）ピロリン酸心筋シンチグラフィ

^{99m}Tc-ピロリン酸シンチグラフィでは梗塞心筋内の Ca^{2+} 過負荷に関連して急性心筋梗塞を陽性描出する核種です．現在臨床における適応はきわめて少ないですが，右室梗塞と原発性アミロイドーシスの診断には有用です．

図5 ◆ 不安定狭心症患者の安静 ^{123}I-BMIPP/^{201}TlCl 同時2核種 SPECT 所見 （→巻頭カラー 写真5参照）

	短軸像	垂直長軸像
^{123}I-BMIPP（脂肪酸のアナログ）の取り込み		
^{201}TlCl の取り込み		

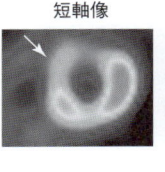

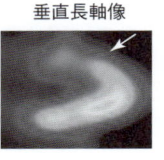

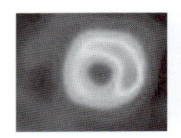

図6 ◆ ¹²³I-MIBGの心臓交感神経終末周辺での挙動

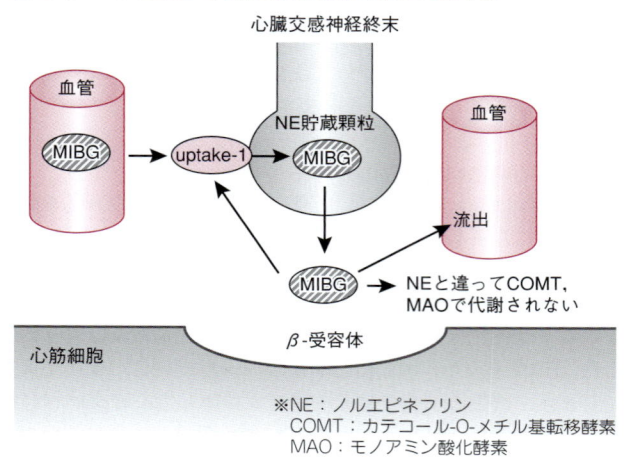

※NE：ノルエピネフリン
COMT：カテコール-O-メチル基転移酵素
MAO：モノアミン酸化酵素

✓ チェックシート

心臓核医学検査でわかること

- [ ] 負荷心筋血流シンチグラフィによる虚血の存在・部位診断
- [ ] 安静心筋血流シンチグラフィによる心筋バイアビリティ判定
- [ ] 負荷心筋血流シンチグラフィによる虚血性心疾患の予後予測
- [ ] 心筋脂肪酸代謝シンチグラフィによる不安定狭心症の診断
- [ ] 心臓交感神経機能シンチグラフィによる慢性心不全の予後予測

（諸井雅男）

10. 心臓カテーテル検査

Advanced Learning

Point

心臓カテーテル検査には，①血行動態指標の測定，②造影検査，③血液ガス分析，④電気生理学検査があります．

1 適応・目的

心臓カテーテル検査は，狭心症，心筋梗塞，弁膜症，心筋症，先天性心疾患，大動脈疾患，不整脈などの心血管系疾患の確定診断を行い，病気の程度を判定して手術適応などの治療方針を決定するための侵襲的検査です．経静脈的に右心系に達する右心カテーテルと逆向性に末梢動脈から左心系を検査する左心カテーテルがあります．

2 実際の方法

血管にカテーテルを挿入する穿刺部位は，静脈を用いる場合には大腿静脈，内頸静脈，鎖骨下静脈からアプローチします．動脈を用いる検査では主に①足の付け根（大腿動脈），②肘（上腕動脈），③手首（橈骨動脈）の3箇所から穿刺を行います．どこから穿刺するかは，検査の目的，患者さんの病状，使用する治療用具の種類などにより，医師が判断して決めます．

1）右心カテーテル法

①スワンガンツカテーテル

スワンガンツカテーテルは，先端にバルーンがついており空気を入れて膨らませると血流にのせてカテーテルを進めることができます（第4章 – 5参照）．圧トランスデューサーに接続することで各ポートでの圧力を測定します．バルーンを膨らませたままカテーテルを進め，肺動脈分枝を閉塞すると肺動脈楔入圧が記録され，肺血管系に異常がなければこれが左房圧と等しくなります（**概略図 A，B**）．さらに熱希釈法により心拍出量を測定できます．得られたデータを体表面積で補正することで心

概略図 ◆ 心内圧と正常値

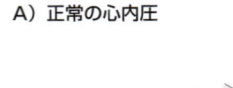

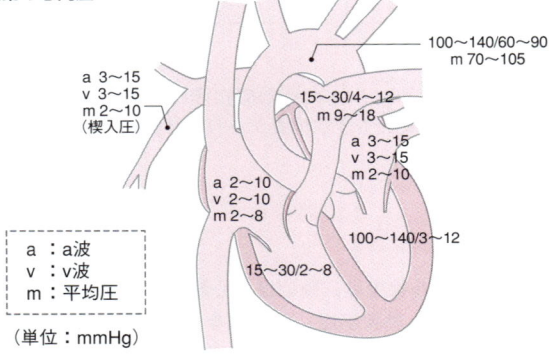

A) 正常の心内圧

- 大動脈: 100～140/60～90, m 70～105
- 肺動脈: 15～30/4～12, m 9～18
- 右房: a 3～15, v 3～15, m 2～10 (楔入圧)
- 左房: a 3～15, v 3～15, m 2～10
- 右房: a 2～10, v 2～10, m 2～8
- 右室: 15～30/2～8
- 左室: 100～140/3～12

```
a : a波
v : v波
m : 平均圧
```

(単位: mmHg)

B) 正常右心系圧曲線

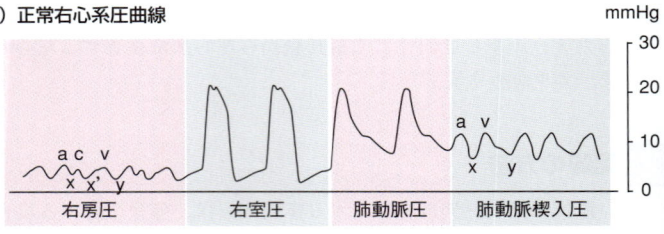

右房圧 / 右室圧 / 肺動脈圧 / 肺動脈楔入圧 (mmHg: 0, 10, 20, 30)

a波	: 心房収縮
x下行脚	: 心房弛緩
c波	: 右室等容収縮期に三尖弁の右房側への膨隆による
x'下行脚	: 房室弁輪の心室側への牽引による
v波	: 右房の血液充満による
y下行脚	: 三尖弁開放時の右房容積減少による

C) 正常左心系圧曲線

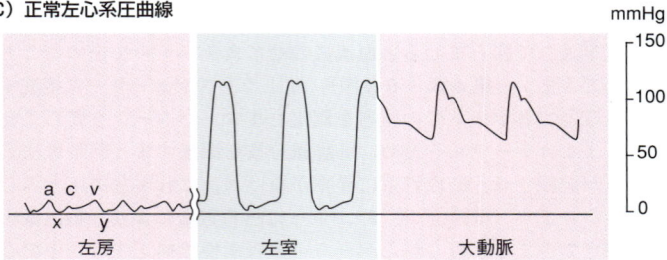

左房 / 左室 / 大動脈 (mmHg: 0, 50, 100, 150)

係数（$l/分/mm^2$）が求められ，この正常値は 2.6 ～ 4.6 となります．肺動脈楔入圧と心係数で心不全の状態を評価します（Forrester 分類）．さらに表1に示す計算式で各種血行動態の指標や左心系のカテーテルと組み合わせで弁膜疾患を評価することが可能です．

② 酸素飽和度の測定

スワンガンツカテーテルや他のカテーテルを用いて上下大静脈，右房，右室，肺動脈で血液を採取し酸素飽和度を測定します．これによりシャント疾患の評価が行えます（表1C）．シャントの程度を表す指標が左→右短絡率，右→左短絡率，肺体血流比（Qp/Qs）となります．

③血管造影検査

先端バルーン付きのカテーテルなどを用いて右房造影，右室造影，肺動脈造影などを行い，右室収縮異常，肺動脈形態を評価します．

2）左心カテーテル法

①内圧測定

X線下にカテーテルを逆行性に大動脈基部から左室内に進めます．左房圧は肺動脈楔入圧で代用します（概略図 A，C）．

②心血管造影

左心室に造影剤を注入して左室壁運動異常や僧帽弁逆流を評価します．大動脈弁上部で造影剤を注入すれば，大動脈弁逆流の評価が可能です．逆流の程度は大動脈弁・僧帽弁とも Sellers 分類によって4段階に評価します（図）．

③冠動脈造影

第3章 -11 を参照してください．

3）電気生理学的検査

不整脈の原因診断のために行う検査で，電極カテーテル 3 ～ 5 本を心内腔に挿入しヒス束心電図などの心内電位を測定します．また，同時に電気刺激を行い不整脈を誘発させて発生機序を解明したり治療法を決定します．

表1 ◆ 計算式と正常値

A) 心拍出量 (cardiac output: CO)

	計算式	正常値
①Fick法[*1]	・左心拍出量(体血流量)(l/分) ＝酸素消費量(ml/分)/10×〔大動脈血酸素含有量(vol%) －混合静脈血酸素含有量(vol%)〕 ・右心拍出量(肺血流量)(l/分) ＝酸素消費量(ml/分)/10×〔肺静脈血酸素含有量(vol%) －肺動脈血酸素含有量(vol%)〕	患者の体格により異なる
②熱希釈法[*2]		

B) 血行動態

	計算式	正常値
心係数 (cardiac index: CI)	心係数(l/分/m^2) ＝心拍出量(l/分)/体表面積(m^2)	2.6〜4.2 (l/分/m^2)
1回拍出量 (stroke volume: SV)	1回拍出量(ml/拍) ＝1000×心拍出量(l/分)/心拍数(bpm)	60〜130 (ml/拍)
1回拍出係数 (stroke index: SI)	1回拍出係数(ml/拍/m^2) ＝1回拍出量(ml/拍)/体表面積(m^2)	30〜65 (ml/拍/m^2)

C) シャント量

①体血流量 (systemic blood flow)

体血流量 (l/分) ＝酸素消費量(ml/分)/10×〔大動脈血酸素含有量(vol%)
－混合静脈血酸素含有量(vol%)〕

②肺血流量 (pulmonary blood flow)

肺血流量 (l/分) ＝酸素消費量(ml/分)/10×〔肺静脈血酸素含有量(vol%)
－肺動脈血酸素含有量(vol%)〕

③有効肺血流量 (effective pulmonary blood flow)

有効肺血流量 (l/分) ＝酸素消費量(ml/分)/10×〔肺静脈血酸素含有量(vol%)
－混合静脈血酸素含有量(vol%)〕

④肺体血流量比

肺体血流量比＝肺血流量/体血流量
＝(大動脈血酸素飽和度－混合静脈血酸素飽和度)
/(肺静脈血酸素飽和度－肺動脈血酸素飽和度)

⑤左右シャント率

左右シャント率＝(肺血流量－有効肺血流量)/肺血流量
＝(肺動脈血酸素飽和度－混合静脈血酸素飽和度)
/(肺静脈血酸素飽和度－混合静脈血酸素飽和度)

⑥右左シャント率

右左シャント率＝(体血流量－有効肺血流量)/体血流量
＝(肺静脈血酸素飽和度－大動脈血酸素飽和度)
/(肺静脈血酸素飽和度－混合静脈血酸素飽和度)

D）血管抵抗

計算式	正常値
①全肺抵抗（total pulmonary resistance：TPR）	
全肺抵抗（dyne・秒・cm^{-5}） ＝80×肺動脈平均圧（mmHg）/肺血流量（l/分）	100～300 （dyne・秒・cm^{-5}）
②肺小動脈抵抗（pulmonary arteriolar resistance：PAR） 　または**肺血管抵抗**（pulmonary vascular resistance）	
肺小動脈抵抗（dyne・秒・cm^{-5}） ＝80×〔肺動脈平均圧（mmHg）－肺動脈楔入平均圧（mmHg）〕 /肺血流量（l/分）	20～130 （dyne・秒・cm^{-5}）
③全末梢血管抵抗（total systemic resistance：TSR）	
全末梢血管抵抗（dyne・秒・cm^{-5}） ＝80×〔体動脈平均圧（mmHg）－右房平均圧（mmHg）〕 /体血流量（l/分）	700～1600 （dyne・秒・cm^{-5}）
④肺体血管抵抗比	
肺・体動脈平均圧比＝（肺動脈平均圧－肺動脈楔入平均圧） 　　　　　　　　　/（体動脈平均圧－右房平均圧）　とおくと 肺体血管抵抗比＝肺小動脈抵抗/全末梢血管抵抗 　　　　　　　＝肺体動脈平均圧比/肺体血流量比	0.25未満

E）弁口面積

計算式	正常値
①僧帽弁	
・拡張充満期（秒/分） 　＝1心拍あたりの拡張充満時間（秒/拍）×心拍数（拍/分） ・僧帽弁血流量（ml/秒）＝心拍出量（ml/分）/拡張充満期（秒/分） ・僧帽弁口面積[*3]（cm^2） 　＝僧帽弁血流量（ml/秒）/0.85×44.3×$\sqrt{\text{僧帽弁拡張期圧勾配}}$（mmHg）	4.5～5cm^2
②大動脈弁	
・駆出期（秒/分）＝1心拍あたりの駆出時間（秒/拍）×心拍数（拍/分） ・大動脈弁血流量（ml/秒）＝心拍出量（ml/分）/駆出期（秒/分） ・大動脈弁口面積（cm^2） 　＝大動脈弁血流量（ml/秒）/44.3×$\sqrt{\text{大動脈弁収縮期圧勾配}^{*3}}$（mmHg）	3～4cm^2
③三尖弁	
・拡張充満期（秒/分） 　＝1心拍あたりの拡張充満時間（秒/拍）×心拍数（拍/分） ・三尖弁血流量（ml/秒）＝心拍出量（ml/分）/拡張充満期（秒/分） ・三尖弁口面積（cm^2） 　＝三尖弁血流量（ml/秒）/44.3×$\sqrt{\text{（右房平均圧－右室拡張期平均圧）}}$（mmHg）	

〈次ページへつづく〉

〈前ページのつづき〉

④肺動脈弁

- 駆出期（秒/分）
  ＝1心拍当たりの駆出時間（秒/拍）×心拍数（拍/分）
- 肺動脈弁血流量（mL/秒）
  ＝心拍出量（mL/分）/駆出期（秒/分）肺動脈弁口面積（cm²）
  ＝肺動脈弁血流量（mL/秒）
  $/44.3 \times \sqrt{（右室収縮期平均圧－肺動脈収縮期平均圧）}$（mmHg）

Grossman, W.：Cardiac catheterization and angiography.
Lea & Febiger, Philadelphia, 1986による

*1　呼気ガス分析と血液ガス分析との結果より計算される
*2　Swan-Ganzカテーテルを用いて計測（右心拍出量のみ）
*3　僧帽弁口面積がポリグラフ上で自動的に計算されない場合には僧帽弁拡張期圧勾配＝左房（肺動脈楔入）平均圧－左室拡張期平均圧として求めるか、または肺動脈楔入圧と左室圧同時記録上での両圧によって囲まれた部分の面積の計測値より求める
*4　通常，大動脈弁収縮期圧勾配＝左室収縮期平均圧－大動脈収縮期平均圧として求める

図 ◆ 僧帽弁閉鎖不全・大動脈弁閉鎖不全の分類（Sellers 分類）

A）僧帽弁閉鎖不全症

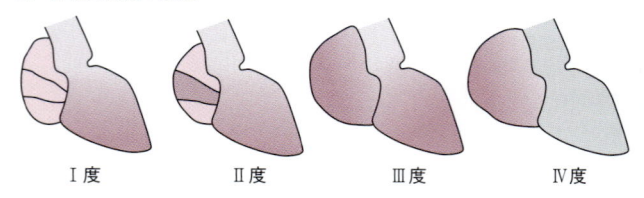

Ⅰ度　　Ⅱ度　　Ⅲ度　　Ⅳ度

B）大動脈閉鎖不全症

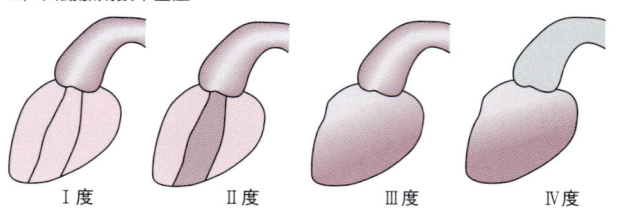

Ⅰ度　　Ⅱ度　　Ⅲ度　　Ⅳ度

4）その他のカテーテル診断法

①心内膜下心筋生検
生検鉗子を用いて右心カテーテルでは右室側中隔，左心カテーテルでは左室後下壁の心内膜下心筋を採取し組織学的に分析します．

②血管内超音波
20〜40MHz の超音波トランスデューサーを搭載した細径カテーテルを冠動脈などの血管に挿入し，血管断面画像をリアルタイムに観察します．

③血管内視鏡
グラスファイバー製のカテーテルを血管内に挿入し，CCD カメラを用いて血管壁表面の性状を観察します．血栓の検出に優れています．

④ドプラーワイヤー
超音波素子の付いた 0.014 インチのワイヤーを冠動脈内に挿入して血流速度，冠血流予備能を測定します．

⑤プレッシャーワイヤー
圧トランスデューサーの付いたワイヤーを冠動脈内に挿入し，狭窄病変の前後の圧較差を測定することでその重症度を評価し，治療の必要性・効果を判定します．

3 検査施行の注意点

患者様に侵襲を与える検査であり，十分なインフォームドコンセントが必要です．検査を行うことによって起こりうる合併症について患者様，患者様家族に説明し必ず同意を取ってください．実際の合併症の発生率は，術者の経験や施設により差がみられます．致死的な合併症は 0.05％〜 0.1％といわれています．また主要合併症といった脳血管障害・心筋梗塞・肺塞栓症は 1〜2％以下といわれています

4 異常所見とその評価

表 2，3 に得られた圧の異常と疾患を示しますので，参考にしてください．

表2 ◆ 右心系圧曲線の異常

圧の異常	疾患
右房圧	右室不全，右房不全，三尖弁閉鎖不全症，三尖弁狭窄症，収縮性心膜炎，右室梗塞，Ebstein奇形，心タンポナーデ，心膜液貯留
a波増高	三尖弁狭窄症，肺動脈狭窄症，肺高血圧，右室梗塞，収縮性心膜炎，房室解離・完全房室ブロックでの三尖弁閉鎖中の心房収縮時，期外収縮後の心房収縮
a波消失	心房細動
v波増高	三尖弁閉鎖不全症，Ebstein奇形
右室収縮期圧上昇	肺動脈弁狭窄症，肺高血圧症，左右シャント疾患，ファロー四徴症，僧帽弁疾患，収縮性心膜炎，心筋症，右室梗塞
右室拡張末期圧上昇	右心不全，収縮性心膜炎，心タンポナーデ，三尖弁閉鎖不全症
肺動脈圧上昇	肺高血圧症，左右シャント疾患，肺血栓塞栓症，僧帽弁疾患，左心不全，収縮性心膜
肺動脈圧低下	肺動脈狭窄症
肺動脈拡張期圧低下	肺動脈弁閉鎖不全症
肺動脈楔入圧異常	左房圧異常（左心系内圧異常を参照）

表3 ◆ 左心系圧曲線の異常

圧の異常	疾患
左房圧上昇	左心不全，僧帽弁狭窄症，急性僧帽弁閉鎖不全症，大動脈弁狭窄症，大動脈弁閉鎖不全症，左房内腫瘍
a波増高	大動脈弁狭窄症，大動脈弁閉鎖不全症
a波消失	心房細動
v波増高	僧帽弁閉鎖不全症
左室収縮期圧上昇	高血圧症，大動脈弁狭窄症，大動脈縮窄症，閉塞性肥大型心筋症
左室拡張末期圧上昇	左心不全，大動脈弁閉鎖不全症，大動脈弁狭窄症，収縮性心膜炎，虚血性心疾患，心筋症
大動脈圧上昇	高血圧症，大動脈弁狭窄症，大動脈縮窄症
大動脈拡張期圧低下	大動脈弁閉鎖不全症

（原　久男）

11. 冠動脈造影検査

Point
- 冠動脈の狭窄病変、先天性奇形の有無、形態を把握し、冠動脈病変の治療方法を決定するために冠動脈造影検査を行います

概略図 ◆ 冠動脈　AHA 分類

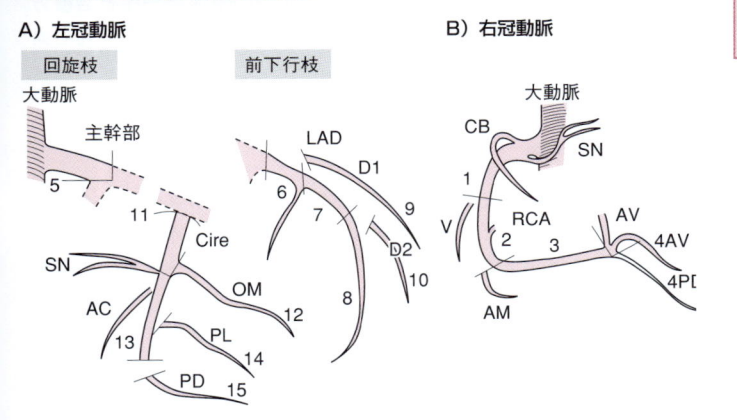

A) 左冠動脈

回旋枝　　　前下行枝
大動脈
主幹部
5
11　Circ　LAD
6　D1
7　9
SN　　OM　D2
AC　　12　8　10
13　PL
14
PD
15

B) 右冠動脈

大動脈
CB　　SN
1
V　RCA　AV
2　3　4AV
AM　　4PD

右冠動脈は segment 1 から 4 まで、左冠動脈は主幹部を segment 5、前下行枝は segment 6 から 10、回旋枝は segment 11 から 15 までに分類されています。

1 適応・目的

　冠動脈造影検査は侵襲の少ない検査法（心エコー図検査や心臓核医学検査など）で虚血性心疾患が強く疑われた場合，ほとんど適応となります．しかしながら侵襲的な検査であり，致命的となる合併症も起こりえます．全身状態がよくない患者，心不全がコントロールできていない患者，感染症がコントロールできていない患者，造影剤アレルギーの既往のある患者，腎不全患者，高齢者などは，冠動脈造影の施行によるメリットを慎重に検討して適応を判断することになります．

　冠動脈造影の目的は，①冠動脈疾患例の重症度把握と治療方針の決定，②冠動脈疾患の確定診断，③先天性心疾患や開心術例，④冠動脈疾患の治療などです．

2 実際の方法

　冠動脈造影検査は大腿部，肘部，手首などの末梢動脈を局所麻酔で穿刺し，カテーテルとよばれる細い管を挿入して動脈内を心臓の根元まで進めます．次いで，このカテーテルの先端を大動脈基部から分岐する冠動脈入口部へ挿入し，数（4〜10）ccの造影剤を注入してそれが冠動脈内を流れる様子を多方向より動画として記録して血管病変の有無を調べます．

1）左冠動脈

　左冠動脈は左 Valsalva 洞より分枝し，近位部は主幹部とよばれ，すぐに前下行枝と回旋枝に分かれます（概略図 A）．主幹部は前下行枝と回旋枝の2つの支配領域に影響を与えるので，臨床的にきわめて重要な部分です．前下行枝は前室間溝（左室と右室の間）を数本の心室中隔（中隔枝）と左室前側面（対角枝）への分枝とを出しながら心尖部まで下行し，約 2/3 の症例では心尖部を越えて後室間溝にまで達します．主に心室中隔の前 2/3 と左室前側壁を養います．回旋枝は左の房室間溝に沿って，左室の後側壁を養う鈍縁枝，後側壁枝を出しながら心臓後方へ回り込みます．

2）右冠動脈

右冠動脈（概略図 B）は右 Valsalva 洞より分枝し，右の房室間溝を右室を養う枝（右室枝）を出しながら心臓の後方に達し，後室間溝を下行する後下行枝と房室枝に分かれます．主に右室と心室中隔の一部，左室の下後壁を養います．しかしながら心臓後方での冠動脈の支配には個人差が大きく，回旋枝が後下行枝を出すこともあります．

3）必要に応じて追加する検査

検査時間は通常 30 分〜1 時間ですが，検査の難易度あるいは一緒に行う諸検査により時間は変動します．必要に応じて追加される検査には次のようなものがあります．

①冠攣縮誘発試験

血管攣縮性の狭心症を診断するため，薬物的に冠攣縮が起こりやすいか調べる検査です．

②動脈造影

大動脈弁の機能や，末梢動脈の状態などを知る必要がある場合に適切な部位で動脈造影を行います．

③心筋生検

心筋自体の変性疾患を診断するため，心内膜組織の一部を生検鉗子で採取します．

④冠動脈生理検査

圧測定用のワイヤーなどを冠動脈内に挿入し，狭窄の生理学的評価を行います．

3 検査施行の注意点

冠動脈造影検査は挿入したカテーテルの先端を冠動脈の入口まで進め，カテーテルの先端から造影剤とよばれる X 線に写る液体を冠動脈のなかに流し，動画として撮影します．冠動脈は枝分かれを繰り返し，立体的に複雑な構造となっています．枝の重なりなどによる病変部の見落としを避けるため，一方向のみではなく，多方向から観察します．通常左冠動脈は 5〜6 方向から，右冠動脈は 3〜4 方向から撮影します．

4 異常所見とその評価

　病変の狭窄度は，アメリカ心臓病協会（AHA）による分類〔0％（0），25％（0～25），50％（25～50），75％（50～75），90％（75～90），99％（90～99），99％ with delay，100％〕で視覚的に評価されます．また，デジタル画像のピクセル濃度から狭窄部位と対照正常血管の血管径・狭窄度（定量的冠動脈造影：QCA）を計測します．治療対象となる狭窄度は，視覚評価で75％以上，QCAで50％以上が有意狭窄とされています．ACC/AHAのtask forceによる病変の形態による手技成功の難易度・再狭窄率の成績がある程度可能となっています（表）．

表 ◆ AHA/ACCの病変分類

A型病変（成功率＜85％，リスク中等度）		
狭窄長＜10mm	壁不整なし	大きい側枝（－）
同心性	石灰化なし，軽度	血栓（－）
容易に到達可能	完全閉塞でない	
屈曲度＜45°	非入口部	
B型病変（成功率＝60～85％，リスク中等度）※		
狭窄長＜10～20mm	壁不整あり	保護を要する大きい側枝（＋）
偏心性	中等度/高度石灰化	血栓（＋）
近位部の中等度蛇行	完全閉塞＜3カ月	
屈曲度（45～90°）	入口部	
C型病変（成功率＜60％，リスク高度）		
狭窄長＞20mm	屈曲度＞90°	保護不可能な大きい側枝（＋）
近位部の高度蛇行	完全閉塞＞3カ月	脆弱変性した静脈グラフト

※ B1：1項目のみ，B2：2項目以上

（原　久男）

第3章 検査・画像診断

12. 心臓電気生理検査

Advanced Learning

Point
① 不整脈診断における唯一の観血的検査法です
② 原因不明の頻拍発作の診断に有用です
③ カテーテルアブレーションに先だって行われます
④ 心室頻拍・細動の誘発試験は突然死の予後判定に有用です

1 適応・目的

心臓電気生理検査（electrophysiologic study：EPS）は，不整脈診断における唯一の観血的検査法です．**徐脈性不整脈あるいは頻脈性不整脈の確定診断や治療法の決定などにおいて有用です．**

＜検査の適応＞
① **徐脈性不整脈：重症度の判定，ペースメーカーの適応決定**
- 洞不全症候群：連続刺激後の洞結節回復時間の測定
- 房室ブロック：障害部位（A-H 間，H-H'間，H-V 間）の評価

② **頻脈性不整脈：頻脈の診断と治療法の適応決定**
- 発作性上室頻拍：リエントリー性か否かの評価，ケント束や房室二重伝導路の評価，カテーテルアブレーションの適応決定など
- 発作性心房粗動：旋回様式の評価，カテーテルアブレーションの適応決定など
- 発作性心房細動：薬物の効果判定など

③ **動悸発作の原因検索（診断）**
④ **めまい・失神発作の原因検索（診断）**
⑤ **心臓突然死の予知**

概略図 ◆ 心内電位記録と正常値

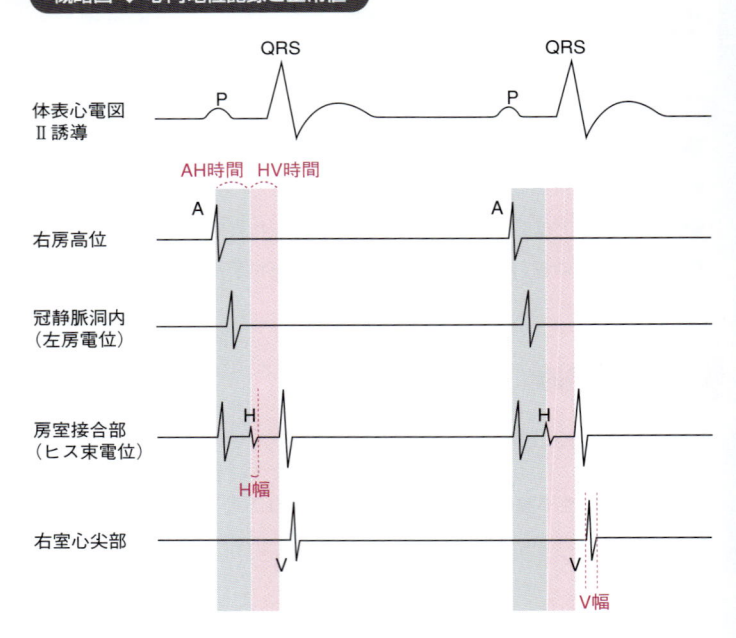

体表心電図 Ⅱ誘導 — P, QRS

AH時間　HV時間

右房高位：A

冠静脈洞内（左房電位）

房室接合部（ヒス束電位）：H、H幅

右室心尖部：V、V幅

項目	正常値
1. 洞調律時の基本計測	
A-H時間	60～125 ミリ秒
H-V時間	35～55 ミリ秒
H幅	10～25 ミリ秒
V幅	20～80 ミリ秒
2. プログラム期外刺激法	
心房有効不応期	＜280 ミリ秒
房室結節有効不応期	210～400 ミリ秒
房室結節機能的不応期	230～500 ミリ秒
心室有効不応期	＜250 ミリ秒
3. プログラム連続刺激法	
洞房伝導時間	45～125 ミリ秒
洞結節回復時間	＜2.0 秒
Wenckebach周期房室伝導	＞120/分
2：1周期房室伝導	＞150/分

> **Memo** 電気生理学的誘発試験
>
> 電気生理学的誘発試験は，植込み型除細動器（ICD）の適応決定において参考にされる検査手法です．心筋梗塞や拡張型心筋症などで低心機能となった患者やBrugada症候群が疑われた患者において施行されることが多いものです．プログラム心室刺激で持続性心室頻拍あるいは心室細動が誘発されれば陽性（ハイリスク）と判定されます．

2 実際の方法

先端に2～10個の電極が付いたカテーテルを右大腿静脈と右鎖骨下静脈から心腔内に計3～4本挿入し，電位記録と刺激（ペーシング）を行います．電極カテーテルの留置部位は，通常，①右房高位，②ヒス束領域，④右室心尖部/流出路，③冠静脈洞内です（図）．徐脈性不整脈の診断と心室頻拍・細動の誘発の場合は，冠静脈洞内の電極カテーテルは必要としません．発作性上室頻拍あるいは心房粗動の場合は，必ず冠静脈洞内に留置します．

図 ◆ 心臓電気生理検査時の電極カテーテルの留置部位

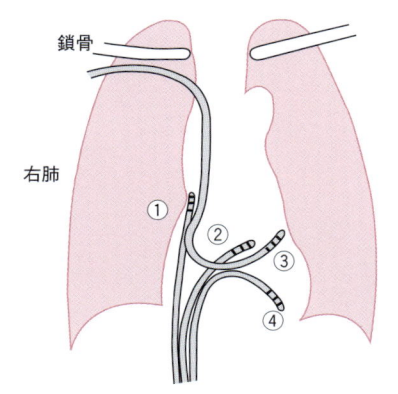

①右房高位
②房室接合部（ヒス束電位）
③冠静脈洞内（左房電位）
④右室心尖部

一般的なプロトコールは，安静時の心内電位を記録した後，まず心房から早期および連続刺激が行われます．次に心室から早期および連続刺激が行われます．頻脈によってはこの逆のこともあります．不整脈が誘発されない場合は，イソプロテレノール点滴静注下あるいは薬理学的除神経（アトロピン＋プロプラノロール静注）後に，再度，同一の刺激が行われます．

3 検査施行における注意点

　よく議論されることですが，**心臓電気生理検査の有用性はプロトコールの違いによって異なります**．例えば，早期刺激においては与える刺激数を2連発までとするか3連発までとするか，また刺激間隔を200ミリ秒までとするか不応期までとするか，さらには薬物を負荷して刺激を行うか，使用するならばその量はどうするかなどです．これらは施設によって異なっており，一定のプロトコールがないことが一つの問題といえます．

　検査に伴う合併症としては，血管刺針時に生じる血管損傷や血気胸，カテーテル操作による心穿孔や心タンポナーデ，安静解除後の静脈血栓に起因する肺塞栓などがあります．このなかで肺塞栓は致命的となることがあるので，検査後の長時間の圧迫止血と安静は過度にならないようにした方がよいでしょう．

4 異常所見とその評価

　異常所見とその評価については，次ページの表を参照して下さい．

表 ◆ 電気生理学的異常所見と病態・疾患との関連性

異常所見	病態・疾患
A-H時間延長	房室結節内伝導遅延
H波分裂	ヒス束内伝導遅延
H-V時間延長	脚・プルキンエ系伝導遅延
V幅延長	心室内局所伝導遅延
心房有効不応期延長	心房筋の障害
房室結節有効不応期延長	房室ブロックをきたしやすい
心室有効不応期延長	心室筋の障害
洞房伝導時間延長	洞房ブロックをきたしやすい
洞結節回復時間延長	洞結節機能低下（洞不全症候群）
上室性不整脈誘発	臨床で発現している可能性が高い
心室頻拍・心室細動誘発	心臓突然死の可能性がある

（池田隆徳）

Note

Note

第4章
基本的手技

1. 気道確保，気管挿管，人工呼吸　　　　　　本多　満 192
2. 心マッサージ，除細動　　　　　　　　　　本多　満 202
3. 動脈穿刺　　　　　　　　　　　　　　　　本多　満 210
4. 中心静脈確保　　　　　　　　　　　　　　本多　満 217
5. スワンガンツカテーテル挿入 Advanced Learning
　　　　　　　　　　　　　　　　　　　　　原　久男 225
6. 一時的心臓ペーシング Advanced Learning　原　久男 228

第4章 基本的手技

1. 気道確保，気管挿管，人工呼吸

Point

1. 気道確保の基本である頭部後屈・あご先挙上法を理解し，実践できるようになろう
2. 患者の呼吸不全の状態により選択する酸素療法の種類を理解し，実践できるようになろう
3. バッグバルブマスクを用いる呼吸管理が実践できるようになろう
4. 気管挿管の適応と手順を理解し，挿管の確認が実践できるようになろう
5. 人工呼吸の種類とその頻度を理解し，実践できるようになろう

　傷病者の緊急状態の際には，人間の生理学的な機能を維持するために気道を確保して酸素を取り入れられるようにします．特に反応のない傷病者では，咽頭筋の弛緩や舌根沈下が起こり上気道を閉塞していることが多くあります．そのため，まず気道を確保する必要があります．

1 頭部後屈・あご先挙上法

　気道確保においてもっとも基本的な方法です．

1）手順

図1 ◆ 頭部後屈あご先挙上法

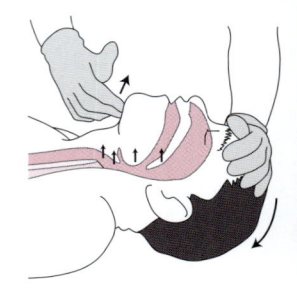

　片手を傷病者の前額部に置き，他方の第2および第3指をあご先の下顎骨に置き，**頭部を後屈させてあご先を挙上させて，気道を確保します．**後屈を容易にするために，前頭部の手は後方に圧をかけるようにして，あご先を前上方に引き上げます（図1）．この操作により舌根部が上方に移動して，

気道が開通します.

> ポイント
> ①あご先挙上の際に,第2および第3指は下顎骨のみにかかるようにして,決して軟部組織を押さえたりしないようにします.軟部組織を押さえると舌根が圧排されて気道を閉塞してしまいます.
> ②頭部を後屈させる際に,後頸部を支えて後屈させてはいけません.
> ③外傷あるいは頸部に問題のある人は頭部後屈・あご先挙上法は禁忌であり,下顎挙上方を行う必要があります.

2 エアウェイ

頭部後屈・あご先挙上法や下顎挙上法などの用手的気道確保のみで気道確保が困難である場合,エアウェイの挿入を行います.

1) 経口エアウェイ

S字型をした器具で,これを留置することにより舌を咽頭後壁と離れた状態に保持できます.このエアウェイは自発呼吸のある,意識のない患者,または咳反射や嘔吐反射のない半覚醒の患者に有用です(図2A).

2) 経鼻エアウェイ

開口障害がある患者で,経口エアウェイが挿入困難な場合に有用であり,意識障害が軽い場合でも経口エアウェイに比して挿入しやすくなっています(図2B).

図2◆ エアウェイの挿入

A) 経口エアウェイ

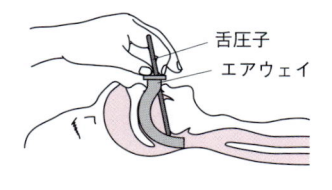

舌圧子
エアウェイ

B) 経鼻エアウェイ

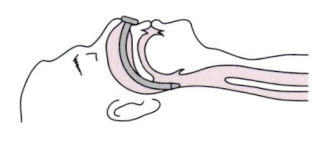

3）酸素投与

低酸素血症では，脳，心臓，腎臓などの重要臓器がダメージを受けるため，血中や組織の酸素欠乏状態の改善，心臓の負担や呼吸仕事量の軽減を目的に酸素療法を行います．特に重症患者や心肺停止患者には酸素投与は１つの薬剤として酸素投与を行います．

> ポイント
> 酸素療法は，患者の呼吸不全の状態により酸素投与方法や酸素流量を，経皮的酸素飽和度（SpO₂）モニターなどを参考に決定していきます．酸素も１つの薬剤と考えます．

4）酸素投与方法

低酸素血症の際に状態に応じた酸素投与を行いますが，そのためには適切な気道確保を確実に行い，酸素を投与する必要があります．

①自発呼吸がある場合の酸素投与

- 経鼻カニューラ
  酸素流量 $1 \sim 6 l$/分で投与します．これにより FiO₂ は計算式 **20＋4X**（酸素流量）で 24 から 44％まで投与できます．流量 $6 l$ 以上では鼻腔の乾燥をきたすので，投与法を変える必要があります．
- フェイスマスク
  酸素流量 $5 \sim 10 l$/分で投与します．これより少ない流量ではマスクに呼気がたまり，有効ではありません．これにより FiO₂ は計算式 **20＋4X**（酸素流量）で 40 から 60％まで投与できます．
- リザーバー付きマスク
  酸素流量 $6 \sim 10 l$/分で投与します．これにより FiO₂ は計算式 **10X**（酸素流量）で 60 から 100％まで投与できます．通常のフェイスマスクでは投与できない高濃度酸素が投与可能です．
- ベンチュリーマスク
  ベンチュリーマスクは吸入酸素濃度を正確に規定すること

が可能であるため,慢性閉塞性肺疾患の治療に使用します.

②自発呼吸がない,または弱い時の酸素投与

酸素濃度を上げても無効なときには,換気運動が不十分であったり,肺の酸素化が悪いことが考えられます.このような場合に,CPAPや人工呼吸でのPEEPを用いた酸素投与が選択されます.

3 用手的人工呼吸(バッグバルブマスク)

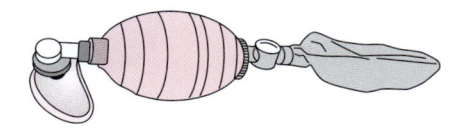

バッグバルブマスクを用いる呼吸管理は重症患者に対して救急の場面で行われる基本的な気道管理の手技であり,今後は,医師のみでなく救急救命士,看護師においても求められる手技です.

1)適応

呼吸状態が悪く,自発呼吸が弱い場合の補助呼吸や,呼吸停止した患者に用手的人工呼吸を行うときに用います.用手的に気道を確保してBVM〔一般名:バッグバルブマスク(図3)〕を用いて換気を行います.正しくバッグバルブマスクを用いた換気を行うと,気管挿管による呼吸管理と同等の効果が得られます.

2)手順

①一人の救助者で行う場合:EC法

患者の頭側に立ち,頭部を後屈させて,**3本の指(中指,薬指,小指)で下顎を挙上し気道を確保して,残りの指でマスクを支持**します.この下顎にかけた中指,薬指,小指の3本の指が「E」の文字に似ており,マスクを圧迫する母指,示指が「C」型になるため「EC」法とよばれています(図4).

図3 ◆ リザーバー付きバッグバルブマスク

②二人の救助者で行う場合

一人が両手で下顎挙上による気道確保を継続的に行いながら3本の指（中指，薬指，小指）で下顎を挙上し，残りの指でマスクを顔面に押し付け密着させる操作を行います（両手EC法）．あるいは母指を除く4本の指で下顎を挙上し，両母指球でマスクを顔面に圧迫する方法（母指球法）があります．もう一人の人がバッグを押すことにより効率のよい換気ができます．

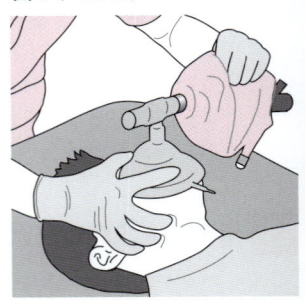

図4 ◆ EC法

ポイント

①高濃度酸素を患者に投与する場合にはリザーバーを付けて，10l/分以上の流量で酸素を流すと，酸素濃度はほぼ100％になるので，心肺停止時には10〜15l/分の流量で酸素を流します．

②バッグを押して送気が過剰になると，食道開口部が開放して食道，胃に空気が流入しやすく，嘔吐を誘発して気道閉塞や誤嚥性肺炎を発生したり横隔膜運動を制限して換気障害をきたします．そこで，意識のない患者に対しては輪状軟骨圧迫法を二人で行います．これはSellick法といわれ（図5），甲状軟骨（いわゆるのどぼとけ）から下方に指をずらし，触れたリング状の隆起（**輪状軟骨**）を母指と示指で後上方に圧迫することにより食道を閉塞させ上記の合併症を防ぐ手技です．

図5 ◆ Sellick法

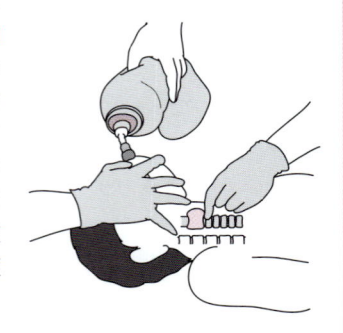

4 気管挿管

1）目的

気管挿管は，①確実な気道確保，②人工呼吸を行う，③気管内吸引，④気管の観察や操作，⑤誤嚥防止，⑥経気管内薬物投与を目的に気管内にチューブを挿入する手技です．

2）適応

上記の目的を果す必要があれば行いますが，確実な気道確保に関しては，

①心肺停止患者で，胸骨圧迫心マッサージをできるだけ中断しないような状況での気管挿管
②意識障害で舌根沈下などが見られる場合
③気道狭窄

などにおいて適応となります．

3）手順

```
準備するもの
□ 挿管チューブ（男性8.5mmID，女性7.5mmIDを中心に前後3本）
□ スタイレット    □ カフ用シリンジ    □ 固定用テープ
□ 喉頭鏡          □ 吸引器
```

挿管チューブのカフは挿管前にシリンジで空気を入れてカフが破れていないかを確認しておきます．

①スニッフィング・ポジション

患者の頭の下に枕やタオルを置き，**スニッフィング・ポジション**（臭いをかぐ姿勢）にして（図6），頭部を後屈させます．ただし頸椎損傷・頸髄損傷の疑いのあるときに行ってはいけません．

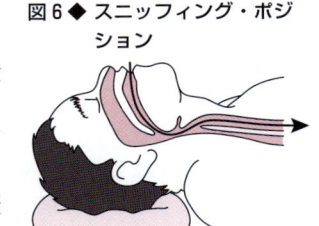

図6 ◆ スニッフィング・ポジション

②**クロスフィンガー法による開口**
手袋をして，患者の下顎をつかみ，軽く前方へ引き出し下方に下げ，右手の母指と示指で**クロスフィンガー法**で開口を保持します（母指で下顎歯，示指で上顎歯を押し広げる，図7）．

図7 ◆ クロスフィンガー法による開口

③**喉頭鏡の持ち方**
左手で喉頭鏡を持つが，小指がハンドルの下のくびれか，それよりやや下方にかかるくらいに持ちます．左脇はしっかり固め，肘を体に引き付けるようにして，手関節はまっすぐに伸ばします（喉頭鏡と手関節が，自分の正面一直線上に見える状態）（図8）．

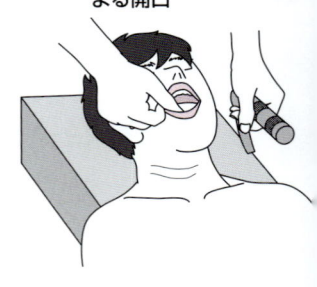

図8 ◆ 喉頭鏡の持ち方

④**喉頭鏡の挿入**
喉頭鏡のブレードを，下顎の右側の臼歯に接する舌表面に沿わせて挿入します（ブレードと臼歯の間に舌が残されていないことを確認します）．

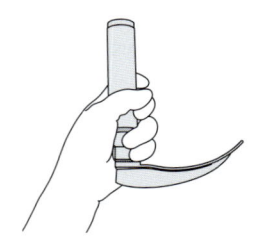

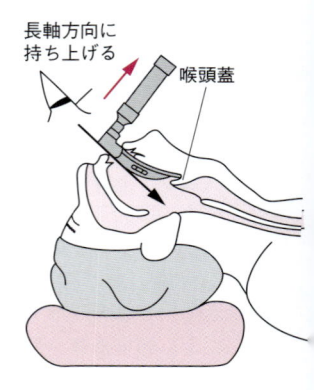

図9 ◆ 喉頭鏡の挿入
長軸方向に持ち上げる
喉頭蓋

⑤**挿入のコツ**
右口角よりやや中央に寄った位置にブレードの先端を挿入し，舌を左側に圧排しながら徐々に奥に進めます．ブレードを進めると，舌根の先に喉頭蓋の背面が見えてきます（図9）．

⑥ **喉頭展開**

喉頭蓋の背面が見えてきたら，さらにブレードの先端を喉頭蓋の根部（喉頭蓋谷）まで進めます．ハンドルを前上方に引き上げると，喉頭蓋が持ち上げられ，声門部が見えてきます（**図 10**）．このとき，上歯列をテコの支点にしてハンドルを手前に倒すような操作をしてはいけません．歯牙損傷の原因となります．声門部の下端しか見えないときには，ブレードの先端を少し進めてみる，下顎を引き上げてみる，介助者に甲状軟骨を下方に圧迫してもらうなどの操作を試みます．

図 10 ◆ 喉頭展開

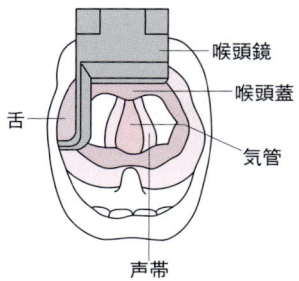

喉頭鏡／喉頭蓋／舌／気管／声帯

⑦ **気管チューブ挿入**

声門部が確認できたら，目を離さないようにして，介助者から右手に気管チューブを渡してもらいます．チューブは，上端に近い部分よりペンを持つように軽く把持します．正中線よりやや右口角寄りから口腔内にチューブを挿入します．チューブが声門部を通過し，2 cm ほど進んだら介助者にスタイレットを抜いてもらいます．カフが声門部を通過してから，さらに 2 cm チューブを進めます．介助者にカフを膨らませてもらいます．

⑧ **気管チューブの固定**

気管チューブの位置の確認，食道挿管でないこと，および挿管チューブの固定に関しては厳重すぎるくらい厳重に確認することが必要です（**チェックシート参照**）．確認後，**口角で男性は 22 ～ 23cm，女性は 20 ～ 22cm で固定**します．

5 人工呼吸

1）感染防御具（フェイスシールド・ポケットマスク）を使用した人工呼吸

①心拍がないとき
救助者は患者の胸壁が挙上するのに十分な換気量（6～7 ml/kg）で1秒かけて換気して，30回の胸骨圧迫後に10秒以内で2回の人工呼吸を行います．

②心拍があるとき
1秒間かけて胸壁が挙上する程度の換気を1分間に10～12回（6～7秒に1回）施行します．

2）バッグバルブマスクによる人工呼吸

①心拍がないとき
救助者は患者の胸壁が挙上するのに十分な換気量（6～7 ml/kg）で1秒かけて換気して，30回の胸骨圧迫後に10秒以内で2回の人工呼吸を行います．

②心拍があるとき
1秒間かけて胸壁が挙上する程度の換気を1分間に10～12回（6～7秒に1回）施行します．

3）気管挿管後の人工呼吸

①心拍がないとき
救助者は患者の胸壁が挙上するのに十分な換気量（6～7 ml/kg）で1秒かけて換気して，30回の胸骨圧迫とは**非同期に1分間に8～10回**（6～8秒に1回）施行します．

②心拍があるとき
1秒間かけて胸壁が挙上する程度の換気を**1分間に10～12回**（6～7秒に1回）施行します．

✅ チェックシート

気管挿管時の確認事項

- [ ] 声門の通過を確認
- [ ] 両側の胸郭の上がりを確認
- [ ] 心窩部での胃内流入音がないことを確認
- [ ] 5点聴診（前胸部，腋窩で左右差の確認，心窩部で胃内流入音がないことを再確認）
- [ ] 呼気によるチューブの曇り
- [ ] 100％酸素投与の確認
- [ ] バッグバルブマスクのリザーバーの膨らみを確認
- [ ] 食道挿管探知器（EDD）の10秒以内の拡張
- [ ] 呼気終末炭酸ガス濃度（$ETCO_2$）など器具を使った確認
- [ ] チューブの固定を確認

(本多　満)

Note

第4章 基本的手技

2. 心マッサージ，除細動

Point

1. 心停止の確認が速やかにできるようになろう
2. 胸骨圧迫の速さ・強さ・位置と，交代のタイミングを理解し，実践できるようになろう
3. 胸骨圧迫と人工呼吸の比率を理解しよう
4. 除細動や AED の適応を理解し，手順と実施に際しての注意点に気を付けよう
5. 虚脱から除細動までの時間が1分遅れるごとに生存退院率が7〜10％下がることに注意し，安全で迅速な除細動を実施しよう
6. カルディオバージョンの適応とその実施ができるようになろう

1 胸骨圧迫心臓マッサージ

　BLS（Basic Life Support）の普及により，誰でも，どこでも，道具を用いることなくできる胸骨圧迫心臓マッサージは，今後も心肺蘇生の中心的手技であり続けることは間違いありません．特にガイドライン2005では，胸骨圧迫の重要性をより強調し，その質が重要であるとしました．**強く（push hard）速く（push fast）胸骨を圧迫し，その後完全に胸壁を復元（recoil completely）させ，胸骨圧迫が途切れる時間を最小限にすることが強調されました．**

1）目的と適応

　心肺停止による主要臓器の虚血を防ぐための一時的な血流確保に有効です．

2）手順

①心停止の確認

　胸骨圧迫心臓マッサージを実施する前には，迅速に心停止を

確認しなければなりません．心停止の判断は，「ガイドライン 2000」では，息，動，頸動脈の触知により「循環のサイン」を見ることにより行っていましたが，「ガイドライン 2005」より頸動脈の触知のみになりました．また一般市民ではこの循環のサインは省略されました．このため，一般市民では意識がなくて，自発呼吸がなければ心臓マッサージを行う必要があります．

②傷病者の体位
硬い面に水平仰臥位とします．

③圧迫の部位と手の位置
圧迫部位は胸骨の下半分です（図1）．胸骨正中・乳頭間線上に片手の手掌基部を置き，他方の手を平行に重ねます．

④圧迫の手技
救助者は，両肩を傷病者の胸骨の上に置いた手の真上に持ってきて，両肘を伸展したまま上半身の体重を利用して胸骨を垂直に圧迫します（図2）．圧迫の強さは，胸壁が4〜5cm沈むように押し下げる程度とします．解除は圧迫と同じ時間をかけ，1分間に100回の速さで行います．剣状突起や上腹部を圧迫しないよう注意します．

図1 ◆ 圧迫部位

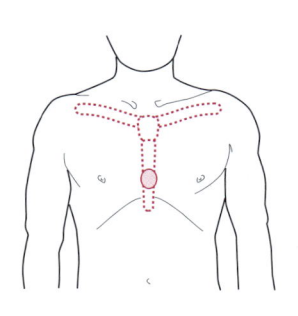

図2 ◆ 圧迫の仕方

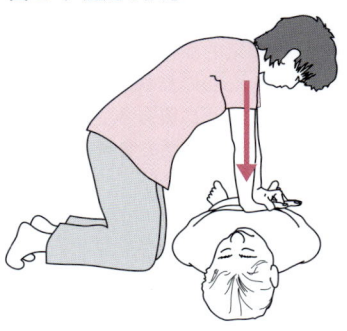

⑤胸骨圧迫心臓マッサージの中断

年齢に関係なく（新生児を除き）傷病者に対して胸骨圧迫と人工呼吸は 30：2 で行います．胸骨圧迫は気管挿管，除細動など特殊な状況を除き**中断は 10 秒以内**とします．また胸骨圧迫担当者の交代に要する時間は 5 秒以内で完了するようにします．

⑥効果的な胸骨圧迫の維持

胸骨圧迫を 2 分おき，あるいは **5 サイクル**（1 サイクル　胸骨圧迫：人工呼吸＝ 30：2）**施行ごとに胸骨圧迫担当者を交代**します．これは術者が疲弊すると胸骨圧迫のリズムや深さが不適切になり，効果的な胸骨圧迫が不可能になり，重要臓器への血流の維持が困難になります．そのためにもはじめに人を集めることが重要です．この胸骨圧迫と人工呼吸は AED が到着するまで，あるいは救急車，院内蘇生チームが到着するまでは継続しなければなりません．

4）胸骨圧迫心マッサージの合併症

多くは粗雑な胸骨圧迫が原因となります．肋骨骨折，胸骨骨折，肺挫傷，血気胸，肝損傷，胃内容逆流による窒息などが報告されています．

2 電気的除細動

1）目的と適応

電気的除細動（electrical defibrillation）とは，心室細動のような心筋の無秩序な興奮に対し，強い電流を心臓に通電し，心筋を一斉に脱分極させ，正常調律に戻す手技です．**適応は心室細動と無脈性心室頻拍**であり，除細動が唯一の治療法です．

2）手順

心停止患者を発見したときの最初の BLS primary survey は**第 6 章−1 を参照**してください．

①モニターの装着

　モニター付き除細動器が到着したら，すぐに電源を入れて，患者の胸部にモニターを装着し，誘導選択のスイッチで第Ⅱ誘導を選択します．モニター上，心室細動と無脈性心室頻拍を確認したら，**単相性の除細動器を 360 J，二相性であればメーカー推奨値あるいは不明ならば 200 J のエネルギーレベル**にします．パドルにジェルを塗り，傍胸骨右縁と心尖部にパドルを押しあてる（25 ポンド≒11kg で）か，傍胸骨右縁と心尖部に通電用パッドを貼ります（図 3）．

②**除細動器を充電する**

　蘇生チームのメンバーに，除細動器をチャージするので離れるように指示を出し，心尖部に置いたパドルあるいは除細動器の制御パネルの"チャージ"ボタンを押します．

③**通電する**

　除細動器が充電されたら，表に示した確認事項をチェックします．モニターを見ながら，2 つのパドルの放電ボタンを同時に押します．

④**直ちに胸骨圧迫心マッサージを行う**

　除細動実施後は，チェックパルス，リズムチェックすることなく，**直ちに胸骨圧迫心マッサージから心肺蘇生を再開**します．

図 3 ◆ 電気的除細動のパドル（パッド）の位置

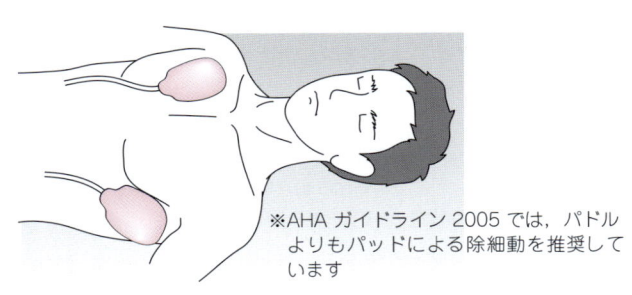

※AHA ガイドライン 2005 では，パドルよりもパッドによる除細動を推奨しています

表 ◆ 電気的除細動における確認事項

確認事項
❶自分が患者，ストレッチャーおよび備品に接触していない
❷換気担当者が接触していない
❸高濃度酸素が患者から離れている
❹蘇生チームの皆が接触していない

⑤ **ACLS へ移行**

ACLS secondary survey に入り，2 分後にリズムチェックを行い，必要であれば除細動を行います．以後は**第 6 章-1** を参照してください．

3 カルディオバージョン（cardioversion）

1）目的と適応

脈の触知する心室頻拍や心房細動，心房粗動，上室性頻拍などの頻脈性不整脈に対して，心電図の QRS に同期させて通電を行うことにより，頻拍発作を停止する手技です．特に，血行動態が不安定な状態（呼吸困難，冷汗，低血圧，胸痛，意識障害，ショック症状などの頻拍による重篤な症状を呈している状態）であれば即座にカルディオバージョンの準備を行います．

2）手順

①準備

はじめにモニター付き除細動器を装着，静脈路を確保，酸素投与を行います．**患者の身体所見やバイタルサインを把握して，不安定な状態であれば緊急でカルディオバージョンの準備を行います．**急変の可能性も考えて救急カート，気道管理セットの準備も必須です．

②インフォームド・コンセント

患者にカルディオバージョンの必要性を説明し同意を得てから，患者の状態とモニターを観察しながら，セデーション（鎮静剤を投与し鎮静する）を行います．

③同期ボタンを押す

除細動器の同期ボタンを押して，同期のマーカーがモニターに示されることを確認します．

④通電する

パドルにジェルを塗り，傍胸骨右縁と心尖部にパドルを押しあてます．単相性であれば100〜200J，二相性では100〜120Jに充電し，表に記した確認事項をチェックし，通電します．心房粗動や上室性頻拍では単相性であれば50〜100J，二相性では50Jでカルディオバージョンを開始してもよいです．通電の際には，ボタンを押してから通電するまでにタイムラグがあるので，通電ボタンを押したままにして胸壁からすぐにパドルを離さないことが必要です．

⑤バイタルサインの確認

通電のあとは，パドルを戻して，脈のチェック，バイタルサイン，モニターのチェックを行います．頻拍が持続するときには，単相性であれば，適宜200J，300J，360Jとエネルギーを増加しながらカルディオバージョンを繰り返します．

⑥注意事項

カルディオバージョンに成功したら，不整脈の再発に注意をしてセデーションが覚めるのを待ちます．また，カルディオバージョンによりVF/pulseless VT（心室細動/脈なし心室頻拍）を誘発することがあるので，その際には直ちに同期をはずして除細動を行わなければなりません．

4 AED（自動体外式除細動器）

1）AEDとは

AED（automated external defibrillator）とは，患者の心電図を解析して，除細動の適応があればあらかじめ定められた通電エネルギーまで充電して，操作者に通電ボタンを押すように音声メッセージが流れる機能を備えた除細動器です（図4）．

2）手順

① AED を使用する前にしっかりとした胸骨圧迫心臓マッサージを行い，② AED による除細動は1回で，AED による除細動後，パルスチェックを行うことなく，**直ちに胸骨圧迫心臓マッサージを開始**する，③胸骨圧迫心臓マッサージと人工呼吸を 30：2 で行い，VF/pulseless VT が停止するまで2分ごとに1発の除細動を繰り返す，④ VF/pulseless VT が停止した場合，ショックの適応なしと除細動からの音声メッセージが流れたらパルスチェックを行うことなく，直ちに胸骨圧迫心臓マッサージを開始する．蘇生チームが到着するか患者が動きはじめるまで AED のパッドをはがさず上記を繰り返します．詳細な手順は 第6章 - 1 **2** BLS（一次救命）を参照して下さい．

図4 ◆ AED
(→巻頭カラー 写真6参照)

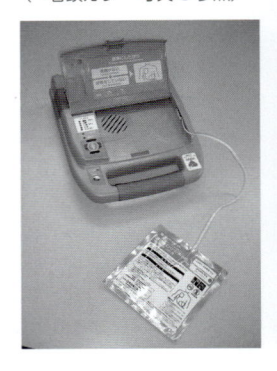

3）注意

現在配備されている AED は，ほとんどがガイドライン 2000 に対応しており，1分ごとに3連発の除細動を行い，除細動後には循環のサインを評価する機器です．今後，しばらくの間はこのガイドライン 2000 対応機種と，除細動1回後の2分間にリズムチェックを行うガイドライン 2005 対応機種が混在する期間が存在するので，混乱を生じないように注意する必要があります．

✓ チェックシート

心マッサージの手順

- [ ] 心停止を頸動脈触知で確認します
- [ ] 胸骨圧迫心臓マッサージは1分間に 100 回のペースで，胸骨が4〜5 cm 沈むくらいの強さで，胸壁が元の位置に戻ってから圧迫します

- [ ] 胸骨圧迫の中断の時間は最小限にします
- [ ] 胸骨圧迫と人工呼吸は 30：2 で，5 セットあるいは 2 分後に救助者は胸骨圧迫を交代します

除細動（モニター付きマニュアル除細動器）の適応と手順

- [ ] 意識がない
- [ ] 呼吸がない
- [ ] 頸動脈が触知できない
- [ ] モニター上，心室細動あるいは心室頻拍
- [ ] 単相性は 360J，二相性はメーカー推奨値，不明なときには 200J
- [ ] 安全確認をしてから（表），ショックを行う
- [ ] ショック後，チェックパルスせずに，すぐに胸骨圧迫を再開する

AED の適応と手順

- [ ] 意識がない
- [ ] 呼吸がない
- [ ] 頸動脈を触知できない
- [ ] 乳児ではないか？ 胸壁がぬれていないか？ ペースメーカー，除細動が埋め込まれていないか？ 貼付薬が貼られていないか？ 胸毛が濃いか？ を確認して，それぞれに対応する
- [ ] AED がショックの適応と判断した場合のみショックを行う
- [ ] 安全確認をしてから（表），ショックを行う
- [ ] ショック後，チェックパルスせずに，すぐに胸骨圧迫を再開する

（本多　満）

第4章 基本的手技

3. 動脈穿刺

Point

❶動脈穿刺から得られる情報を理解しよう
❷動脈穿刺部位とそれぞれの注意点に気を付けよう
❸動脈穿刺から得た動脈血に対する注意点に気を付けよう

動脈穿刺は血液ガス分析や血液培養検査を行うために欠かせない手技であり,動脈圧モニターを行う際の動脈カニュレーションにおいても必要な手技です.

1 目的・適応

採血した動脈血より,全自動血液ガス分析装置で,pH,PaO_2,$PaCO_2$,HCO_3^-,base excess,動脈血酸素飽和度(SaO_2)などを測定できます.機種によっては電解質,血算なども分析できます.これらの情報により代謝性疾患,呼吸不全,循環不全患者の管理のみならず,意識障害患者の原因検索,重症感染症の呼吸・循環の病態解析に有用です.

2 穿刺部位・禁忌

大腿動脈,橈骨動脈,足背動脈,上腕動脈で穿刺を行いますが,高度の動脈硬化,動脈の狭窄,人工血管使用,仮性動脈瘤などを認める場合には,その動脈を避けて他の部位で行います.出血傾向,抗凝固療法のある患者からの採血の際には長めの止血を行い止血の確認に注意します.

1) 大腿動脈

上前腸骨棘と恥骨結合を結ぶ鼠径靭帯の中点よりやや内側で2横指末梢側の拍動が触れる部位で穿刺を行います.血圧低下時でも触れやすく,動脈が太いため,**重症患者で選択されるこ**

図1 ◆ 大腿動脈の穿刺

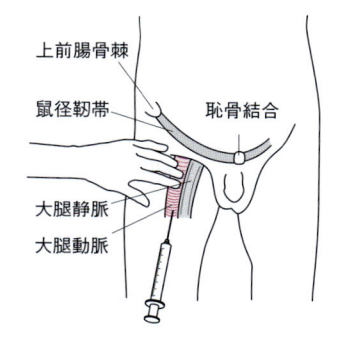

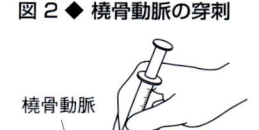

上前腸骨棘
鼠径靱帯
恥骨結合
大腿静脈
大腿動脈

図2 ◆ 橈骨動脈の穿刺

橈骨動脈

とが多くなります（図1）．

2）橈骨動脈

　手関節部の手首皮膚線から1～2cm中枢側で穿刺を行います．手の血流が橈骨動脈と尺骨動脈から十分に供給されていることを確認するために**アレンテスト**（Allen's test）を実施します．穿刺の際は手関節の下に枕を入れて軽く背屈させると穿刺しやすくなります（図2）．動脈カニュレーションによる動脈圧モニターでは橈骨動脈が通常選択されます．

> **Memo アレンテスト**
> 橈骨での採血・カニュレーションが安全であるかを評価する検査です．患者に手を強く握ってもらった状態で，橈骨動脈と尺骨動脈を圧迫して血流を遮断したあと手を開いてもらいます．尺骨動脈の圧迫を解除して手掌の色が蒼白から正常に戻れば，アレン・テスト陰性です．もし15秒以上手掌の色が戻らなければ尺骨動脈の血行が不十分のため，橈骨での採血・カニュレーションは避けます．

3）上腕動脈

　肘関節を伸展位にして関節中央部の尺骨側の拍動触知部位で穿刺します．肘部は神経が併走しており，**穿刺による神経損傷**を生じたり，上腕動脈は側副血行が乏しく，閉塞した場合に

Volkmann拘縮をきたす可能性があるので注意が必要です．

4）足背動脈
動脈が触知しやすいように足関節を尖足位にしてテープで固定して穿刺します．

3 穿刺手技

> **準備するもの**
> □ 手袋（感染予防のため）
> □ エタノール綿（ポピドンヨードでも可）
> □ シリンジ

①消毒
感染予防のため手袋をします．エタノール綿，あるいはポピドンヨードで穿刺部位を消毒します．また動脈を固定する術者の手袋（指部分）も消毒します．

②穿刺

図3 ◆ 拍動の触知

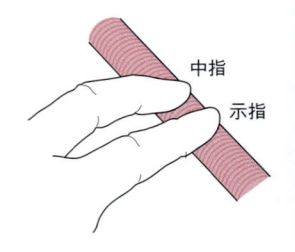

利き手で親指，人差し指，中指の**ペンホルダーでシリンジを保持して**，他方の手の中指と人差し指の先端で動脈の拍動を軽く触知して（図3），この**指の間の動脈が走行していると思われる部位を中枢に対して60°くらいの角度**で刺入します．

③採血
皮膚を貫通して，さらにゆっくりと穿刺していくと動脈壁に達して拍動を感じます，さらにこれを貫通すると拍動性の血液の逆流を認めます．このとき動脈圧で自然に内筒が押し上げられるため，約1.0mL採血できるまでシリンジをしっかり固定します．穿刺針は血液で詰まることが多いので，穿刺のたびに確認しながら施行します．

④圧迫止血

採血後に，エタノール綿で穿刺部位を圧迫しながら針を抜きます．**穿刺部を約5分圧迫**します．血液が凝固異常などで止血しにくい場合には約15分程度圧迫します．圧迫止血後に血腫ができることがあるので，圧迫スポンジ付のテープで固定するかガーゼの塊で圧迫しておきます．

⑤シリンジ内の空気を抜く

測定用動脈採血キットを使用する場合には，シリンジ内の空気は採血時に自然に排出されますが，それ以外のシリンジでは，採血後にシリンジを垂直に立てて指ではじきながら内筒を押し出して気泡を抜かなければいけません．

4 動脈カニュレーションと動脈圧モニター

通常は末梢の橈骨動脈を穿刺してカニュレーションすることが多くなります．

準備するもの

- ☐ 圧トランスジューサー
- ☐ 加圧バッグ
- ☐ モニターケーブル
- ☐ 圧モニタリングキット
  （フラッシュデバイスが付属しているもの）
- ☐ ヘパリン加生理食塩水バッグ
  （生理食塩水500mlに2,500単位のヘパリン）
- ☐ 静脈留置針
- ☐ 消毒
- ☐ 内筒付きカニューレ

---

①セットアップ

まず，モニターと圧モニタリングキットをインターフェイスケーブルでつなぎます．次にヘパリン加生理食塩水を加圧バッグに装着して，圧モニタリングキットに接続します．加圧バッグを300mmHgまで加圧して圧モニタリングキットの回路内をヘパリン加生理食塩水で空気や気泡が残らないように満たします．

図4 ◆ カニュレーション

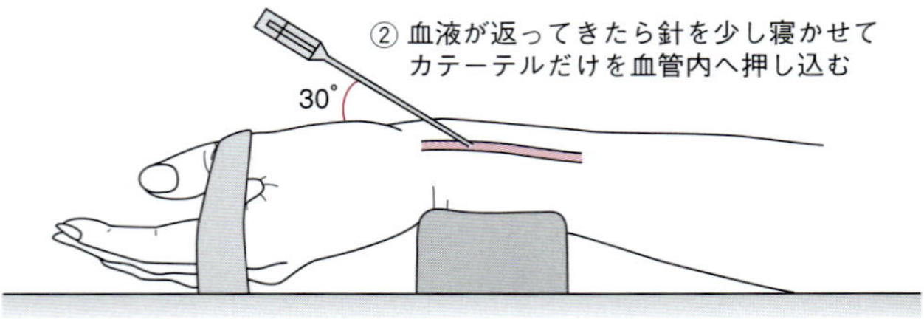

① 皮膚面と約30°の角度で，手関節部より約3cm心臓側へ刺入する

② 血液が返ってきたら針を少し寝かせてカテーテルだけを血管内へ押し込む

②穿刺

上記のように手関節部を伸展させ固定し，**3 穿刺手技 ②導入**と同様に穿刺部位を消毒し，指の先端で動脈の拍動を軽く触知して，この指の間の動脈が走行していると思われる部位へ約30°の角度で内筒付きカニューレで穿刺します（図4）．穿刺部位に局所麻酔をしておけば疼痛を軽減できますが，局所麻酔薬の量が多すぎると穿刺時に拍動を触知しにくくなるので注意が必要です．

③血管内留置

動脈壁を貫通すると拍動性の血液の逆流を認めますが，この時点ではまだ内筒のみが血管内で外筒のカニューレは血管外です．これから**約2mm針先を進めます**（図4）．次に穿刺針をやや寝かせてゆっくりカニュレーションしていきます．内筒を除去して，カニューレから拍動性の出血を認めれば血管内に留置できています．

④カニュレーション

このカニューレにヘパリン加生理食塩水を満たした圧モニタリングキットに接続して，圧キットの途中の側管より空気を抜いて，回路内の血液をフラッシュしてヘパリン加生理食塩水で満たします．ゼロ点を調整して動脈圧モニタリングを施行します．

5 注意とポイント

1) 空気の混入

大気中の空気を混入した際には PaO_2 は 150mmHg であり，**気泡をすぐに取り除かないと** PaO_2 は上昇してしまいます．

2) 分析まで時間を要する場合

採血後に分析まで時間を要する場合には赤血球の代謝で乳酸が生じて pH や重炭酸イオンに影響を与えます．また血球そのものも酸素を消費して PaO_2 を低下させるため，**氷中内に検体を保存**して血球の代謝を防ぎましょう．

3) 一般のシリンジを使用する際

測定用の動脈採血キット以外のシリンジを用いて採血を行う際にはヘパリンを使用する必要があります．このときヘパリンを多量に使用するとヘパリン液のナトリウムやカルシウムにより pH，HCO_3^-，base excess が低下し，また PaO_2 や $PaCO_2$ 値にも影響を与えるので注意が必要です．

✓ チェックシート

穿刺部位別の注意点

大腿動脈穿刺

☐ 上前腸骨棘と恥骨結合を結ぶ鼠径靭帯より中枢側を穿刺しない．腹腔穿刺になる恐れがある

橈骨動脈穿刺

☐ 手の血流が橈骨動脈と尺骨動脈から十分に供給されていることを確認するためにアレンテスト（Allen's test）を実施する

☐ 穿刺の際は手関節の下に枕を入れて軽く背屈させると穿刺しやすい

- [ ] 動脈カニュレーションによる動脈圧モニターでは橈骨動脈が通常選択される

上腕動脈穿刺
- [ ] 肘部は神経が併走しており，穿刺による神経損傷を生じる可能性がある
- [ ] 上腕動脈は側副血行が乏しく，閉塞した場合にVolkmann拘縮をきたす可能性があるので注意が必要である

(本多　満)

Note

4. 中心静脈確保

Point

❶ 中心静脈穿刺の適応を理解しよう
❷ 中心静脈路穿刺部位の種類を理解して安全な穿刺法を実践できるようになろう
❸ 中心静脈路確保に使用するデバイスの種類とその特徴を理解しよう
❹ 中心静脈路穿部位別の注意点に気を付けよう

1 中心静脈穿刺

中心静脈穿刺は中心静脈路確保のために行われる手技です．中心静脈は，右心房の圧を反映する上下大静脈を意味しており，中心静脈路確保には内頸静脈穿刺，鎖骨下静脈穿刺，鎖骨上静脈穿刺，大腿静脈穿刺があります．

1) 適応

①末梢静脈路確保困難，②**中心静脈圧測定**，③**高カロリー輸液，高浸透圧薬剤，循環作動薬の持続投与**，④血液浄化施行によるブラッドアクセス，⑤経静脈的心臓ペーシング

2) 禁忌

中心静脈路確保の適応であれば，絶対的な禁忌はありませんが，合併症とそれによる重篤化を考慮して，その必要性，穿刺部位などを慎重に検討する必要があります．

①出血傾向，②重症呼吸不全の合併，③穿刺部位近傍の感染や外傷・処置創の有無，④菌血症・敗血症などの全身性の感染の有無に注意しましょう．

> **Memo どの穿刺を選択するか？**
>
> 中心静脈穿刺は基本的手技ですが，時に患者が死亡する

重大な合併症を起こすので注意が必要です．穿刺部位での合併症の発生率は，大腿静脈が高く，特に感染，血栓症のリスクが高く，日本医療機能評価機能の指針でも，大腿静脈は原則的に避けると明記されています．鎖骨下は穿刺時の重篤な合併症の危険性が高いが，留置中の管理がしやすいため，**緊急の場合には内頸静脈を選択し，患者の状態が安定しているときには留置中の合併症が少なく患者も楽な鎖骨下を選択する**のが現在のスタンダードであると考えられています．

2 内頸静脈穿刺・カニュレーション

中心静脈カテーテル挿入，スワンガンツカテーテル挿入に必要な手技です．

1）準備

準備として，意識の清明な場合は，この処置の必要性と処置内容を説明して，協力を求めます．また，処置にあたり**高度無菌バリアプリコーション**によりカテーテル感染の発生頻度を低下させることが証明されています．

準備するもの

【服装】※いずれも清潔なものを用意すること
- □ マスク
- □ 滅菌ガウン
- □ 手袋
- □ 帽子

【器具・薬剤】
- □ 覆布の穴（ガイドワイヤー操作の際は 一辺が90cm以上のもの）
- □ 注射器（10mL）
- □ 23G注射針
- □ ヘパリン加生食
- □ 縫合キット
- □ カテーテル（図4参照）
- □ エラスター針（あるいは金属針）
- □ 局所麻酔薬（1％キシロカイン®）

2）手順
①**体位**

心不全がなければ 10 ～ 20°の**トレンデレンブルグ体位**（頭

側低位，図1）として，穿刺と反対側に顔を向け，頸部の術野を確保します．術者は患者の頭側に位置します．

図1 ◆ トレンデレンブルグ体位

② 穿刺部位

内頸静脈は上大静脈まで直線的に走行していること，肺尖部の位置が右の方が低いこと，胸管が左に存在することから右側からの穿刺が望ましいです．**穿刺部位は胸鎖乳突筋の鎖骨枝，胸骨枝，鎖骨で形成される三角形の頭側の頂点から**，同側の乳頭に向かって背側に約30～45°の角度で刺入します（図2）．

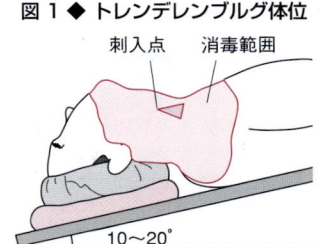

図2 ◆ 内頸静脈穿刺

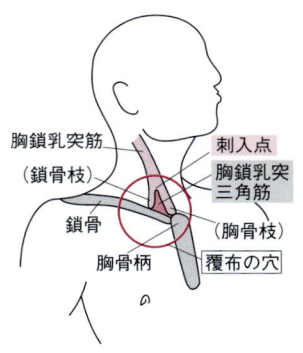

③ 試験穿刺

穿刺部に局所麻酔を行い，23Gの針を用いて総頸動脈に注意して試験穿刺を行います．通常，皮膚から2～4 cmで静脈に達しますが，穿刺できなければ5 mm程度内側あるいは外側に穿刺位置を変更します．深く穿刺すると腕神経叢を損傷する可能性があるので注意します．

④ 本穿刺

試験穿刺での刺入点，方向，深さを意識しつつ，エラスター針に注射器をつけ，吸引をかけながら穿刺します．この際エラスターの穿刺針では，**最初に逆流を認めた場合でも外筒は静脈内に挿入されておらず，さらに2～3 mm進める必要が**あります（図3）．

⑤ カテーテル挿入

カニュレーションは，外筒留置方式とセルジンガー法（図4）

図3 ◆ 本穿刺

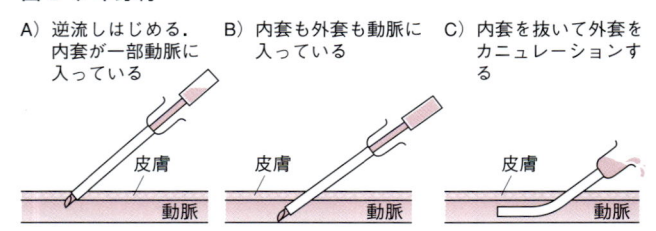

A) 逆流しはじめる．内套が一部動脈に入っている

B) 内套も外套も動脈に入っている

C) 内套を抜いて外套をカニュレーションする

図4 ◆ セルジンガー法によるカテーテル挿入

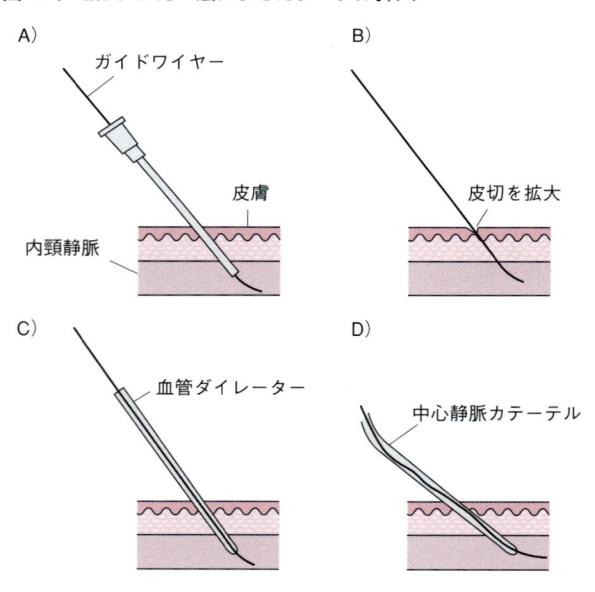

A) ガイドワイヤー／皮膚／内頸静脈

B) 皮切を拡大

C) 血管ダイレーター

D) 中心静脈カテーテル

があります．外筒留置方式は，外筒を血管内に進めることができれば抵抗なくカテーテルは挿入されます．セルジンガー法では，エラスター針に注射器をつけて吸引をしながら穿刺し，逆流が確認できればこのなかにガイドワイヤーを10cm以上挿入してからエラスター針を抜き（図4A），皮膚を2mm程度切開して（図4B），ダイレーターをガイドワイヤーに挿入し（図4C），ダイレーターで皮膚を広げてダイレータ

ーを抜去して，ガイドワイヤーを介してカテーテルを挿入します（図4D）．その後ガイドワイヤーを抜き，カテーテルから血液が自由にひけることを確認して，カテーテル内にヘパリン加生食を満たします．

⑥固定

カテーテルを挿入する長さは，**右13cm，左15cm**を基本として皮膚と縫合固定し，消毒後，被覆します．**胸部X線検査**を必ず行い，カテーテルの位置，合併症の有無を確認します．

> **Memo デバイスの選択と穿刺法による成功率**
>
> 外筒留置方式（外套より直接カテーテルを挿入するタイプ）とセルジンガー法（ガイドワイヤーをいったん血管内に挿入して，それを介してカテーテルを挿入するタイプ）がありますが，**カテーテル留置の成功率，合併症の発生率からセルジンガー法を推奨**する報告が多いです．また最近，安全でより確実な方法としてエコーで見ながら穿刺する方法が注目され，今後は**エコー下穿刺**が主流になってくる可能性があります．また穿刺は3回以上で合併症の発生が1回のときの6倍になるという報告もあり，3回試みてダメなら手を代えてみることも大事です．

3 鎖骨下静脈穿刺・カニュレーション

固定がしやすく，患者の違和感が少ないことから長期留置に適しています．準備するものは **2 内頸静脈穿刺**と同じです．

①体位

心不全がなければ 10〜20°の**トレンデレンブルグ体位**（図1）として，穿刺と反対側に顔を向け，肩関節は内転させ，肩をいからせるように頭側に挙上させ，鎖骨と第1肋骨との間隙を広くします．肩枕は入れません．術者は患者の右側に位置します．

② 穿刺部位

穿刺の方法には，経鎖骨上と経鎖骨下の2つのアプローチがありますが，鎖骨上アプローチは気胸を合併しやすいので推奨できません．経鎖骨上は胸鎖乳突筋の鎖骨付着部外縁で鎖骨より1cm上方を刺入点とします．**経鎖骨下は鎖骨中点のやや外側で，鎖骨より約1〜2cm尾側を刺入点とします**（図5）．

図5 ◆ 鎖骨下静脈穿刺

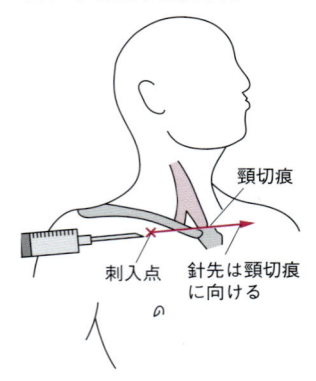

③ 試験穿刺

穿刺部に局所麻酔を行い，経鎖骨上では23Gの普通針を用いて刺入点より，矢状面より50°で，対側の乳頭方向へ針を進めます．成人では通常2〜3cmで静脈に達します．経鎖骨下は23Gのカテラン針を用いて刺入点より胸骨頸切痕に向けて針を刺入して，まず鎖骨に当てます．鎖骨に当ててから針先を少し引き戻し，左手指で針先と鎖骨の間を押さえて針が鎖骨の下をくぐれるようにして陰圧をかけながら進めます．成人では約5cmで静脈に達します．

④ **本穿刺，カテーテル挿入**

本穿刺，カテーテル挿入は **2 内頸静脈穿刺**と同じです．

⑤ 固定

カテーテルを挿入する長さは，経鎖骨上アプローチでは刺入点より11〜13cm，**経鎖骨下アプローチでは13〜15cm**を基本として，皮膚と縫合固定し，イソジン消毒後，被覆します．**胸部X線検査**を必ず行い，カテーテルの位置，合併症の有無を確認します．

4 大腿静脈穿刺・カニュレーション

　穿刺側の下肢を伸展，軽度外転・外旋位にします．右利きの術者の場合，右から穿刺すると，左手で大腿動脈の拍動を触れながら，右手で穿刺できるので施行しやすくなります．穿刺部位は鼠径靱帯より 1～3 cm 遠位側で，大腿動脈の 1～2 cm 内側を約 45°の角度で大腿動脈の拍動を触知しながら穿刺します．しかし，**この部位は感染の危険や血栓の頻度が高いことから長期間の留置には向きません．**左総腸骨静脈は右総腸骨動脈の圧迫を受けやすく，左総腸骨静脈に狭窄・血栓化をきたしている場合があるので，大腿静脈の右側からの方がカテーテルを挿入しやすくなります（図6）．

図6 ◆ 大腿静脈穿刺

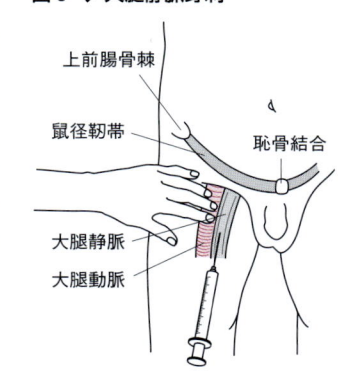

（上前腸骨棘／鼠径靱帯／恥骨結合／大腿静脈／大腿動脈）

✔チェックシート

内頸静脈穿刺・鎖骨下静脈穿刺の注意点

- ☐ 頭側低位のトレンデレンブルグ体位（10～20°）にする
- ☐ 高度無菌バリアプリコーションを行う
- ☐ 穿刺部位を中心に広く消毒する
- ☐ 通常，穿刺部位は右側を選択

内頸静脈穿刺

- [ ] 頭を左に（40°以内に）回転させる
- [ ] 穿刺部位は胸鎖乳突筋の鎖骨枝，胸骨枝，鎖骨で形成される三角形の頭側の頂点から同側の乳頭に向かって背側に約30〜45°の角度で刺入
- [ ] 皮膚から2〜4 cmで静脈に達する．深く穿刺すると腕神経叢を損傷する

鎖骨下静脈穿刺

- [ ] 肩関節は内転させ，肩をいからせるように頭側に挙上させる
- [ ] 経鎖骨下は鎖骨中点のやや外側で，鎖骨より約1〜2 cm尾側を刺入点とする
- [ ] 成人では約5 cmで静脈に達する
- [ ] 陰圧をかけた注射器にガス引けたら，気胸を疑い中止して胸部X線検査を行う

大腿静脈穿刺

- [ ] 高度無菌バリアプリコーションを行う
- [ ] 消毒を，穿刺部位を中心に広く行う
- [ ] 陰毛は穿刺，ドレーピング部位にあるものをシェーバーで剃る．カミソリは皮膚を傷つけ感染の可能性が高くなる
- [ ] 通常，穿刺部位は右利きの術者では右側を選択
- [ ] 穿刺側の下肢を伸展，軽度外転・外旋位にする
- [ ] 穿刺部位は鼠径靭帯より1〜3 cm遠位側で，大腿動脈の1〜2 cm内側
- [ ] 鼠径靭帯を超えて中枢側で穿刺しないこと
- [ ] 感染，血栓の危険性が高いので，短期間で抜去する

（本多　満）

第4章 基本的手技

5. スワンガンツカテーテル挿入

Advanced Learning

Point

心内圧・血流量・血管抵抗・弁口面積から各種心血管疾患を鑑別し，治療指針とします

概略図 ◆ スワンガンツカテーテルの挿入法

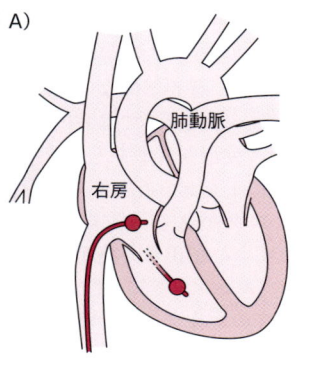

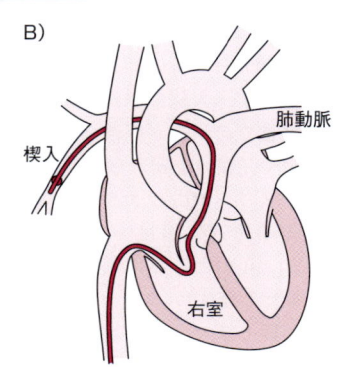

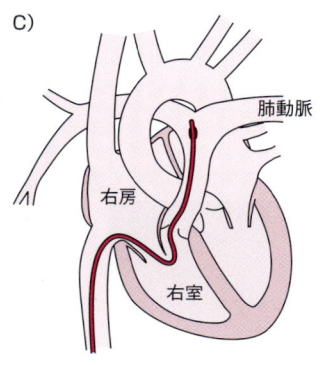

A)

B)

C)

下大静脈・上大静脈内でバルーンを拡張し血流にのせ右房（A）→右室（A）→肺動脈（B）→肺動脈末梢に楔入（B）させる．
心拍出を測定する場合には，メインの肺動脈部までカテーテルを引き抜き熱希釈法にて測定を行う（C）

1 適応・目的

スワンガンツカテーテル（図）は，血行動態評価のためのカテーテルであり，短時間で病状が変化する循環器系疾患の診断・病態把握・治療方針の決定・治療効果の判定などに有用です．主な適応は①ショック，②心不全，③低心拍出量症候群，④右室梗塞，⑤心室中隔穿孔，⑥僧帽弁閉鎖不全・乳頭筋断裂，⑦血管拡張薬やカテコラミンの使用時，⑧肺血栓塞栓症・肺高血圧症・重症肺炎などです．

2 実際の方法

カテーテルの挿入は鎖骨下静脈，内頸静脈，大腿静脈より行います．大腿静脈からのアプローチでは，透視下でないと肺動脈までの到達が困難なことがあります．非透視下では右内頸静脈や左鎖骨上窩からのアプローチがよく使用されます．

スワンガンツカテーテルには先端に圧を測る孔とバルーン，先端付近に温度を感知するサーミスタがあり，先端から約30 cm のところに側孔が空いています（心拍出量を熱希釈法で測定します）．カテーテルの先端部のバルーンを空気（1〜2 cc）で膨らませると，まるで帆を張った舟のように血液の流れに乗って心臓の右房（概略図 A），右心室そして肺動脈にまで達します．実際には圧波形を確認しながら先進させていきます．右心房での圧波形を確認したのちカテーテルを時計方向に回転させながら右室に進め右室波形を確認します．さらにカテーテルを

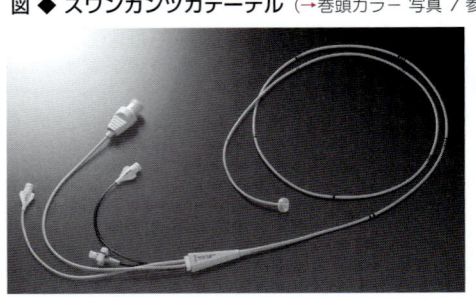

図 ◆ スワンガンツカテーテル（→巻頭カラー 写真7参照）

時計方向に回転させ肺動脈楔入圧が記録されるところまで進めます（概略図 B）．カテーテルの操作はあせらずゆっくり行うことが大切です．最後にバルーンの空気を抜き肺動脈圧が出ることを確認します．カテーテルを 2〜3 cm 引き抜き再度バルーンを膨らませ肺動脈楔入圧がでる最も浅い位置で固定します（概略図 C）．

これで測定できるものは，**右心房圧，右心室圧，肺動脈圧，肺動脈楔入圧，心拍出量，酸素飽和度の測定と短絡率**（サンプリングといい各部位で血液を採取し酸素飽和度を測定します）などです．また，Forrester 分類から病態と治療効果を判定します（第 6 章-3 参照）．

3 手技施行における注意点

緊急の冠動脈形成術などで大腿部から挿入した場合は，感染源となりやすいことや血栓の付着が起きやすいので長期留置は避けるなどの注意が必要です．

4 施行困難例への対処

操作に関しては，カテーテルが右心室から肺動脈への進行が困難な場合があります．この場合，非透視下であればバルーンの空気を 2 cc とし，より血流にのりやすくします．三尖弁閉鎖不全や肺高血圧などでは難渋することが多く，時間がかかる場合には透視下に切り替えて行うことも必要です．また透視下でも困難な場合には，0.025 インチのワイヤーをカテーテルに入れ操作することで，先進させることができます．

（原　久男）

Note

第4章 基本的手技

6. 一時的心臓ペーシング

Advanced Learning

Point

❶ 一時的心臓ペーシングは，ペーシングにより症状の改善が期待できる症候性徐脈の治療法です

❷ 緊急時には，心室連続ペーシングが基本となります

概略図 ◆ 右内頸静脈からの心臓ペーシング挿入

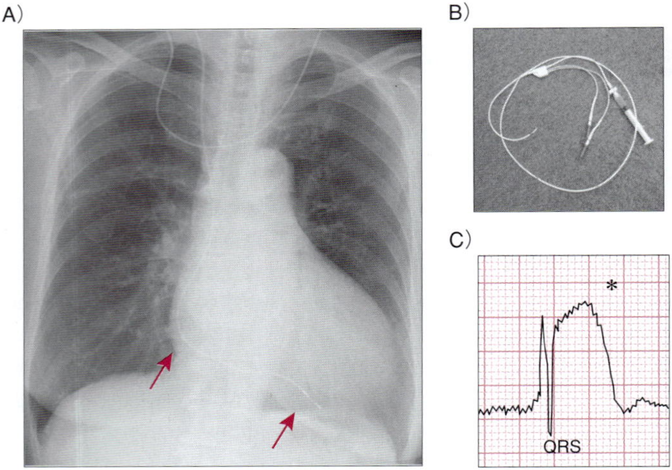

A)

B)

C)

A) →：右内頸静脈より留置．右室心尖部にリードが留置されており適度なたわみが確認できる
B) 大腿静脈用先端バルーン付きペーシングカテーテル．経上大静脈用では先端が直となる
C) 心内膜に電極先端が十分に接着すると図のごとく ST が上昇する

1 適応・目的

　一時ペーシングの適応は，原則として脳虚血症状または血行動態の悪化を伴う徐脈が持続し，薬物療法（硫酸アトロピン・イソプロテレノール）に反応しない場合です．意識状態・血行動態・徐脈の程度などから緊急性を判断し，ペーシング法（経静脈・体表面・食道）を選択します．ここでは，経静脈心室ペーシングについて解説します．なお，薬剤抵抗性の頻脈性不整脈の停止目的や QT 延長状態の心室性頻拍予防にも用います．

2 実際の方法

　非透視下で行う場合には，右内頸静脈（他に鎖骨下静脈・大腿静脈があります）がよく用いられます（概略図 A）．この際の穿刺は，中心静脈穿刺と同じです．このときに用いるカテーテルは先端バルーン付きフローティングカテーテルを使用します（上大静脈用と下大静脈用ではカテーテルのカーブが異なります．間違えないようにしましょう，概略図 B）．

1）カテーテルの進め方

　手元に直流通電装置を用意しておきます．シースに電極カテーテルを挿入し，約 15 cm 進めたところで先端のバルーンを膨らませます．心電計の四肢誘導電極は，あらかじめ四肢に装着し，胸部誘導電極（V_1）をカテーテルに接続します．このペーシングカテーテル先端電極の単極誘導をモニタリングしながらカテーテルを進めます．右房内では大きな P 波が記録されます．三尖弁輪を通過したら（P 波が減高し，QRS 波が増大）バルーンを虚脱させます．ST 部分の著明な上昇（損傷電流）が得られれば心内膜に十分接触し，至適部位にあると判断します（概略図 C）．体格が中等度であれば上大静脈からのアプローチでカテーテルの挿入長は 50 cm 以内ですみます．X 線透視下であれば，カテーテル先端を右室心尖部に進め適切な場所を選びます．

2）設定

　ペースメーカーにペーシングカテーテルを接続します．通常遠位（distal）を陰極，近位（proximal）を陽極とします．まず感知の閾値を測定します．心拍数・出力を最小に設定し，感度の数値を最大から徐々に小さくします．感知すれば感知ランプ

表 ◆ 合併症と頻度

1. 心室頻拍・心室細動の誘発（＜20％以下）
2. 心室穿孔（2〜20％），心タンポナーデ（1％）
3. 静脈血栓症，肺塞栓症
4. 静脈炎（3〜5％），菌血症（50％），敗血症
5. 動脈損傷，血胸，空気塞栓，気胸（1〜2％），出血（4％）
6. 右脚ブロック（1％）
7. 横隔膜・横隔膜ペーシング（10％）

が点灯します．このポイントが感知閾値です．心室における感知閾値は 5 mV 以上が望ましく，感度設定は感知閾値の 1/4 〜 1/2 とします．次にペーシング閾値を設定します．自己心拍を 10 〜 20 bpm 上回る値にペーシング心拍数を設定します．出力を最小値から徐々に上げます．心室が補足されるとペーシングスパイクに続いて幅広の QRS 波が認められます．この時点での出力がペーシング閾値です．ペーシング閾値は 1 mV あるいは 1 mA 以下が望ましく，出力設定はペーシング閾値の 3 〜 5 倍にします．

ペースメーカー留置後は必ず胸部 X 線により位置確認を行います．

3 手技施行の注意点

一時的ペースメーカーの手技上の合併症には，穿刺に伴うものとペースメーカー挿入によって起こるものがあります．この中で注意すべきは心室頻拍・心室細動の誘発，心室穿孔による心タンポナーデ，敗血症があります．主な合併症と頻度を表に示します．

4 施行困難例への対処

高齢者で血管蛇行が強い場合や，心拡大が強くペーシングリードが至適部位に到達しにくい場合があります．緊急時など時間的猶予が許されない場合もありますが，可能な限り透視下でカテーテルを操作するようにします．

（原　久男）

第5章
薬の使い方

1	強心薬，ＡＮＰ製剤，ジギタリス製剤	並木　温	232
2	利尿薬	並木　温	240
3	β遮断薬	並木　温	245
4	カルシウム拮抗薬	並木　温	250
5	アンジオテンシン変換酵素阻害薬，アンジオテンシン受容体拮抗薬	並木　温	255
6	抗血小板薬，抗凝固薬，血栓溶解薬	並木　温	260
7	硝酸薬，冠拡張薬	並木　温	266
8	抗不整脈薬	池田隆徳	271
9	末梢血管拡張薬　Advanced Learning	並木　温	277
10	HMG-CoA還元酵素阻害薬（スタチン）　Advanced Learning	並木　温	281

第5章 薬の使い方

1. 強心薬，ANP製剤，ジギタリス製剤

Point

① 状況に応じて適切な強心薬を選択できるようになりましょう
② カテコラミンは種類により，また用量により作用が異なります
③ 強心薬の副作用を十分に理解して，出現を事前に予防できるように，また出現したときはすぐに対処できるように準備しておきましょう

一覧表 ◆ 強心薬

一般名	主な商品名	用法・用量	注意点
カテコラミン			
ドパミン	イノバン	点滴静注 1〜20μg/kg/分	大量投与にて頻脈・不整脈 投与中止ですぐに効果消失
ドブタミン	ドブトレックス	点滴静注 1〜20μg/kg/分	
ノルエピネフリン	ノルアドリナリン	点滴静注 1mg/250 mlとして 0.5〜1.0 ml/分で投与	
エピネフリン	ボスミン	静注 0.25 mg（心肺蘇生時）	
PDE Ⅲ阻害薬			
アムリノン	カルトニック	静注＋点滴静注 1 mg/kg＋5〜15μg/kg/分	血圧低下・頻脈・不整脈
ミルリノン	ミルリーラ	静注＋点滴静注 50μg/kg＋0.25〜0.75μg/kg/分	
オルプリノン	コアテック	静注＋点滴静注 10μg/kg＋0.1〜0.4μg/kg/分	
カルシウム感受性増強薬			
ピモベンダン	アカルディ	内服 5 mg/日	頻脈・不整脈

一覧表 ◆ ANP製剤・ジギタリス製剤

一般名	主な商品名	用法・用量	注意点
ANP製剤			
カルペリチド	ハンプ	点滴静注 0.01〜0.2 μg/kg/分	血圧低下・徐脈
ジギタリス製剤			
ジゴキシン	ジゴシン	内服 0.125〜0.25 mg/日	不整脈

強心薬とは心機能を改善する薬物であり，急性心不全など心筋収縮力を増強させる必要がある際に用いられてきました．強心薬の種類によりいろいろな作用があり，末梢血管を収縮して血圧を維持する作用ももつ薬物，血管を拡張して心臓の負荷を軽減して心拍出量を増加させる薬物，利尿作用も同時に有する薬物，さらには心筋収縮力を低下させることなく心拍数を下げる薬物を，病態に応じて使い分けることが重要です．

1 作用機序

1）カテコラミンの作用機序

薬物として使用されるカテコラミンには，ドパミン（内因性カテコラミン），ドブタミン（合成カテコラミン），ノルエピネフリン（内因性），エピネフリン（内因性）などがあります．**半減期が1～2分と短く，投与中止にてすみやかに効果が消失する**ので注意が必要です．

① ドパミン
- 低用量（1～5γ）
  ドパミン受容体に作用して腎血流を増大→利尿作用
- 中等量（5～10γ）
  $β_1$受容体刺激作用による心収縮力増大→強心作用
- 高用量（10γ以上）
  $α$受容体刺激作用による末梢血管収縮→血圧上昇作用

② ドブタミン
- $β_1$受容体刺激作用による心収縮力増大→強心作用
- $β_2$受容体刺激作用による血管拡張（軽度）→肺動脈圧低下作用
- ドパミンと比較して，昇圧と心拍数増加作用が軽度．

※利尿作用と強心作用を期待して，低用量（1～5γ）のドパミンと中等量（5～10γ）のドブタミンの併用がしばしば行われています．

③ ノルエピネフリン
- $α$受容体刺激作用による血管収縮（強力）→血圧上昇作用

④ エピネフリン
- $α$受容体刺激作用による血管収縮（強力）→血圧上昇作用

・エピネフリンと異なり,ノルエピネフリンには β_2 受容体刺激作用がなく,血圧上昇作用がより強力です.

2) ホスホジエステラーゼⅢ (PDEⅢ) 阻害薬の作用機序

cAMP の分解酵素であるホスホジエステラーゼⅢを阻害することにより心筋細胞内の cAMP 濃度が上昇し,細胞内 Ca^{2+} 濃度が高値となり心筋収縮力が増大します.同時に血管平滑筋の PDEⅢも阻害することにより,血管拡張作用を示します.**β_1 受容体を介さないで強心作用を発揮するために,カテコラミンの長期投与により反応性の低下をきたした例や β 遮断薬を投与していた例にも有効です.**

3) カルシウム感受性増強薬の作用機序

心筋細胞の収縮調節タンパク質(トロポニン C)の Ca^{2+} 感受性を増強することにより,細胞内 Ca^{2+} 濃度を上昇させることなく心筋収縮力を増大させます.

4) 心房性ナトリウム利尿ペプチド (ANP) 製剤の作用機序

ナトリウム利尿作用,血管(動静脈)拡張作用,交感神経系およびレニン-アンジオテンシン系抑制作用などにより,**心保護的に作用します.**

5) ジギタリスの作用機序

心筋細胞膜における Na^+-K^+ ATPase を抑制することにより,心筋細胞中の Ca^{2+} 濃度が上昇して強心作用を発現することが以前より知られていました.しかし,この強心作用はカテコラミンやホスホジエステラーゼ阻害薬と比較すると非常に軽微であり,現在では臨床的に心筋収縮増強作用を期待してジギタリスが使用されることはほとんどありません.最近では中枢性に副交感神経系の緊張を亢進させたり圧受容体の感受性を変化させることにより臨床的効果を発現している可能性が考えられています.

2 適応となる病態・病型

1）急性心不全（および慢性心不全急性増悪）

多くは左室収縮不全による心不全の急性期に必要とされます．なおカルシウム感受性増強薬は，カテコラミンからの離脱困難例やβ遮断薬導入困難例への併用における有用性が報告されています．

2）頻脈性心房細動

頻脈性心房細動においては，徐拍化が心拍出量を増加させて血行動態を安定させることとなります．β遮断薬は強力な徐拍化作用を有しますが，時として心収縮能を低下させて心不全を悪化させるために，心筋収縮力を低下させないジギタリスが第一選択として使用されます．なお洞調律の心不全例に対してジギタリスは総死亡率を改善しませんでしたが，心不全増悪による入院の頻度を有意に低下させたことが臨床試験にて示されています．

3 投与の実際

1）カテコラミンの投与

血圧，脈拍や尿量，場合によっては血行動態をモニターしながら少量より開始します．不整脈の発現に十分に注意し，ドパミン受容体，β₁およびβ₂受容体，α受容体のいずれを刺激するのが最も適切であるかを考えたうえで薬剤を選択し，少量投与かつ早期での離脱を図ります．**漫然とした投与は感受性の低下や心筋障害をきたします．**カテコラミン単独で十分な効果が得られない場合は，他剤の追加や補助循環も検討します．

2）PDEⅢ阻害薬の投与

PDEⅢ阻害薬の使用を考慮すべき状態は，①低心拍出量が予想される急性心不全，②カテコラミンへの反応が不十分な例，③β遮断薬服用中の患者，です．カテコラミンと比較して血管拡張作用が強力であり，心拍出量の改善も著明です．一定量を緩徐に静注してからの点滴投与が勧められていますが，最初から点滴静注しても十分な効果が期待できます．

3）カルシウム感受性増強薬の投与

特に高齢者においては副作用出現に留意しながら増量する必要があり，低用量（1.25 もしくは 2.5 mg/日）からの投与開始が望ましいです．

4）ANP 製剤の投与

血圧などにもよりますが，0.01 ～ 0.02 γ から開始して，血圧や脈拍をみながら少しずつ増量します．

5）ジギタリスの投与

心筋収縮増強作用を期待して使用されることがなくなり，通常は維持量（ジゴキシン 0.125 ～ 0.25 mg/日）を経口投与します．腎機能低下例，高齢者，刺激伝導系障害例では 0.125 mg/日から投与します．

4 副作用

1）カテコラミンの副作用

末梢血管から投与して血管外に漏出すると血管収縮作用により局所の皮膚壊死が生じることがあるので，中心静脈から投与することが原則です．心不全時にときとして心室頻拍などの致命的な不整脈を誘発することがあり，低カリウム血症に留意する必要があります．心筋酸素消費量を増大させるので，カテコラミン投与にて心筋虚血が心電図にて顕在化することがあります．炭酸水素ナトリウム（メイロン®）のようなアルカリ性薬剤と混合すると力価が低下するので，両者を同一ルートから投与することは避けてください．また β1 受容体刺激を介しての強心作用が強力なドブタミンは，閉塞性肥大型心筋症においては左室流出路閉塞が悪化する可能性があり，使用禁忌です．

2）PDEⅢ阻害薬の副作用

血管拡張作用が強力であり，低血圧例や脱水症例では急激な血圧低下に留意する必要があります．ドブタミン同様，閉塞性肥大型心筋症においては左室流出路閉塞が悪化する可能性があり，使用禁忌です．

3）カルシウム感受性増強薬の副作用

ピモベンダンにはPDEⅢ阻害作用もあり，血圧低下や頻脈傾向になることがあります．長期投与での安全性は十分に確認されておらず，漫然とした投与は避けた方がよいでしょう．

4）ANP製剤の副作用

血圧や容量負荷の高くない症例で，過度の血圧低下や徐脈が認められます． 通常の血管拡張薬による血圧低下ですと代償的に頻脈となりますが，交感神経抑制作用を有するために反応性の心拍数増加が認められず，慌てることがあります．血圧低下と徐脈は突然生じ，特に徐脈の改善には時間がかかることが多いのですが，その多くは投与開始1～2時間以内に生じますので，投与開始あるいは増量後しばらくは注意が必要です．0.01γからの開始が安心です．cGMPの増加を介して作用しますので，クエン酸シルデナフィル（バイアグラ®）や塩酸バルデナフィル（レビトラ®）を服用している患者では過度の血圧低下や血圧低下の遷延をきたす危険性があります．

5）ジギタリスの副作用

①消化器症状（食欲不振，悪心，嘔吐，下痢），②神経症状（黄視，目がチラチラする，抑うつ，傾眠，頭痛），③心臓症状（不整脈：心室性期外収縮，房室接合部性頻拍，房室接合部調律，房室解離など）があります．なお心電図におけるジギタリス投与中の盆状ST低下は，過量投与を反映しているものではありません．特に不整脈はジギタリスの感受性を亢進させる低カリウム血症（K 3.5 mEq/l 以下）にて発現しやすいので，ループ系利尿薬などを投与している場合は注意が必要です．

ジギタリスの血中濃度を測定すべき状態は，①腎機能が変化したとき，②血中濃度に影響を及ぼす薬剤を投与するとき，③臨床的にジギタリス中毒を疑うとき，です．**注意すべきことは，臨床症状や心電図所見がより重要であり，血中濃度を絶対的な指標として用量を決めると落とし穴にはまってしまう危険性があるということです．** 低カリウム血症があると血中濃度が低くても中毒を生じることがあります．多くの薬剤がジギタリスの血中濃度に影響を及ぼしますが，血中濃度を上昇させる代表的

なものはキニジン，プロパフェノン，ベラパミール，アミオダロンなどの抗不整脈薬，インドメタシンなどの消炎鎮痛薬，エリスロマイシン，テトラサイクリンなどの抗生物質，メルカゾールなどの抗甲状腺薬などです．

> **Memo ジギタリス血中濃度測定**
>
> ジゴキシンの血中濃度が安定するのは，投与開始後約1週間経過してからです．また内服前か内服後6〜8時間以上経過して薬物分布が平衡状態となってから血中濃度を測定します．

> **Memo γ（ガンマ）って何？**
>
> γとは，μg/kg（体重）/分 のことです．
>
> 【問題】ドパミン 300 mg を生食 100 ml（総量）に溶解した場合，体重 50 kg の患者に 1γ を投与したいときに自動注入ポンプの設定をどうしますか？
>
> 【答え】体重 50 kg なので
> 1γ =50μg/分 =3,000μg/時間 = 3 mg/時間
> 投与するドパミン濃度は 300 mg/100 ml であり，3 mg のドパミンを投与するためには 1 ml の投与が必要．つまり 1γ 投与するためには 1 ml/時間を注入すればよいのです．

Note

✓ チェックシート

投与時に注意すべき点（経静脈的強心薬投与時）

- [ ] 心電図モニターをしているか？
- [ ] 脈拍や血圧を定期的に測定できる体制となっているか？
- [ ] 除細動器などが近くに用意されているか？
- [ ] 低カリウム血症はないか？
- [ ] 閉塞性肥大型心筋症ではないか？

カテコラミン投与時

- [ ] 炭酸水素ナトリウム（メイロン®）などのアルカリ性薬剤と同じルートで投与されていないか？

PDE Ⅲ 阻害薬および ANP 製剤投与時

- [ ] 収縮期血圧は 90 mmHg 以上あるか？
- [ ] 血管内の容量負荷は十分か（右室梗塞はないか）？

ANP 製剤投与時

- [ ] クエン酸シルデナフィル（バイアグラ®）や塩酸バルデナフィル（レビトラ®）は服用していないか？

（並木　温）

Note

第5章 薬の使い方

2. 利尿薬

Point

1. 利尿薬にはサイアザイド系利尿薬，ループ利尿薬，カリウム保持性利尿薬があります．状況に応じて適切な種類を選択できるようになりましょう
2. 利尿薬の副作用を十分に理解して，出現を事前に予防できるように，また出現したときはすぐに対処できるようにしましょう
3. 安易に漫然と使用しないように留意しましょう

一覧表 ◆ 主な利尿薬

一般名	主な商品名	用法	用量（mg/日）	注意点
サイアザイド系利尿薬				
トリクロルメチアジド	フルイトラン	内服	2〜8	低Na・低K・低Mg血症 高Ca血症 高尿酸血症 糖・脂質代謝異常
ヒドロクロロチアジド	ダイクロトライド	内服	25〜100	
サイアザイド系類似利尿薬				
インダパミド	ナトリックス	内服	2	
メフルシド	バイカロン	内服	25〜50	
ループ利尿薬				
フロセミド	ラシックス	静注 内服	20〜1,000 40〜80	低Na・低K・低Mg血症 高尿酸血症 糖・脂質代謝異常
ブメタニド	ルネトロン	静注 内服	0.5〜1 1〜2	
アゾセミド	ダイアート	内服	60	
トラセミド	ルプラック	内服	4〜8	
カリウム保持性利尿薬				
カンレノ酸カリウム	ソルダクトン	静注	100〜600	高K血症 女性化乳房
スピロノラクトン	アルダクトンA	内服	50〜100	

利尿薬は心不全，高血圧などの治療において古くから用いられてきました．現在臨床において広く使用されているのは，①サイアザイド系利尿薬，②ループ利尿薬，③カリウム保持性利尿薬，の3種類です（一覧表）．

1 作用機序

1）サイアザイド系利尿薬の作用機序

腎の遠位尿細管に作用して，Na^+とCl^-の再吸収を抑制することにより利尿作用を発揮します．そのために集合管へのNa^+負荷が増加し，Na^+再吸収，K^+，Mg^{2+}，およびH^+分泌が増大し，尿中へのK^+，Mg^{2+}，およびH^+排泄が促進されます．また循環血漿量や腎血流量の減少により，近位尿細管周囲毛細血管内の静水圧低下を介して近位尿細管でのCa^{2+}再吸収を増大させ，Ca^{2+}保持的に作用します．

2）ループ利尿薬の作用機序

血中でアルブミンと結合した上で近位尿細管から分泌され，主としてヘンレ係蹄上行脚の太い部分においてNa^+-K^+-Cl^-共輸送体を管腔側から抑制し，Na^+，Cl^-，K^+の再吸収を抑制するため強力な利尿効果を発現します．同時にMg^{2+}，Ca^{2+}の再吸収も抑制し，サイアザイド系利尿薬と同様に，尿中へのK^+，Mg^{2+}，およびH^+排泄が促進されます．しかしCa^{2+}保持作用は認められません．

3）カリウム保持性利尿薬の作用機序

代表的なものは，集合管のアルドステロン受容体に競合的に結合してその作用に拮抗するスピロノラクトンで，Na^+の再吸収とK^+の排泄を抑制します．

2 適応となる病態・病型

適応となる病態は
①うっ血性心不全
②高血圧

③ネフローゼ症候群，腎不全などの腎疾患
④腹水を伴う肝硬変
などです．

3 投与の実際

利尿薬の投与に当たり留意すべき点は，

> ①塩分制限や水分制限などの基本的治療をおろそかにしない
> ②作用が確実で，単独投与で十分に効果が期待できるものを第一選択とする
> ③安易に長期に投与せず，常に減量や中止のタイミングを模索する
> ④効果のない場合には他の異なる作用機序の薬剤の追加や変更を検討する
> ⑤定期的に電解質や腎機能のチェックを行い，副作用の出現に注意する

です．**乏尿や浮腫があるというだけで安易に使用せず，その病態を十分に把握することが重要です**．利尿薬の使用により病態を悪化させることもあります．

1）サイアザイド系利尿薬の投与

利尿作用は弱く主として降圧薬として使用され，安価なこともあり多くのガイドラインにおいて高血圧の第一選択薬と位置付けられています．わが国における高血圧治療ガイドライン2004においても，脳血管疾患後，心不全，高齢者において積極的な適応とされています．少量から投与して漸増しますが，副作用，特に長期的な代謝性変化を避けるために単独での多量投与は避け，他剤を併用します．特にアンジオテンシン変換酵素阻害薬やアンジオテンシンⅡ受容体拮抗薬などに追加することによる降圧効果増強は臨床的に有用であり，**利尿薬を含まない2剤の併用で降圧が不十分の場合には，3剤目にサイアザイド系利尿薬を用いることを原則としています**．

2）ループ利尿薬の投与

降圧作用は弱く主として利尿薬として使用されていますが，血清クレアチニンが 1.5 mg/dl 以上の腎不全を呈する高血圧症例にはサイアザイド系でなくループ利尿薬を使用します．

3）カリウム保持性利尿薬の投与

アルドステロン受容体拮抗薬（抗アルドステロン薬）は，原発性アルドステロン症や腹水を伴う肝硬変などで二次性アルドステロン症が関与している場合には著効を示します．またアルドステロンの心不全における病態生理学的研究が進むとともに，慢性心不全治療薬としての位置付けも確立してきました．さらにサイアザイド系やループ利尿薬との併用により，水・ナトリウム利尿効果の増強とカリウム・マグネシウム欠乏の防止効果が得られます．

4 副作用

1）サイアザイド系利尿薬

①低ナトリウム・低カリウム・低マグネシウム血症，②高カルシウム血症，③高尿酸血症，④糖・脂質代謝異常，が代表的なものですが，他にサイアザイド系固有のものとして日光過敏性皮膚炎や骨髄抑制がまれに認められます．**低カリウム・低マグネシウム血症による催不整脈作用とこれに関連する突然死発生には注意が必要**で，カリウム保持性利尿薬の使用もしくは抗アルドステロン作用も有するループ利尿薬（トラセミド：ルプラック®）の使用は，カリウム・マグネシウム欠乏予防上有用です．

2）ループ利尿薬

主な副作用はサイアザイド系利尿薬と同様ですが，高カルシウム血症をきたすことはありません．急速に大量静注することにより可逆的な難聴をきたすことがあります．

3）カリウム保持性利尿薬

腎障害を有する例では高カリウム血症をきたすことがあり，特にアンジオテンシン変換酵素阻害薬やアンジオテンシンⅡ受容体拮抗薬を併用している場合は十分な注意が必要です．男性

では女性化乳房やインポテンス，女性では乳房痛や月経異常を認めることがあります．

✓ チェックシート

投与時に注意すべき点

- [ ] 乏尿や浮腫に対して利尿薬を投与する前に，なぜそうなっているかの病態を考えているか？
- [ ] 塩分制限や水分制限などの基本的治療を行っているか？
- [ ] サイアザイド系利尿薬，ループ利尿薬，カリウム保持性利尿薬のどれをまず選択すべきか？
- [ ] 効果のない場合には他の異なる作用機序の薬剤の追加や変更を検討したか？
- [ ] 安易に長期に投与せず，常に減量や中止のタイミングを考慮しているか？
- [ ] 長期に投与する場合は，可能な限り少量としているか？
- [ ] 定期的に Na・K・Mg・Ca・尿酸・耐糖能・脂質をチェックする体制となっているか？
- [ ] 副作用と考えられる症状の発現に常に注意を払っているか？

(並木　温)

Note

3. β遮断薬

Point

1. β遮断薬は高血圧，慢性心不全，虚血性心疾患，頻脈性不整脈などに対する有用性が認められています
2. 代表的なβ遮断薬を状況に応じて使用できるようになりましょう
3. 症例に応じて生じうる可能性のあるβ遮断薬の副作用を予測できるようになりましょう

一覧表 ◆ 主なβ遮断薬

一般名	主な商品名	用法	用量(mg/日)	注意点
非選択性				
プロプラノロール	インデラル	内服	30〜120	徐脈，房室ブロック 心不全，気管支喘息 慢性閉塞性肺疾患 閉塞性動脈硬化症 冠攣縮性狭心症 リバウンド現象 低血糖症状のマスク 耐糖能異常，脂質代謝異常 褐色細胞腫
ピンドロール	カルビスケン	内服	3〜30	
β₁選択性				
アテノロール	テノーミン	内服	25〜100	
ビソプロロール	メインテート	内服	0.625〜5	
メトプロロール	セロケン	内服	5〜240	
アセブトロール	アセタノール	内服	200〜600	
αβ選択性				
カルベジロール	アーチスト	内服	2.5〜20	

β遮断薬は虚血性心疾患治療薬として，心事故予防作用が古くから証明された薬剤です．その**薬理作用と副作用は多彩であり使用にあたっては十分な知識と注意が必要ですが，使用を躊躇するあまりβ遮断薬の有用性を提供できない事態は避けたい**ものです．

1 作用機序

全身の組織に分布しているβ受容体には，主にβ₁受容体とβ₂受容体が存在します．β₁受容体は主に心筋に分布し，刺激により心拍数と心筋収縮力が増大します．β₂受容体は気管支平滑筋や血管平滑筋に分布しており，刺激により気管支拡張や血管拡張が生じます．β遮断薬はこれらの受容体に競合的に拮抗することにより，徐脈，心拍出量低下や気管支，血管トーヌスの充進をもたらすこととなります．

β遮断薬は主に，①β₁選択性，②内因性交感神経刺激作用（intrinsic sympathetic activity：ISA），③血管拡張作用，の有無によって分類されており，特にβ₁選択性が日常臨床でのβ遮断薬選択における重要なポイントとなっています（**一覧表**）．β₁選択性β遮断薬は非選択性β遮断薬と比較して気管支収縮，末梢血管収縮や脂質および糖代謝障害などの心外作用が生じにくいことが特徴です．一方，β₂受容体遮断作用を有するβ遮断薬のメリットとしては，振戦などへの有効性があげられます．

2 適応となる病態・病型

1）高血圧

高血圧治療においてβ遮断薬は利尿薬とともに第一選択薬として以前より用いられてきましたが，その作用機序はいまだ明らかでありません．

2）慢性心不全

β遮断薬はその陰性変力作用により心不全を悪化させる可能性があり，心不全に対する使用は禁忌とされていました．しかし現在では慢性心不全の基本的治療薬の一つと位置付けられて

います．

3）虚血性心疾患

　欧米と比較するとわが国では虚血性心疾患に対するβ遮断薬の使用頻度はいまだ低率ですが，冠攣縮の発生には注意する必要があります．

4）頻脈性不整脈

　古くから経験的に不整脈に有効とされてきたβ遮断薬のエビデンスが最近集積されつつあります．

3 投与の実際

1）高血圧

　日本高血圧学会高血圧治療ガイドライン2004によると，β遮断薬を積極的に使用すべき病態として狭心症，心筋梗塞後，心不全を合併している高血圧患者となっています．心拍数の多い症例もよい適応であり，アンジオテンシン変換酵素阻害薬やアンジオテンシンⅡ受容体拮抗薬が禁忌である**妊娠高血圧にも使用可能です．**

2）慢性心不全

　すべての安定した左室収縮不全による慢性心不全症例が適応となります．急性心不全や慢性心不全急性増悪時においては禁忌です．拡張不全による心不全に対しての有効性はいまだ結論は出ていませんが，心拍数を低下させて心室拡張時間が延長することによる心不全改善作用は期待されます．**すべてのβ遮断薬が慢性心不全に対して有効ではなく，現時点で大規模臨床試験にて効果が証明されているのはカルベジロール（アーチスト®），メトプロロール（セロケン®），ビソプロロール（メインテート®）のみです．**

　少量からβ遮断薬を投与開始とし，症状，脈拍や血圧などの身体所見，胸部X線などの画像診断，脳性ナトリウム利尿ペプチド（BNP）などで心不全の増悪を認めないことを確認しつつ時間をかけて漸増して行きます．体液貯留がある場合は利尿薬

で十分にコントロールしてからβ遮断薬を投与します．β遮断薬導入の困難な症例に対しては，カルシウム感受性増強薬のピモベンダン併用が有効なことがあります．β遮断薬維持量を一定期間内服していた者が心不全の増悪をきたした場合は，可能であればβ遮断薬投与を維持もしくは少量の減量に留めたうえで，β受容体を介さないPDE Ⅲ阻害薬静注にて対応することが推奨されています（**第5章-1参照**）．

3）虚血性心疾患

運動時の心拍数と血圧の積（double product）を低下させることにより心筋酸素消費量を減少させ，労作性狭心症に対しては非常に有効です．不安定狭心症/非ST上昇型心筋梗塞やST上昇型急性心筋梗塞に対するβ遮断薬投与にて心事故の減少や長期予後の改善が認められていますが，左室収縮機能低下症例では心不全症状の発現に注意しながら少量から投与を開始します．**β遮断薬にはわが国に多い冠動脈攣縮を悪化させる可能性があり，十分な注意が必要です．**

4）頻脈性不整脈

器質的心疾患を伴わない不整脈においては，頻脈性心房細動および心房粗動の徐拍化および右室流出路起源の心室頻拍に対して，β_1選択性の高いβ遮断薬が有効です．心筋梗塞や心不全などの器質的心疾患に対してはβ遮断薬投与により突然死を予防し，生命予後を改善することが明らかとなっています．QT延長症候群に対しても，β_1選択性の高いβ遮断薬が有用です．

> **Memo　褐色細胞腫にはβ遮断薬の単独投与はダメ**
>
> 血中カテコラミンが増加している褐色細胞腫の患者においてβ受容体を遮断することにより，α受容体刺激作用が増強されて急激な血圧上昇を生じることがあります．
> そのために常にα遮断薬を併用する必要があります．

4 副作用

β遮断薬の多くの副作用は主作用の延長線上にあり，他の循環器治療薬と比較して副作用による投与中止の頻度は高率です．重篤な副作用として徐脈，心不全（またはその悪化），房室ブロック，気管支喘息（またはその悪化）などがあり，また高用量のβ遮断薬を長期間投与後突然中止すると狭心症発作が悪化したり心筋梗塞を発症するなどのリバウンド現象をきたすことが報告されています．なおISAを有するβ遮断薬にてCKが急上昇することがあります．またジギタリスや非ジヒドロピリジン系カルシウム拮抗薬との併用による徐脈や房室ブロック，インスリンや経口血糖降下薬の作用増強や低血糖症状のマスク，クラスⅠa群抗不整脈薬や非ジヒドロピリジン系カルシウム拮抗薬との併用による心収縮力抑制にも注意が必要です．

✓ チェックシート

投与時に注意すべき点

- [ ] 心拍数は（徐脈はないか）？
- [ ] 心電図にて房室ブロックはないか？
- [ ] 心不全症状や左室収縮能低下所見はないか？
- [ ] 最近の気管支喘息発作や慢性閉塞性肺疾患の既往はないか？
- [ ] レイノー症状，間欠性跛行や閉塞性動脈硬化症の既往はないか？
- [ ] 冠攣縮性狭心症を疑わせる症状はないか？
- [ ] ジギタリス，非ジヒドロピリジン系カルシウム拮抗薬，インスリン，経口血糖降下薬，クラスⅠa群抗不整脈薬の併用はないか？
- [ ] 耐糖能異常，脂質代謝異常を定期的にチェックする体制となっているか？

（並木　温）

第5章 薬の使い方

4. カルシウム拮抗薬

Point

❶カルシウム拮抗薬には高血圧，虚血性心疾患，不整脈に対する有用性が認められています

❷血管拡張作用や降圧作用に優れたジヒドロピリジン系カルシウム拮抗薬と，β遮断薬類似の作用（心筋収縮力抑制と刺激伝導系抑制作用）をもつ非ジヒドロピリジン系カルシウム拮抗薬を状況に応じて使用できるようになりましょう

❸ジヒドロピリジン系カルシウム拮抗薬，非ジヒドロピリジン系カルシウム拮抗薬それぞれの生じうる可能性のある副作用を予測できるようになりましょう

一覧表 ◆ 主なカルシウム拮抗薬

一般名	主な商品名	用法	用量（mg/日）	注意点
ジヒドロピリジン系				
ニフェジピン	アダラート	内服	30	高度の徐脈，房室ブロック，頭重感，血圧低下 歯肉肥厚，浮腫 妊婦には禁忌 シメチジンやグレープフルーツジュースによる作用の増強
	アダラートL	内服	20〜40	
	アダラートCR	内服	10〜60	
ニカルジピン	ペルジピン	内服	30〜60	
		点滴静注	2〜10μg/kg/分	
	ペルジピンLA	内服	40〜80	
ベニジピン	コニール	内服	2〜8	
アムロジピン	ノルバスク	内服	2.5〜5	
	アムロジン	内服	2.5〜5	
非ジヒドロピリジン系				
ジルチアゼム	ヘルベッサー	内服	90〜180	高度の徐脈，房室ブロック，心不全，心原性ショック
		点滴静注	1〜15μg/kg/分	
	ヘルベッサーR	内服	100〜200	
ベラパミル	ワソラン	内服	120〜240	
		静注	5mg/回	

カルシウム拮抗薬は狭心症に対する治療薬として開発されましたが、その後降圧薬としての有用性が確立し広く使用されています（一覧表）．1995年にカルシウム拮抗薬の長期投与により心筋梗塞の発症や死亡率を増加させるとの安全性を危惧する報告がなされましたが，長時間作用型カルシウム拮抗薬では心配ないことが明らかとされています．

1 作用機序

降圧薬として広く用いられているジヒドロピリジン系カルシウム拮抗薬は、血管平滑筋細胞のL型Ca^{2+}チャネルに作用してCa^{2+}の細胞内流入を抑制、血管平滑筋を弛緩させて末梢血管抵抗を減少させることにより降圧作用を発揮します．近年ではL型のみならずT型あるいはN型Ca^{2+}チャネルを抑制する作用も併わせ持つジヒドロピリジン系カルシウム拮抗薬も使用されるようになり、腎保護作用や反射性交感神経活性化を抑制する作用を示すことが報告されています．

非ジヒドロピリジン系カルシウム拮抗薬も作用機序は基本的にはジヒドロピリジン系カルシウム拮抗薬と同じですが血管平滑筋よりも心筋や刺激伝導系への選択性が高く、心筋収縮および刺激伝導系を抑制する作用をより強く示します．ベンゾチアゼピン系カルシウム拮抗薬のジルチアゼムよりもベラパミルによりその作用が強く、**ベラパミルは主として不整脈治療薬として使用されています．**

2 適応となる病態・病型

1）高血圧

カルシウム拮抗薬は当初期待された冠動脈のみならず末梢血管も拡張させることより、降圧薬として広く用いられるようになりました．高血圧治療においてはジヒドロピリジン系（ニフェジピン、アムロジピンなど）および非ジヒドロピリジン系カルシウム拮抗薬のなかのベンゾチアゼピン系カルシウム拮抗薬（ジルチアゼム）が使用されています．カルシウム拮抗薬は良好な降圧作用を示し重篤な副作用がないことより、軽症の高血圧

から種々の臓器障害や合併症を伴う重症の高血圧まで幅広く使用されています．日本高血圧学会の高血圧治療ガイドライン2004では，脳血管疾患後，狭心症，左室肥大，糖尿病，高齢者に対して積極的な適応を有するとされています．**特にわが国に多いとされている冠攣縮性狭心症を伴う高血圧には有用です．**

2）虚血性心疾患

心筋虚血の原因には冠動脈の高度狭窄と冠攣縮があり，特に冠攣縮に対してはカルシウム拮抗薬が著効を示します．器質的冠動脈狭窄による労作性狭心症においては，カルシウム拮抗薬は冠動脈のトーヌスを低下させることがその主な作用機序であり，心筋の酸素需要を抑制するためにはβ遮断薬が広く用いられています．しかしわが国では冠攣縮が関与する狭心症の頻度が高く，β遮断薬単独では冠攣縮を悪化させることがあり，β遮断薬使用にあたってはカルシウム拮抗薬の併用が勧められています．ジルチアゼムは冠動脈拡張作用のみならず，ジヒドロピリジン系カルシウム拮抗薬と比較してβ遮断薬と同様の心拍数減少および心筋収縮力抑制作用による心筋酸素需要の低下を示し，虚血性心疾患に好んで用いられています．

3）不整脈

ベラパミルは洞自動能抑制，房室伝導時間延長，房室結節不応期延長などの作用を有し，上室性頻拍の停止や心房（粗）細動の徐拍化，右脚ブロック＋左軸偏位を示す基礎心疾患を認めない特発性心室頻拍に有効です．

3 投与の実際

高血圧に対しては，第一選択薬としても他の降圧薬の併用薬としても有用です．カルシウム拮抗薬単剤で十分な降圧効果が得られない場合には最大用量まで増量する選択肢もありますが，アンジオテンシン変換酵素阻害薬やアンジオテンシンⅡ受容体拮抗薬，β遮断薬など作用機序の異なる降圧薬を病態に応じて併用した方が，副作用の発現頻度が少なく良好な降圧が得られ

ます．ニフェジピン（アダラート®）カプセルは特に内容物を舌下することにより速効性で強力な降圧作用を示しますが，高齢者で急な臓器還流の悪化をきたしたり，急な降圧による交感神経活性化やレニン－アンジオテンシン系の活性亢進により反射性頻脈が生じたり血圧が変動し，心筋虚血が誘発される危険性が報告されています．高血圧緊急症などで急速な降圧を必要とする場合は，ニカルジピンやジルチアゼムの点滴静注が適しています．通常の高血圧や虚血性心疾患に対しては長時間作用型カルシウム拮抗薬投与が適当ですが，冠攣縮を完全に抑制するまでに数日を要することがあります．その場合は最初だけ短時間作用型と併用します．

4 副作用

　ジヒドロピリジン系カルシウム拮抗薬の副作用として顔面紅潮，拍動性頭痛，頭重，動悸などがありますが，長時間作用型では発現は稀です．歯肉肥厚や浮腫もみられることがありますが，日本人での浮腫の発現頻度は欧米人と比較すると低率です．一方，ジルチアゼムやベラパミルでは便秘，刺激伝導系の抑制による徐脈や房室ブロックの出現に留意する必要があり，β遮断薬との併用には十分な注意を払う必要があります．

　またカルシウム拮抗薬では H_2 ブロッカーのシメチジンなどの併用やグレープフルーツジュース摂取などで血中濃度が増加，降圧効果が増強することに注意が必要ですが，アムロジピンとジルチアゼムではグレープフルーツジュースの影響は気にする必要はないと考えられています．ベラパミルはジゴキシンとの併用にてジゴキシンの血中濃度を上昇させることに注意が必要です．またカルシウム拮抗薬は動物実験で催奇形性が報告されており，妊婦への投与は避けるべきです．なお心房細動を合併するWPW症候群に対してのベラパミル投与は，副伝導路不応期を短縮するために禁忌です．

✅ チェックシート

投与時に注意すべき点

- [ ] 相互に血中濃度に影響を与える併用薬はないか？
- [ ] 妊娠の可能性はないか？

非ジヒドロピリジン系

- [ ] β遮断薬との併用はないか？
- [ ] 心拍数は（徐脈はないか）？
- [ ] 心電図にて房室ブロックはないか？
- [ ] 心不全症状や左室収縮能低下所見はないか？

(並木 温)

Note

第5章 薬の使い方

5. アンジオテンシン変換酵素阻害薬, アンジオテンシンⅡ受容体拮抗薬

Point

1. レニン–アンジオテンシン系を抑制する薬物として現在臨床で用いられているものには,アンジオテンシン変換酵素阻害薬とアンジオテンシンⅡ受容体拮抗薬があります
2. 両者には作用機序の違いに基づく副作用の違いなどはありますが,臨床的な効果には大きな差はないものと考えられています
3. アンジオテンシン変換酵素阻害薬やアンジオテンシンⅡ受容体拮抗薬を投与すべき病態をよく理解し,生じうる可能性のある副作用を予測できるようになりましょう

一覧表 ◆ 主なレニン–アンジオテンシン系抑制薬

一般名	主な商品名	用法	用量(mg/日)	注意点
アンジオテンシン変換酵素阻害薬				
カプトプリル	カプトリル	内服	37.5〜150	乾性咳嗽,血管性浮腫 高カリウム血症 両側腎動脈狭窄には禁忌 妊婦には禁忌
	カプトリルR	内服	18.75〜75	
エナラプリル	レニベース	内服	2.5〜20	
イミダプリル	タナトリル	内服	2.5〜10	
アンジオテンシンⅡ受容体拮抗薬				
ロサルタン	ニューロタン	内服	25〜100	血管性浮腫 高カリウム血症 両側腎動脈狭窄には禁忌 妊婦には禁忌
カンデサルタン	ブロプレス	内服	2〜12	
バルサルタン	ディオバン	内服	40〜160	
テルミサルタン	ミカルディス	内服	20〜80	
オルメサルタン	オルメテック	内服	5〜40	

レニン-アンジオテンシン系（RA系）は多くの臓器局所にも存在し，高血圧に伴う臓器障害や動脈硬化などの循環器病の進展に重要な役割を演じていることが明らかとされつつあります．**アンジオテンシン変換酵素阻害薬（ACE-I）やアンジオテンシンⅡ受容体拮抗薬（ARB）などのRA系抑制薬は，単なる降圧薬から広い意味での循環器病予防薬，進展抑制薬としての位置付けへと変わりつつあります（一覧表）．**

1 作用機序

アンジオテンシンⅡ（AⅡ）はその受容体の1つであるタイプ1受容体（AT₁受容体）を介して血管収縮による昇圧作用，アルドステロン分泌による循環血漿量増大作用や心筋肥大や線維化をはじめとした臓器障害を進展させることが知られ，ACE-IとARBはAⅡの生理作用を抑制することがその主な作用機序です．つまりACE-IはアンジオテンシンⅠからⅡへの変換を抑制することによりAⅡの産生を低下させ，ARBはAⅡのAT₁受容体への結合を阻害することによりAⅡの作用をブロックします．

また同時にACE-Iはブラジキニンの不活性化も抑制することによりブラジキニンの増加，血管拡張作用をはじめとした臓器保護的な作用を示し，ARB投与ではAT₁受容体への結合が阻害されたAⅡがもう1つの受容体であるタイプ2受容体（AT₂受容体）に作用することにより血管拡張作用，心筋線維化抑制，細胞増殖抑制など臓器保護的に働きます．

2 適応となる病態・病型

1）高血圧

ACE-Iの開発当初は血漿レニン活性が高くて血中AⅡ濃度が高い症例にしか有効性が期待できないのではないかとの予想もありましたが，レニン活性やAⅡ血中濃度と薬効は全く相関しないことが明らかとなっています．ACE-IもARBも緩徐なるも確実な降圧作用を示し，利尿薬やカルシウム拮抗薬などとの併用で，優れた相加・相乗効果を発揮します．日本高血圧学

会の高血圧治療ガイドライン 2004 では ACE-Ⅰ および ARB は脳血管疾患後,心不全,心筋梗塞後,左室肥大,腎障害,糖尿病,高齢者に対して積極的な適応を有するとされています.**特に ACE-Ⅰ および ARB にはインスリン抵抗性改善作用をはじめとした多くの代謝系への良い影響や血管保護作用が認められており,メタボリック症候群など動脈硬化の危険因子を多く有する高血圧症例への投与が推奨されます.**

2)心不全

心不全においては心拍出量の低下による腎血流低下や圧受容体反射を介する交感神経系活性化などにより,RA 系が亢進します.増加した AⅡによるアルドステロン産生増加により全身的には体液貯留が進行し,これらにより短期的には心不全に対して代償的に作用しますが,長期的には心不全の増悪や臓器障害を進行させる悪循環に陥ることとなります.

ACE-Ⅰも ARB も左室収縮不全による心不全(収縮性心不全)に対しての有用性は確立しており,ある種類の ARB では左室収縮能が正常の心不全(その多くは拡張性心不全)への効果が臨床試験で認められています.**しかし現在に至るまで心不全に対する生命予後の改善作用において ARB は ACE-Ⅰとほぼ同等とされており,明らかに優れているという結果は得られていません.**

急性心筋梗塞後の左室リモデリングや心不全の発症にも RA 系の亢進が重要な役割を果たしており発症早期からの ACE-Ⅰや ARB 投与が有用ですが,やはり ARB が ACE-Ⅰに優るとのデータはありません.現在心不全を構造的心疾患や心不全症状はないが心不全のリスクの高い段階からの加療開始が勧められており,リスクファクター管理と並んで ACE-Ⅰや ARB の投与を考慮すべきと認識されるようになっています.

3 投与の実際

ACE-Ⅰ および ARB は比較的緩やかな降圧作用を示す薬物ですが,全身的な RA 系が亢進しているとき,例えば厳格な塩分制限時や心不全,腎動脈狭窄時などには急激な血圧低下を認め

ることがあり，少量からの投与を原則とします．交感神経抑制作用を有することもあり，降圧による反射性頻脈は生じにくいです．用量の増加による新たな副作用の出現は少なく，臓器保護作用を期待して高用量まで投与しますが，十分な降圧が得られない場合は相乗効果が期待できる他の降圧薬を併用します．**併用に適した降圧薬としては，利尿薬とカルシウム拮抗薬があげられます．**サイアザイド系利尿薬による低カリウム血症やカルシウム拮抗薬による反射性交感神経刺激作用は，RA系抑制薬にて軽減されます．心肥大の形成にはRA系の亢進が大きな役割を果たしており，ACE-IやARBは肥大心筋の退縮作用が他剤と比較して強いことが示されています．

また腎障害の原因を問わず腎不全の進行にもRA系は重要な役割を演じており，ACE-Iでは糖尿病性腎症や慢性糸球体腎炎による腎不全進行の遅延作用が認められています．しかし**血清クレアチニンが 2 mg/dl を超える場合には急速に腎機能を悪化させることがあり，観察を密にする必要があります．**RA系をより完全に抑制するためにACE-IとARBの併用が検討されていますが，その効果については必ずしも一致した見解は得られていません．

4 副作用

RA系抑制薬，特にARBは降圧薬のなかでも副作用発現頻度が低率であり，非常にコンプライアンスの良好な薬物です．ただし**A II は胎児早期において臓器形成に重要な役割を果たしており，ACE-IやARBは妊婦や妊娠の可能性のある女性には禁忌です．**

1）空咳

ACE-Iにおいて最も高頻度に出現する副作用は空咳であり，持続性で女性に多く認められます．ACE-Iとの因果関係が明確でないこともあり，自然消失や軽減することもあり，直ちに投与中止する必要性はありません．ACE-Iが原因の場合は，服用中止や減量により平均1カ月以内に消失します．

2）血管性浮腫

特に留意すべき副作用は，発現頻度は非常に低率ではありますがときに致命的となる**血管性浮腫**です．ACE-IでもARBでも認められる可能性がありますが，発症予測は困難です．初回投与後早期発症（1週間以内）の報告が多いのですが，数年間服用後に発症した例もあります．口唇，眼瞼，頸部の紅潮や腫脹，掻痒や発疹で発症し，診断が遅れると生命にかかわることがあり，常にこの副作用の可能性は考えておく必要があります．

3）高カリウム血症

ACE-IやARB投与により輸出細動脈が拡張して生じる糸球体濾過圧の低下は，腎機能低下やアルドステロン分泌低下による高カリウム血症を招くことがあります．両者併用時や抗アルドステロン薬併用時に注意が必要です．両側腎動脈狭窄症例では過度の降圧や高カリウム血症を招来する危険性が高く，事前にわかっている場合にはRA系抑制薬を使用すべきでありません．

✓ チェックシート

投与時に注意すべき点

- □ 心不全などRA系の過度の亢進が予想される状態ではないか？
- □ 腎機能障害や高カリウム血症はないか？
- □ 抗アルドステロン薬などの併用はないか？
- □ 妊娠の可能性はないか？
- □ いままでACE-IやARB投与により口唇などの腫脹が生じたことはないか？

（並木　温）

第5章 薬の使い方

6. 抗血小板薬，抗凝固薬，血栓溶解薬

Point

❶ 冠動脈など血流速度が速い部位に生じる血栓（動脈血栓）の予防には抗血小板薬，心房内や下肢深部静脈など血流速度が遅い部位に生じる血栓（静脈血栓）の予防には抗凝固薬が有効です

❷ 急性心筋梗塞において冠動脈内に形成された血栓には血栓溶解薬が有効ですが，発症後早期でないと十分な効果が得られません

❸ 慢性虚血性心疾患におけるアスピリンの急性冠症候群発症予防効果，ステント留置後のアスピリン＋チクロピジンの亜急性血栓性冠動脈閉塞予防効果は確立しており，薬剤溶出性ステント留置後の遅発性血栓症予防のために長期に抗血小板薬を投与する必要があります

一覧表 ◆ 主な抗血小板薬，抗凝固薬，血栓溶解薬

一般名	主な商品名	用法 用量（mg/日）	注意点
抗血小板薬			
アスピリン	バファリン バイアスピリン	内服 81〜324 内服 100〜300	アスピリン喘息 消化性潰瘍
チクロピジン	パナルジン	内服 200〜300	血栓性血小板減少性紫斑病 顆粒球減少症 重篤な肝障害
クロピドグレル	プラビックス	内服 50〜75	
シロスタゾール	プレタール	内服 200	脈拍数増加
抗凝固薬			
ヘパリン	ノボ・ヘパリン	皮下注・静注・点滴静注 10,000〜15,000 単位/日	出血傾向 血小板減少
ダルテパリン	フラグミン	静注・点滴静注 180〜240単位/kg/日	
ワルファリン	ワーファリン	内服 1〜5	妊婦
血栓溶解薬			
ウロキナーゼ	ウロナーゼ	冠動脈内注入 48万〜96万単位	出血
モンテプラーゼ	クリアクター	静注 27,500単位/kg	出血

動脈など血流の速い部位の血栓においては血小板の粘着や凝集が血栓形成のはじまりであり，静脈など血流の遅い部位の血栓においては凝固系の活性化によるトロンビン形成が重要な役割を演じていることが明らかとなっています．つまり**動脈血栓の予防には抗血小板薬，静脈血栓の予防には抗凝固薬が有用であり，形成された血栓を溶解させるには線溶系を亢進させる血栓溶解薬を使用します**（一覧表）．

1 作用機序

抗血小板薬には現在作用機序の異なる多くの薬物があり，
　①血小板膜表面の各種受容体に拮抗する薬物，
　② ADP 受容体機能を抑制する薬物，
　③プロスタグランジンに関連して作用する薬物，
　④環状ヌクレオチド代謝系に作用する薬物，
に大別されます．抗凝固薬は最終的にはトロンビン産生抑制をその作用機序としますが，多くはトロンビン形成段階に関与する血液凝固因子に作用することにより抗凝固作用を発揮します．血栓溶解薬はプラスミノーゲンをプラスミンに活性化してフィブリンを溶解するプラスミノーゲンアクチベータがその本体です．

2 適応となる病態・病型

1）急性冠症候群

急性冠症候群は多くの場合，冠動脈内の粥腫の破綻に引き続いて生じる血栓性閉塞により発症します．この冠動脈血栓形成過程において，初期には血小板の関与が大ですが，最終的には凝固系の亢進によってフィブリン血栓が形成されます．現在急性心筋梗塞においては冠動脈インターベンション（PCI）が再灌流療法の中心ですが，補助療法として血栓溶解薬は有用であり，また PCI の合併症予防やその他の心血管イベント抑制のために抗血小板薬を投与します．

2）冠動脈インターベンション後

現在の PCI はステント留置術が主体となっていますが，**金属ステント留置後の亜急性血栓性冠動脈閉塞予防に抗血小板薬が広く使用されています．また薬剤溶出性ステント留置後には長期に抗血小板薬投与を継続しないと遅発性血栓症が発生する**ことが報告され，また術前からの抗血小板薬開始が推奨されています．

3）慢性虚血性心疾患

慢性虚血性心疾患におけるアスピリンの急性症候群発症予防効果は確立しており，**禁忌でない限り生涯にわたってのアスピリン投与を継続すべきと考えられています．**

4）不整脈

血栓形成と最も関連のある不整脈は，心房細動および心房粗動です．**基本的には血流速度の遅い心房内で形成される凝固系の活性化により生じる血栓であり抗凝固薬投与を基本とします**が，血栓塞栓症発症のリスクが低い症例では抗血小板薬でもほぼ十分に心血管イベントを抑制することが可能と考えられています．

3 投与の実際

1）急性冠疾患に対する投与

わが国の「急性冠症候群の診療に関するガイドライン」（2002年）では，発症直後にアスピリン 162 〜 325 mg を咀嚼服用させ，その後 50 〜 100 mg/日を維持量として長期投与することが推奨されています．2002 年改訂の ACC/AHA 急性冠症候群診療ガイドラインでは，アスピリンに加えてその代替薬あるいは補助薬としてクロピドグレルが勧められていますが，わが国では市販されるもいまだ冠動脈疾患に対する保険適応はありません．冠動脈内血栓を溶解させる薬物としてわが国では当初ウロキナーゼが使用されましたが，現在では血栓選択性のより高い組織プラスミノーゲンアクチベータやプロウロキナーゼ，さらには半減期のより長い改変型組織プラスミノーゲンアクチベー

2）PCI 後の投与

　PCI，なかでもステントを用いた PCI 後に生じる亜急性血栓性冠動脈閉塞を予防することが重要であり，アスピリン＋チクロピジンの投与が有用であることが明らかとされました．欧米では現在アスピリン＋クロピドグレルが標準的なステント留置後の標準治療となっています．**アスピリンは少なくとも PCI 前日までに，チクロピジンは 2～3 日前までに開始することが推奨**されており，チクロピジンは 1 カ月程度で中止して構わないと考えられています．

3）薬剤溶出ステント使用時の投与

　最近広く使用されるようになってきた薬剤溶出性ステントは再狭窄を減少させる効果が高い反面，内膜の増殖を強力に抑制するためにステントの金属がむき出しのままで経過するための血栓形成のリスクが長時間持続することが危惧されており，アスピリン＋チクロピジンの投与，少なくともアスピリンは長期継続すべきと考えられています．薬剤溶出性ステント留置後に手術などで抗血小板薬を中止すべき場合，入院させた上で抗血小板薬再開が可能となるまでヘパリンを投与することが最も安全ではありますが，抜歯などの場合は抗血小板薬の投与を継続しながら行うべきとされています．

4）慢性虚血性疾患への投与

　慢性虚血性心疾患においては禁忌でない限りアスピリン 75～150 mg/日の投与を生涯投与すべきであり，その急性冠症候群発症抑制効果は明らかです．つまりバファリン®（81 mg/錠）でもバイアスピリン®（100 mg/錠）でも 1 錠/日の服用となります．チクロピジンの慢性虚血性心疾患における心事故抑制作用は明らかではありませんが，アスピリンが禁忌の症例に対する使用が推奨されています．

5）心房細動に対する投与

　心房細動に対する抗凝固薬として現在わが国で使用可能なも

のはワルファリン（ワーファリン®）しかなく，プロトロンビン時間，特に国際感受性指標により標準化した INR（international normalized ratio）を定期的に測定して用量を決定することとなります．現在わが国ではワルファリン投与適応のある心房細動症例には脳梗塞の一次予防として INR 1.5 ～ 2.0，すでに脳梗塞の既往のある症例における二次予防として INR 2.0 ～ 3.0 を指標とすることが一般的とされています．

4 副作用

アスピリンによる重篤な副作用としてアスピリン喘息があり，高頻度の副作用として消化性潰瘍や出血傾向があります．チクロピジンを投与する際には血栓性血小板減少性紫斑病，顆粒球減少症（無顆粒球症），重篤な肝障害などの副作用の出現に十分に注意する必要があり，**主な副作用はその 90 ％ が投与開始 2 カ月以内に出現するため，投与開始後 2 カ月以内は 2 週間間隔の血液検査などでの経過観察が必要です．**

ワルファリンなどの抗凝固薬による重篤な副作用は脳出血などの臓器出血です．またワルファリンは多くの薬剤や食品と相互作用をもち，その作用が増強したり減弱することに注意すべきで，定期的な INR のモニターが必要です．特に**ビタミン K を多量に含有する薬剤や食品（納豆）にて，効果が著しく低下します．**

血栓溶解薬の最も注意しなくてはいけない副作用（合併症）も出血，特に脳出血であり，特に高齢者や高血圧症例では十分な注意が必要です．

> **Memo** INR（international normalized ratio）
> 試薬や機器の影響を受けずにワルファリン（ワーファリン®）の治療成績を国際的に標準化する方法です．プロトロンビン時間測定試薬間の感度の差を標準試薬で補正し，別々の試薬を用いて測定しても互換性のある数値を得ることができます．

✅ チェックシート

投与時に注意すべき点

アスピリン

- [ ] アスピリン喘息を疑わせる既往はないか？
- [ ] 消化性潰瘍の既往はないか？

パナルジン

- [ ] 服薬開始後に血栓性血小板減少性紫斑病の症状である倦怠感，食欲不振，紫斑などの出血症状，意識障害などの精神神経症状は出現していないか？
- [ ] 服薬開始後に顆粒球減少症（無顆粒球症）の症状である発熱，咽頭痛，倦怠感などは出現していないか？
- [ ] 服薬開始後に劇症肝炎の症状である悪心・嘔吐，食欲不振，倦怠感，掻痒感，眼球・皮膚の黄染，褐色尿などは出現していないか？
- [ ] 服薬開始後2カ月までは，2週間ごとに採血してすぐに結果を確認できる体制となっているか？

その他

- [ ] 食品や薬物との相互作用に関して十分に説明できる体制となっているか？（ワルファリン）
- [ ] 2～3カ月以内の出血（頭蓋内出血，消化管出血など）の既往を確認したか？（血栓溶解薬）

（並木　温）

第5章 薬の使い方

7. 硝酸薬，冠拡張薬

Point

❶ 硝酸薬には舌下錠，スプレー製剤，持続製剤，経皮吸収製剤（テープ，パッチ，軟膏），注射薬など多くの製剤があるので，状況に応じて使い分けましょう

❷ 硝酸薬長期投与による心筋梗塞二次予防の効果は明らかでなく，基本的には短期間の使用が勧められています

❸ 硝酸薬による副作用が発現しやすい状態をよく理解し，生じる可能性のある副作用を予測できるようになりましょう

一覧表 ◆ 主な硝酸薬と冠拡張薬

一般名	主な商品名	用法	用量（mg/日）
硝酸薬			
ニトログリセリン	ニトロペン ニトロダームTTS ミリスロール ミオコール	舌下 貼付 点滴静注 口腔内噴霧	0.3〜0.6mg/回 25〜50 0.05〜5μg/kg/分 0.3〜0.6mg/回
二硝酸イソソルビド	ニトロール	舌下 内服 口腔内噴霧 点滴静注	5〜10mg/回 15〜40 1.25〜2.5mg/ 1.5〜8mg/時
	フランドール	内服 貼付	40 40〜80
一硝酸イソソルビド	アイトロール	内服	40〜80
冠拡張薬			
ニコランジル	シグマート	内服 点滴静注	15 2〜6mg/時

※硝酸薬の注意点
　過度の血圧低下，右室梗塞，緑内障，脳圧亢進，PDE-5阻害作用を有する勃起不全治療薬併用

硝酸薬として現在臨床で使用されている薬剤にはニトログリセリンと硝酸イソソルビド（二硝酸イソソルビドおよび一硝酸イソソルビド）があり（一覧表），剤形としては舌下錠，スプレー製剤，持続製剤，経皮吸収製剤（テープ，パッチ，軟膏），注射薬などがあります．ニトログリセリンは腸管から吸収されても容易に肝臓で代謝されるために経口服用は無効であり，経口持続製剤として二硝酸イソソルビド，さらに安定した効果を発揮できる一硝酸イソソルビドが開発されました．

硝酸薬は狭心症の発作予防や改善には有効ですが，急性心筋梗塞発症後の長期投与による心筋梗塞再発抑制（二次予防）や生命予後改善作用は明確ではありません．むしろ硝酸薬の長期投与により心血管イベントが増加するとの報告もあり，基本的には陳旧性心筋梗塞に対して二次予防を目的として硝酸薬を長期間投与することは不要と考えられています．ニコランジルは臨床試験にて慢性虚血性心疾患患者の生命予後を改善させることが示されました．

1 作用機序

1）硝酸薬の作用機序

硝酸薬は血管内皮の状態に関係なく直接血管平滑筋に作用し，産生されたNOがcGMPを介して血管平滑筋を弛緩させます．抗狭心症作用は①冠動脈の太い部分および側副血行路を拡張させることによる心筋血流の改善と攣縮の解除，②全身の静脈系を拡張して前負荷を軽減して心筋の酸素消費量を減少させ，同時に左室拡張終期圧の低下による心内膜側への心筋血流の改善，③全身の動脈系を拡張して後負荷を軽減して心筋の酸素消費量を減少，などによると考えられていますが，硝酸薬の濃度が低濃度から高濃度となるにつれて②→①→③の順に効果が発揮されます．

2）冠拡張薬の作用機序

また，ニコランジルは硝酸薬としての作用のみならずK^+チャネル開口作用も有しており，血管平滑筋のK^+チャネルが開くことにより細胞膜が過分極状態となり，その結果，電位依存性

Ca^{2+}チャネルを通してのCa^{2+}流入が減少して細胞内Ca^{2+}濃度が減少，血管平滑筋が弛緩して血管が拡張することとなります．ニコランジルは硝酸薬よりも細い（末梢の）冠動脈を拡張する作用が強いとされています．

2 適応となる病態・病型

1）狭心症

硝酸薬は労作性および安静（冠攣縮性）狭心症いずれの病態に対しても，また症状の寛解および発作の予防に有用です．

2）急性心筋梗塞

合併症のない急性心筋梗塞患者に対する硝酸薬の長期にわたる投与は支持されていませんが，梗塞後狭心症の予防と急性期左心機能の改善を目的として期間を限定して使用されることがあります．心筋虚血の残存，うっ血性心不全，高血圧合併症例では短期間の経静脈投与が有用です．

3）心不全

硝酸薬は主に静脈拡張による前負荷軽減により肺うっ血を改善し，高用量では動脈拡張による後負荷軽減作用もあり，特に急性心筋梗塞に合併した急性心不全や心筋虚血が関与した慢性心不全の急性増悪における投与は有用です．

4）高血圧緊急症

高血圧緊急症とは，血圧が著しく上昇し，放置すれば近い将来に不可逆的な障害が標的臓器に起こり致命的となりうるため，直ちに降圧治療を開始しなければならない病態です．**早急に降圧する必要があり，早期には硝酸薬の経静脈的投与が有効ですが，血圧が安定化したら硝酸薬以外の経口薬への切り替えを図ります．**

3 投与の実際

狭心症発作の寛解には即効性の舌下錠またはスプレー製剤が

使用され（経粘膜投与），発作の予防には作用時間の長い持続製剤の服用または貼付薬を使用します．舌下錠は１錠で効果不十分の場合は，５〜10分あけてさらにもう１錠追加服用します．予防的に労作や食事の前に硝酸薬を経粘膜投与することがありますが，ニトログリセリンよりイソソルビドの方が作用発現は少し遅いが効果の持続は長時間です．スプレー製剤は口内が乾燥していても迅速に十分な血中濃度を得ることができます．長期投与により不安定狭心症や高血圧緊急症など速やかに狭心症や血圧をコントロールして病態に応じてきめ細かに用量を変化させる必要がある場合には，注射薬を使用します．しかし血圧低下例や静脈系に血液がプールされている右室梗塞などでは，硝酸薬の使用を避けるべきです．

硝酸薬は長期投与により耐性（同用量での薬物効果の減弱）が出現することが知られていますが，抗生物質などの耐性と異なり部分耐性であり，**耐性獲得後も舌下投与や静注などにより一時的に血中濃度を高めれば十分な効果が得られ，また投与を中止すれば耐性は解除されます．**ニトログリセリンよりもイソソルビドが，さらにはニコランジルの方が耐性発現が生じにくいと考えられていますが，狭心症発作の好発時間に合わせた投与計画の設定，特に可能な限りの休薬期間をおく間欠投与と，最小有効用量を用いて血中の硝酸薬濃度をできるだけ低下させる努力が重要です．また経静脈的投与においてニトログリセリンが塩化ビニール製の通常の輸液セットに吸着することに注意が必要です．イソソルビドはニトログリセリンと比較すると容器や回路への吸着は低率です．

4 副作用

頻度としては頭痛が最も多く，10〜20％にみられます．血管拡張作用による頭蓋内圧の上昇によると考えられ，拍動性の頭痛です．投与を継続すると軽快する例が多いですが，鎮痛剤も無効で投与を中止せざるを得ない場合もあります．**経粘膜投与にて一過性の血圧低下による眩暈や失神をきたすことがあり，脳血管障害を有する高齢者および飲酒時や脱水時の使用において特に注意すべきです．**イソソルビドの方がニトログリセリン

より血圧低下は軽度ですが，立ったままでの舌下錠やスプレー製剤の使用は避けるように指導します．また，網膜血管を拡張させることによる眼圧の上昇を認めることがあるとされ，緑内障症例には慎重な投与が必要であり，脳血管障害急性期や頭部外傷時，脳外科手術後に経静脈的に投与する際の頭蓋内圧上昇には注意が必要です．硝酸薬投与を急に中止した際に反跳現象（安定していた心筋虚血や血行動態の悪化）が生じる可能性も指摘されており，点滴等で大量に使用していた場合には少しずつ減量して行くのが安全と思われます．

また勃起不全治療薬のシルデナフィル（バイアグラ®）やバルデナフィル（レビトラ®）を服用している場合に硝酸薬およびニコランジルを投与すると，NOの作用を増強することにより重篤な血圧低下が遷延する危険性があります．シルデナフィルなどの服用については特に救急現場での問診でなかなか聞き出せないことが多く，注意が必要です．

✓チェックシート

投与時に注意すべき点

- ☐ 血圧低下（収縮期血圧＜ 90 mmHg）はないか？
- ☐ 飲酒後や脱水状態ではないか？
- ☐ 右室梗塞はないか？
- ☐ 緑内障といわれたことはないか？
- ☐ 脳血管障害急性期や頭部外傷時，脳外科手術後ではないか？
- ☐ 勃起不全治療薬を服用していないか？

（並木　温）

第5章 薬の使い方

8. 抗不整脈薬

Point

1. 抗不整脈薬の主な作用機転はイオンチャネルと受容体です
2. 薬物の選択においては自律神経活動への影響を考慮しよう
3. 発作性心房細動に対して最も広く適応されています
4. 高度な QT 時間延長には十分注意しよう
5. 定期的な心電図検査と血中濃度の測定は必要です

1 作用機序

　　抗不整脈薬の主な作用機転はイオンチャネルと受容体です．イオンチャネルには，Na チャネル，Ca チャネル，K チャネルなどがありますが，抗不整脈効果としては Na チャネルと K チャネルが重要といえます．一般に，**Na チャネル遮断薬は心房細動などの上室性不整脈，K チャネル遮断薬は心室頻拍に対する抑制において有効です**．Na チャネル遮断作用はチャネルとの結合・解離の速度により，fast，intermediate，slow に分けられ，チャネルとの親和性により活性化と不活性化に分けられます．一般に，結合・解離の速度が slow なほど薬物としての切れ味がよい代わりに副作用が多いと考えてよいでしょう．親和性では，活性化で作用する薬物は心房と心室の両方，不活性化で作用する薬物は主に心室に対して効果を発揮しやすいといえます．Ca チャネル遮断は房室結節伝導抑制や心拍数減少効果を有します．受容体には α 受容体，β 受容体，ムスカリン（M₂）受容体などがあり，主に自律神経活動に対する作用でその効果を発揮します．**β 受容体遮断は交感神経活動低下と心拍数減少，M₂ 受容体遮断は迷走神経活動低下作用を有します．**

一覧表 ◆ 抗不整脈薬の使い方①

一般名	商品名	用法	用量	主な使用目的
Naチャネル遮断作用が主な薬物				
リドカイン*	キシロカイン	静注 点滴静注	50～100mg 1～2mg/分	心室期外収縮の消失 心室期外収縮の抑制
メキシレチン*	メキシチール	内服	300mg/日 分3	心室期外収縮の予防
プロカインアミド**	アミサリン	内服 静注	1500/日 分3 200～1,000mg	心房細動の予防 心房細動・上室頻拍・心室頻拍の停止
キニジン**	キニジン	内服	600mg/日 分3	心房細動の予防
プロパフェノン**	プロノン	内服	450mg/日 分3	心房細動の予防
アプリンジン**(#)	アスペノン	内服	40mg/日 分2	心室期外収縮・心房細動の予防
ジソピラミド****	リスモダン	内服 静注	300mg/日 分2～3 100mg	心房細動の予防 心房細動・上室頻拍の停止
ピルメノール***	ピメノール	内服	200mg/日 分2	心房細動の予防
シベンゾリン***	シベノール	内服 静注	300mg/日 分3 70～100mg	心房細動の予防 心房細動・上室頻拍の停止
ピルジカイニド****	サンリズム	内服 静注	150mg/日 分3 50～75mg	心房細動の予防 心房細動の停止
フレカイニド****	タンボコール	内服	100～200mg/日 分2	心房細動の予防

Naチャネルとの結合・解離速度：*fast, **intermediate, ***slow
Naチャネルとの親和性：#不活性化, 他はすべて活性化

一覧表 ◆ 抗不整脈薬の使い方②

一般名	商品名	用法	用量	主な使用目的
β受容体遮断作用が主な薬物				
プロプラノロール	インデラル	内服	30mg/日 分3	心房細動の徐拍化, 交感神経緊張の緩和
ビソプロロール	メインテート	内服	2.5mg/日 分1	心房細動の徐拍化, 予後の改善
メトプロロール	セロケン	内服	60mg/日 分3	心房細動の徐拍化, 予後の改善
カルベジロール	アーチスト	内服	10mg/日 分1	心房細動の徐拍化, 予後の改善
Kチャネル遮断作用が主な薬物				
ニフェカラント	シンビット	静注 点滴静注	10〜20mg 10〜30mg/時間	心室頻拍の停止 心室頻拍の抑制
ソタロール	ソタコール	内服	160mg/日 分2	心室頻拍の予防
アミオダロン	アンカロン	内服	200mg/分1〜2	心室頻拍・細動の予防
Caチャネル遮断作用が主な薬物				
ベラパミル	ワソラン	内服 静注	120〜240mg/日 分3 10mg	発作性上室頻拍の予防, 心房細動の停止 発作性上室頻拍の停止
ジルチアゼム	ヘルベッサー	内服	90〜180mg/日 分3	発作性上室頻拍の予防, 心房細動の徐拍化
ベプリジル	ベプリコール	内服	100〜200mg/日 分2	心房細動の予防
その他				
アトロピン	アトロピン	静注	0.5mg	徐脈の一時的改善
ATP	アデホス	急速静注	10〜20mg	発作性上室頻拍の停止
ジゴキシン	ジゴシン	内服 点滴静注	0.125〜0.25mg/日 分1 0.25〜0.50mg/日	心房細動の徐拍化 心房細動の徐拍化

2 適応となる病態・病型

抗不整脈薬の適応となる病態は次の通りです．
① ペースメーカーの適応でない洞不全症候群・房室ブロック
② 発作性心房細動
③ 発作性心房粗動
④ 発作性上室頻拍
⑤ 頻発性/多源性の心室期外収縮
⑥ 非持続性心室頻拍
⑦ 持続性"単形性"心室頻拍
⑧ 植込み型除細動器（ICD）後の頻回作動時
⑨ 頻脈性の持続性心房細動・粗動

このなかで**抗不整脈薬が使用されることが最も多いのは②の発作性心房細動**です．発作性心房細動の再発予防のための薬物選択の指針を図に示しました．発作性上室頻拍と心房粗動はカ

図 ◆ 心房細動の再発予防のための抗不整脈薬の選択

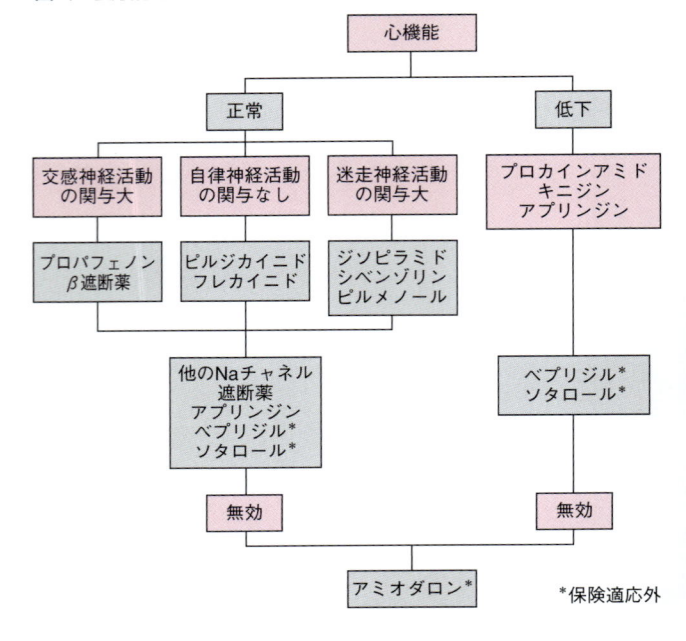

```
                        心機能
            ┌─────────────┴─────────────┐
           正常                         低下
   ┌────────┼────────┐                   │
交感神経活動  自律神経活動  迷走神経活動       プロカインアミド
の関与大    の関与なし    の関与大          キニジン
   │         │            │              アプリンジン
プロパフェノン ピルジカイニド ジソピラミド         │
β遮断薬    フレカイニド  シベンゾリン      ベプリジル*
                         ピルメノール      ソタロール*
             │                              │
        他のNaチャネル                        
         遮断薬                             
         アプリンジン                        
         ベプリジル*                         
         ソタロール*                         
             │                              │
           無効                            無効
             └─────────────┬──────────────┘
                      アミオダロン*          *保険適応外
```

テーテルアブレーションによる根治率が高いため，抗不整脈薬の適応となることは少なくなっています．無症候性の心室期外収縮は一般には治療の適応となりません．持続性多形性心室頻拍と心室細動は植込み型除細動器（ICD）の適応となりますが，ICDが頻回に作動する場合は不整脈の抑制目的で抗不整脈薬が使用されます．頻脈性の心房細動・粗動に対しては，心拍数調節の目的でβ遮断薬，カルシウム拮抗薬，ジギタリスが考慮されます．

3 投与の実際

1) 洞不全症候群・Wenckebach型房室ブロック
①メタプロテレノール（アロテック®，1錠10 mg）30 mg/日 分3
②シロスタゾール（プレタール®，1錠100 mg）200 mg/日 分2
→①か②のどちらかを選択

2) 発作性心房細動の予防
①ピルジカイニド（サンリズム®，1カプセル50 mg）150 mg/日 分3
②シベンゾリン（シベノール®，1錠100 mg）300 mg/日 分3
③ジソピラミド（リスモダンR®，1錠150 mg）150 mg/日 分2
④プロパフェノン（プロノン®，1錠150 mg）450 mg/日 分3
→①，②，③のいずれかを選択（②と③は迷走神経緊張，④は交感神経緊張が関与する場合に有効性が高まる）

3) 発作性上室頻拍の予防
ベラパミル（ワソラン®，1錠40 mg）120〜240 mg/日 分3

4) 低心機能に伴う持続性心室頻拍の予防
①アミオダロン（アンカロン®，1錠100 mg）200 mg/日 分2
②ソタロール（ソタコール®，1錠80 mg）160 mg/日 分2

5) 頻脈性の持続性心房細動の心拍数調節
ビソプロロール（メインテート®，1錠2.5 mg）2.5 mg/日 分1

4 副作用

　抗不整脈効果を発揮させるには，薬物の血中濃度を一定のレベルに維持しなければなりません．高齢者では，食欲低下や脱水などで薬物の血中濃度が容易に上昇し，また肝・腎機能障害がある場合にも血中濃度が上昇しやすくなります．このような患者では副作用に対する管理をしっかり行う必要があります．**最も注意しなければならないのは，QT 時間延長による torsades de pointes の発現です．**抗不整脈薬，特に Na チャネル遮断作用を有する薬物は QT 時間延長作用を有するものが多いため，定期的な心電図検査と血中濃度の測定は必須です．吐き気などの消化器症状も比較的出現しやすい副作用なので，経過中にみられたら念のため心電図をチェックした方がよいでしょう．これとは別に，低心機能患者で Na チャネル遮断薬あるいは β 遮断薬を使用する場合は，これらの薬物がもつ陰性変力作用で心不全が発現・悪化することがあるので，慎重な投与が要求されます．

✓ チェックシート

投与時および投与中に注意すべき点

- ☐ 心機能は正常化か？
- ☐ 肝機能と腎機能に異常はないか？
- ☐ 薬物を定期的に服用することが可能な患者であるか？
- ☐ 薬物の量は適切か？
- ☐ 決められた通りに服用しているか？
- ☐ 経過中に別な薬物が追加されてはいないか？
- ☐ 消化器症状や神経症状などが出現していないか？
- ☐ 心電図異常，特に QT 時間の延長はないか？
- ☐ 薬物の血中濃度は治療域であるか？

（池田隆徳）

第5章 薬の使い方

9. 末梢血管拡張薬

Advanced Learning

Point

1. 末梢血管拡張薬のなかでプロスタグランジン製剤の有効性は確立しており，プロスタグランジン E_1 および I_2 の各種製剤が臨床で使用されています
2. 末梢血管拡張薬が有効な疾患を理解しましょう
3. 末梢血管拡張薬使用の際に注意すべき副作用をよく理解し，予測できるようになりましょう

一覧表 ◆ 主な末梢血管拡張薬

一般名	主な商品名	用法	用量
プロスタグランジンE_1製剤			
アルプロスタジル	プロスタンディン	持続動注 点滴静注	0.05〜0.2ng/kg/分 40〜60μg/2時間×1〜2回/日
アルプロスタジル （リポPGE$_1$）	パルクス リプル	静注・点滴静注	5〜10μg×1回/日
リマプロスト	プロレナール オパルモン	内服	15〜30μg/日（分3）
プロスタグランジンI_2製剤			
ベラプロスト	プロサイリン ドルナー	内服	60〜180μg/日（分3〜4）
エポプロステノール	フローラン	持続静注	2〜10ng/kg/分
エンドセリン受容体拮抗薬			
ボセンタン	トラクリア	内服	125mg/日（分2，投与開始〜4週間） 250mg/日（分2，投与5週目より）

末梢血管拡張薬は，その作用機序から

> ①血管平滑筋に直接作用する薬物，
> ②血管のトーヌスを調節する神経に作用して間接的に血管を拡張させる薬物（β受容体刺激薬，α受容体遮断薬，血管運動中枢抑制薬），

に分けられます．①にはカルシウム拮抗薬なども含まれますが，これらは主として比較的太い動脈を拡張させる作用が強力です．ニコチン酸誘導体やトコフェロール（ビタミンE）系薬も臨床において使用されていますがその効果は明確でないことが多く，広く有効性が認められているのはプロスタグランジン（PG）製剤であり，PGE_1およびI_2の各種製剤が臨床で使用されています（一覧表）．

1 作用機序

血管平滑筋細胞膜上に存在する受容体を介してアデニル酸シクラーゼを活性化，細胞内のサイクリックAMP（cAMP）を増加させることにより血管平滑筋を弛緩させます．同時に血小板膜表面に存在する受容体にも結合し，同様のcAMP増加を介する機序で血小板凝集抑制作用を発揮します．さらに強力な内皮細胞増殖作用・内皮細胞保護作用・血管新生作用を有する肝細胞増殖因子の発現が，cAMPを増加させるPG製剤で亢進することが近年報告されています．つまり**PG製剤は単に血管を拡張させるのみならず，抗血小板作用および内皮保護作用をも有していることとなります．**

2 適応となる病態・病型

閉塞性動脈硬化症（arteriosclerosis obliterans：ASO），Buerger病〔別名：閉塞性血栓性血管炎，thromboangitis obliterans（TAO）〕および末梢血行障害（Raynaud病/症候群）に対して有効であり，近年肺動脈性肺高血圧症に対する有効性も注目されています．これらの中で臨床的に最も多い疾患はASO

表 ◆ 末梢動脈閉塞症（PAD）における末梢血管拡張薬の投与

Fontaine分類		投与法
Ⅰ度	無症状または冷感，しびれ感	経口薬，場合により注射薬
Ⅱ度	間欠性跛行	経口薬，場合により注射薬
Ⅲ度	安静時疼痛	注射薬※
Ⅳ度	潰瘍形成，壊疽	注射薬※

※一般的には外科的処置が必要

ですが，TAOにおいても臨床症状や使用する薬剤はASOと大差なく，臨床的には両者を合わせて末梢動脈閉塞症（peripheral arterial occlusive disease：PAD）として扱われています．

3 投与の実際

PADにおいて，主として自覚症状から重症度を評価したFontaine分類が広く用いられており（表），Fontaine分類Ⅰ度またはⅡ度では基本的に経口薬，場合により注射薬を使用します．Fontaine分類Ⅲ度またはⅣ度では一般的に外科的処置が必要となりますが，注射薬を併用します．PG製剤が主体ではありますが，抗血小板薬，抗凝固薬，血栓溶解薬，抗高脂血症薬もしばしば併用します．**ASOでは冠動脈疾患や脳血管疾患などの多臓器動脈硬化性疾患をしばしば合併し，生命予後改善のためにはアスピリンなどの抗血小板薬やスタチンなどの抗高脂血症薬の投与も重要です．**また動脈硬化を進行させる生活習慣病のコントロールや禁煙の厳守も必要です．

肺動脈性肺高血圧症では抗凝固療法に加えてPGI_2製剤の経口投与や持続静注が予後を改善することが明らかとされ，エンドセリン受容体拮抗薬も使用可能となりました．なお保険適応とはなっていませんが，シルデナフィルの肺動脈性肺高血圧症に対する有効性も報告されています．

4 副作用

血管拡張作用による頭痛，動悸，顔面潮紅がときに認められます．注意すべき副作用として，PGE_1製剤では動脈管依存性先天性心疾患における動脈管の開存目的で新生児に投与する場合，

無呼吸発作が発現することがあるので呼吸管理設備の整っている施設で投与すべきです．

　他の抗血小板薬や抗凝固薬と併用する際には，出血性合併症の発生に十分留意する必要があります．出血（頭蓋内出血，消化管出血，喀血など）している患者には**禁忌**であり，網膜症を合併した糖尿病患者では，特に眼底出血の出現に注意を要します．レシチンで覆われた脂肪微粒子中に PGE_1 を封入したリポ製剤であるリポ PGE_1（パルクス®，リプル®）では肺での失活を軽減し，担体となった脂肪粒子が傷害血管壁に集積する効果が期待されますが，静注の際に血管痛の出現を認めることがあり，緩徐に投与する必要があります．

　エポプロステノール投与に際しては過度の血圧低下を来さないように十分留意します．またボセンタン投与前と投与中には少なくとも毎月 1 回の肝機能検査を行い，特に投与開始 3 カ月間は 2 週ごとの検査が望ましいとされています．

（並木　温）

Note

10. HMG-CoA 還元酵素阻害薬（スタチン）

第5章 薬の使い方

Advanced Learning

Point

1. 高コレステロール血症の治療目標は，他の危険因子の存在の程度によって変わります
2. 急性冠症候群におけるスタチンの早期からの投与の有効性は，その LDL コレステロール低下作用以外の多面的作用によるものと考えられています
3. 副作用としての横紋筋融解症の頻度はまれですが，発症しやすい背景を十分に理解しておく必要があります

一覧表 ◆ 主な HMG-CoA 還元酵素阻害薬（スタチン）

一般名	主な商品名	用法	用量（mg/日）	注意点
プラバスタチン	メバロチン	内服	10〜20	肝機能障害 横紋筋融解症 （きわめて低頻度）
シンバスタチン	リポバス	内服	5〜20	
フルバスタチン	ローコール	内服	20〜60	
アトルバスタチン	リピトール	内服	10〜40	
ピタバスタチン	リバロ	内服	1〜4	
ロスバスタチン	クレストール	内服	2.5〜20	

高コレステロール血症が動脈硬化の危険因子であることは臨床的にも疫学的にも確立し，LDL受容体などコレステロール代謝に関する基礎的メカニズムも明らかとされてきました．わが国で発見されたHMG-CoA還元酵素阻害薬（スタチン）は，その強力なコレステロール低下作用により虚血性心疾患をはじめとした心血管事故を著明に減少させることが多くの臨床試験で確認され，現在では動脈硬化性疾患の一次予防と二次予防を目的として広く用いられています．

1 作用機序

コレステロール合成の律速酵素であるHMG-CoA還元酵素を選択的に阻害し，その結果肝細胞膜上のLDL受容体の増加，血中からのLDLコレステロールの取込みが促進されることにより，強力な血中コレステロール低下作用を示します．同時にHDLコレステロール増加作用や中性脂肪低下作用も有し，また最近ではコレステロール低下作用を介さない血管内皮細胞，血管平滑筋細胞，血小板などへの直接的作用による血管障害予防・軽減作用も基礎的，臨床的に明らかとされつつあります．

現在わが国では6種のスタチンが使用されていますが，プラバスタチン（メバロチン®）とシンバスタチン（リポバス®）は生物学的に合成されたものであり，他は化学合成されたものです．アトルバスタチン（リピトール®），ピタバスタチン（リバロ®），ロスバスタチン（クレストール®）は従来のスタチンと比較してそのLDLコレステロール低下作用が飛躍的に強力となっており，第三世代のスタチンと位置付けられています．

2 適応となる病態・病型

高コレステロール血症が適応となり，動脈硬化性疾患の一次予防と二次予防が主な目的となります．いままでに多くの大規模臨床試験が行われ，それらのメタ解析より**スタチンにより**

①心血管病予防が可能である
②糖尿病や他の危険因子が重積した状態，二次予防では総

死亡も抑制できる
③ハイリスクの状態では脳卒中予防も可能
④女性や高齢者でもハイリスクであれば心血管事故の抑制が期待できる

などが明確となっています．

　ネフローゼ症候群，閉塞性肝・胆道疾患，甲状腺機能低下症，クッシング症候群などの内分泌疾患，糖尿病などによる続発性（二次性）高脂血症の場合は原疾患の治療を優先させ，改善が認められないときに薬物療法を考慮することとなります．「動脈硬化性疾患診療ガイドライン（2002年版，日本動脈硬化学会）」における高コレステロール血症の管理目標値は冠動脈疾患や他の主要冠危険因子の有無で異なり，動脈硬化のリスクが高くなるにつれて治療目標が厳しく設定されています．動脈硬化性疾患の一次予防と二次予防以外に，**急性冠症候群においてスタチンを投与することによる心血管事故の発症抑制**が報告されています．

3　投与の実際

　高脂血症に対してすぐに薬物投与を開始するのでなく，食事療法や運動療法を3〜6カ月行って血清脂質の推移を観察してからの投与が勧められています．食事療法や運動療法は高脂血症のみならず高血圧や糖尿病など他の動脈硬化性疾患の危険因子の軽減に寄与することも大ですが，現実にはなかなか生活習慣を改善することは困難であり，スタチンをはじめとした薬物療法がコントロールの主体となります．

　急性冠症候群発症後のスタチン投与開始の時期に関しては明確ではありませんが，より早期からのプラーク安定化を図るためには可能な限り早期からの投与が勧められています．またすでにスタチンを投与されている患者で急性冠症候群発症後中止することで短期の心血管事故のリスクの上昇が報告されており，スタチンの投与を止めるべきでないと考えられています．

4 副作用

　肝機能障害と横紋筋融解症の2つが，十分に注意すべき副作用です．ASTとALTの値が軽度上昇しても数週間の経過で多くは正常化しますが，数値の推移を十分に観察することが重要です．横紋筋融解症は最も注意すべき重篤な副作用ですが，その頻度は0.1％未満と考えられています．**高齢（特に女性），感染・外傷・手術時，過量の飲酒，肝機能・腎機能障害時，過度の運動，薬物併用時などに横紋筋融解症を発症しやすいと報告**されており，特に腎機能障害時における高脂血症治療薬のフィブラート併用は禁忌とされています．なお肝臓のチトクロームP450で代謝されないプラバスタチン（メバロチン®）とピタバスタチン（リバロ®）は，薬物相互作用の可能性が少ないと考えられています．

> **Memo チトクロームP450**
> 薬物代謝において最も重要な酵素であり，さまざまな薬物を基質とします．チトクロームP450で代謝される薬物とスタチンを併用した場合には，競合的代謝阻害を起こす可能性があります．

（並木　温）

Note

第6章
救急患者への対応

1	心肺停止	本多　満	286
2	ショック	本多　満	291
3	急性心不全	原　久男	298
4	高血圧緊急症　Advanced Learning	原　久男	306
5	急性冠症候群	原　久男	310
6	急性大動脈解離　Advanced Learning	原　久男	319
7	肺血栓塞栓症　Advanced Learning	原　久男	323

第6章 救急患者への対応

1. 心肺停止

Point

① 「救命の連鎖」を理解しよう
② 一次救命処置の手順を理解し，実践しよう
③ 二次救命処置（付録参照）の手順を理解し，実践しよう

1 救命の連鎖

心肺停止患者を救命するためには，以下に述べる4つの手順を素早く行う必要があります．

　①**迅速な通報**（early access）
　②**迅速な CPR**（early CPR）
　③**迅速な除細動**（early defibrillation）
　④**迅速な ACLS**（early advanced cardiac life support）

AHA（アメリカ心臓病協会）はこれを救命の連鎖（chain of survival）とよび，心肺蘇生を成功させるためには不可欠な手順であることを強調しています．

心肺停止とは，心臓の拍動および自発呼吸が停止した状態をいい，日本救急医学会では心肺機能停止（cardiopulmonary arrest：CPA）という用語を推奨し，「心機能，肺機能のいずれもが，もしくは心機能，肺機能のいずれかが停止した状態」と定めています．この状態に対して心肺機能の回復を目的とした処置が心肺蘇生（cardiopulmonary resuscitation：CPR）です．しかし，心肺蘇生の究極の目標は脳蘇生による社会復帰であり，心肺脳蘇生（cardiopulmonary cerebral resuscitation：CPCR）とよぶこともあります．

2 BLS（一次救命処置）

ここでは AED を用いた心肺停止に対する一次救命処置について述べます．

2000年ガイドラインより，一般市民にも AED の使用が可能

概略図 ◆ ガイドライン 2005 成人 BLS アルゴリズム (Healthcare Provider 向け)

```
┌─────────────────────────┐
│   ①反応の確認            │
└─────────────────────────┘
           │ 反応がない
           ▼
┌─────────────────────────────────────────┐
│   ②救急医療システムへの通報              │
├─────────────────────────────────────────┤
│ 119番コールもしくは緊急コール，AEDを依頼 │
└─────────────────────────────────────────┘
           │
           ▼
┌─────────────────────────────────────────┐
│   ③気道確保                              │
├─────────────────────────────────────────┤
│ 呼吸の確認（5秒以上・10秒以内で確認）    │
└─────────────────────────────────────────┘
           │
           ▼
┌─────────────────────────────────────────┐
│   ④呼吸の確認，⑤人工呼吸                │
├─────────────────────────────────────────┤
│ 呼吸がない（有効な呼吸がない）場合，     │
│ 1回1秒かけて2回呼気吹き込み・胸郭        │
│ の挙上を確認                             │
└─────────────────────────────────────────┘
           │
           ▼
┌─────────────────────────────────────────┐      ┌──────────────────────┐
│   ⑥脈拍の確認              │ 脈拍触知 │     │・5～6秒に1回の        │
├─────────────────────────────┤─────────→│  呼気吹き込み          │
│ 5秒以上・10秒以内で確認     │          │・2分おきに脈拍の       │
└─────────────────────────────┘          │  再確認               │
   │ 脈拍なし・10秒以内に確認できず       └──────────────────────┘
   ▼
┌─────────────────────────────────────────┐
│   ⑦胸骨圧迫                              │
├─────────────────────────────────────────┤
│ 30回の胸骨圧迫＋2回の吹き込み            │
│ ┌─────────────────────────────────────┐ │
│ │ 胸骨圧迫は『強く・速く』             │ │
│ │ 毎回胸郭の圧迫を確実に解除（胸壁の   │ │
│ │ 戻りを待つ）                         │ │
│ │ 中断の時間はできる限り短く           │ │
│ └─────────────────────────────────────┘ │
│ AED到着・救急隊あるいはACLSチームが到着  │
│ するまで継続                             │
└─────────────────────────────────────────┘
           │
           ▼
┌─────────────────────────────────────────┐
│   ⑧AED/除細動器到着                     │
└─────────────────────────────────────────┘
           │
           ▼
┌─────────────────────────────────────────┐
│        心電図解析                        │
└─────────────────────────────────────────┘
    ショック必要 ↙         ↘ ショック不要
┌──────────────────────────┐  ┌──────────────────────────────┐
│ ショックは1回すぐにCPRを │  │ すぐにCPRを再開              │
│ 再開                     │  ├──────────────────────────────┤
├──────────────────────────┤  │ 5サイクル後（2分後）心電図の │
│ 5サイクル後（2分後）心電 │  │ 再解析                       │
│ 図の再解析               │  │ ※救急隊あるいはACLSチーム    │
└──────────────────────────┘  │   が到着するか，体動が見ら   │
                              │   れるようになるまでCPRを継続│
                              └──────────────────────────────┘
```

となり，BLS は救命の連鎖（chain of survival）のなかの迅速な通報，迅速な CPR，迅速な除細動までを含むことになりました．この BLS の手順を述べます（概略図）．

①反応の確認
救助者は倒れている患者を発見した際に，現場の安全を確認した後は，患者の反応をみます．肩を軽く叩き「大丈夫ですか？」と問いかけます．

②救急医療システムへの通報
反応のない成人の場合，救助者は救急医療システムへの通報し，AED を取りに行き戻ってから，CPR を行い，適応があれば除細動を行います．救助者が 2 名以上いれば，1 人は CPR を開始して，もう 1 人は 119 番通報して AED を持ってきます．院内で発生した場合には院内救急システムに通報します．

③気道の確保
頭部後屈あご先挙上方を行い，気道を開通させます．頸髄外傷が疑われる場合には下顎挙上法を行います．

④呼吸の確認と人工呼吸
気道を確保しながら，胸郭の動きを見て，呼気音を聞いて，呼気を頬で感じて，5 秒以上 10 秒以内で呼吸を確認します．呼吸がない場合，1 回に 1 秒かけて胸部が挙上するくらいの換気量で，人工呼吸を 2 回行います．これは感染防御具を用いての呼気吹き込みでもバッグマスク換気でも同じです．

⑤脈拍の確認
頸動脈で脈拍を 10 秒以内に確認します．触知可能な脈拍がある場合には，人工呼吸のみ毎分 10 〜 12 回，または 5 〜 6 秒に 1 回の割合で補助呼吸を行います．

⑥胸骨圧迫
胸骨圧迫と人工呼吸 30 : 2 で，**胸骨圧迫は毎分 100 回のリズムで胸郭が 4 〜 5cm 沈む程度に圧迫して，中断は最小限**

図 ◆ AED のアルゴリズム

```
┌─────────────────────────────────────┐
│ AED到着後，すぐに電源を入れる       │
└─────────────────────────────────────┘
                 ↓
┌─────────────────────────────────────┐
│ 成人用パッドを傷病者に装着する       │
└─────────────────────────────────────┘
```

- 小児用パッドは使用しないよう注意する
- AED使用時の特殊状況における注意点
  - ☐ 1歳以下には使用不可
  - ☐ 濃い胸毛
  - ☐ 埋め込み式のペースメーカー・除細動器がある
  - ☐ 経皮的貼付薬剤・その他の物が貼付されている
  - ☐ 傷病者が水に浸かっている
  - ☐ 胸部が濡れている

→ AED到着から最初のショックまで90秒以内に行う

AED心電図解析

心電図解析中は傷病者に触れない
「離れてください！」

ショック不要 → **すぐにCPRを再開**
- 脈拍の確認は行わない
- AEDの電源は切らず，パッドは装着したままにする
- 傷病者が動き出す，もしくは救急隊（ACLSチーム）が到着するまでCPRを継続

ショック必要 → **安全を確認しショックボタンを押す**

ショックボタンを押す前に，必ず安全確認
「I'm clear.」「You're clear.」「All clear.」

↓

ショック後すぐにCPRを再開
脈拍の確認は行わない

↓ 2分間（CPR約5サイクル）

AED心電図再解析

ショック不要 → **すぐにCPRを再開**
- 脈拍の確認は行わない
- 傷病者が動き出す，もしくは救急隊（ACLSチーム）が到着するまでCPRを継続

ショック必要 → **ショック後すぐにCPRを再開**
- 脈拍の確認は行わない
- 心電図モニターつきのAEDの場合は，モニターを確認し波形が変わっていたら脈拍の確認をする
- 心電図モニターがついていないAEDの場合は，傷病者が動き出す，もしくは救急隊（ACLSチーム）が到着するまで

  CPR→AED解析→（必要ならばショック）→CPR

  を繰り返す

(10秒以内)にとどめます．5セットあるいは2分間で胸骨圧迫を交代します（第4章-2参照）

⑦ **AEDの装着**
AEDによる心電図解析．除細動の適応があれば，充電後にショックを行い，**直ちに胸骨圧迫からはじまるCPRを再開**し，2分後に再びAEDによる心電図解析します．この後はこれの繰り返しになります．もし，適応なしとAEDが判断しても，CPRを再開し，2分後に再び心電図解析を行います．患者が動きはじめるか，あるいは救急車や院内であれば蘇生チーム（ACLSチーム）が到着するまでこれを継続します（図）．

⑧**正常な呼吸と循環があり意識がない場合には，回復体位をとらせ，気道閉塞や誤嚥の危険を減らします．**

※二次救命処置に関しては，付録のACLSを参照

✓チェックシート

心肺停止への対応

- ☐ 患者発見，意識の確認
- ☐ 救急医療システムへの連絡，AEDのオーダー
- ☐ 気道確保
- ☐ 呼吸確認
- ☐ 2回の人工呼吸
- ☐ 脈拍の確認
- ☐ 胸骨圧迫：人工呼吸＝30：2
- ☐ AEDの使用

（本多　満）

第6章 救急患者への対応

2. ショック

Point

1. ショックの病態から見た分類を理解しよう
2. ショックの分類とそれぞれのショックを理解しよう
3. ショックの病態からの鑑別ができるようになろう
4. ショックの種類ごとの治療が実践できるようになろう

概略図 ◆ ショックの鑑別診断

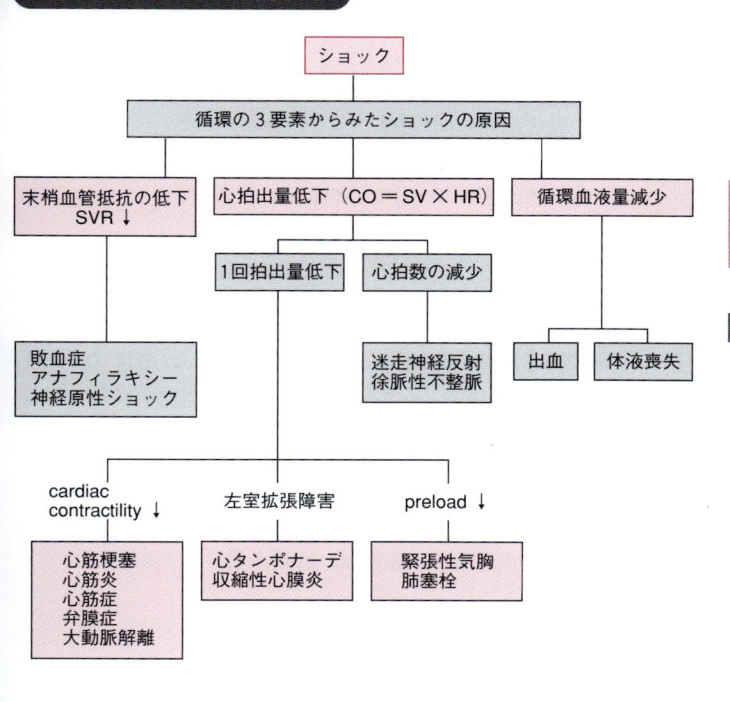

```
                            ショック
                               │
                  循環の3要素からみたショックの原因
                               │
        ┌──────────────────────┼──────────────────────┐
  末梢血管抵抗の低下      心拍出量低下（CO＝SV×HR）      循環血液量減少
      SVR ↓                    │                         │
        │              ┌───────┴───────┐         ┌───────┴───────┐
        │           1回拍出量低下    心拍数の減少     出血      体液喪失
        │               │               │
   敗血症                │          迷走神経反射
   アナフィラキシー       │          徐脈性不整脈
   神経原性ショック       │

  cardiac          左室拡張障害       preload ↓
  contractility ↓
        │               │               │
   心筋梗塞          心タンポナーデ    緊張性気胸
   心筋炎            収縮性心膜炎     肺塞栓
   心筋症
   弁膜症
   大動脈解離
```

1 定義

ショックとは「種々の循環調節機構が最大限に反応しているにもかかわらず、何らかの原因によって急性かつ全身性の循環不全が生じ、重要臓器や細胞の機能を維持するのに必要十分な血液供給が途絶えて酸素およびエネルギー基質が供給されなくなった結果、重要臓器や細胞の機能異常が出現する臨床症候群」を指します.

2 症状

5P's, ①蒼白（Pallor）, ②虚脱（Prostration）, ③冷汗（Perspiration）, ④脈拍触知せず（Pulselessness）, ⑤呼吸不全（Pulmonary insufficiency）の症状を示します. これらの臨床症状を的確に把握することが大切です.

3 ショックの分類

ショックは次の4つに分類されます（表）.

①血液分布異常性ショック（distributive shock）
②循環血液量減少性ショック（oligemic shock）
③心原性ショック（cardiogenic shock）
④心外・拘束性ショック（extracardiac obstructive shock）

循環動態を規定する因子は血液（循環血液量）, 血管（血管抵抗）, 心臓（心拍出量）の3要素であり, これらの3要素のいずれかの障害という視点からの分類は循環管理において有用です. MAP（平均血圧）= CO（心拍出量）× SVR（全身血管抵抗）であり, 心拍出量の低下あるいは血管抵抗の低下により血圧が低下します. また CO = SV（一回拍出量）× HR（心拍数）より, 心拍出量の低下する原因は一回拍出量の低下と心拍数の低下に分けて考えられます（概略図）.

表 ◆ ショックの鑑別と治療

	血液分布異常性			循環血液量減少性	心原性、心外・拘束性
	感染症性	アナフィラキシー	神経原性		
循環動態	CVP→ CO↑ BP↓ SVR↓	CVP↓ CO↓ BP↓ SVR↓	CVP↓ CO↓ BP↓ SVR↓	CVP↓ CO↓ BP↓ SVR↑	CVP↑ CO↓ BP↓ SVR↑
	感染、炎症に起因したサイトカイン、NOがSVRを低下させる	薬物、食物のⅠ型アレルギーによるヒスタミン、セロトニンがSVRを低下させる	心臓血管運動中枢および交感神経伝導路の障害によりSVRを低下させる	循環血液量減少	心臓のポンプ作用が低下
症状・徴候・検査	感染、炎症性疾患が先行 皮膚温度↑、紅潮、乾燥(warm shockの場合) 血小板の低下 白血球増多 (さらに重症で低下)	呼吸困難、胸部絞扼感 喉頭浮腫、気管支攣縮	外傷では頭部外傷や脊髄損傷の合併 腰椎麻酔時に呼吸困難を訴える 顔紋扼感を訴える 薬物による場合はアナフィラキシーとの鑑別が必要	蒼白、虚脱、冷汗 胸部X線で心陰影が小下、脱水例で上昇	心筋梗塞では胸痛、放散痛 左心不全では、呼吸困難、喘息などでは肝腫大、浮腫、頸静脈怒張など重症不整脈では、失神や意識障害、心電図異常、胸部X線影拡大、肺水腫像、緊張性気胸など
緊急処置	輸液療法：乳酸リンゲル液が主体 急性期のみスワンガンツカテーテルによる循環動態の把握が理想 高心拍出量状態ではノルエピネフリンiv使用、感染源の検索と治療 適切な抗生物質、場合によってはエンドトキシン質分解酵素阻害薬を使用	輸液療法：乳酸リンゲル液が主体 呼吸困難による換気障害を呈した時は気管挿管エピネフリン0.3mg〜0.5mg筋注 ステロイドiv 抗ヒスタミン薬、気管支拡張薬	輸液療法：乳酸リンゲル液が主体 窒息感を訴えれば、気管挿管	輸液療法：乳酸リンゲル液が主体、出血性なら輸血輸液。輸液・輸血はCVPを10cmH₂O前後、Ht値>30%を目安に行う Alb<2.5g/dLなら場合によって血漿製剤を投与 熱傷の輸液はParklandの公式に従う	心筋梗塞、心不全、不整脈それぞれの項参照 心タンポナーデや緊張性気胸はそれぞれの解除

4 治療

1）末梢血管抵抗の低下しているショック
：血液分布異常性ショック（distributive shock）

末梢血管拡張あるいは末梢に温感を認めます．感染性ショック，アナフィラキシーショック，神経原性ショックなどがあります．

α刺激作用による**末梢血管抵抗増加**を目的とした治療を行います．①**ドーパミン** 10μg/kg/分以上で投与，あるいは，②**ノルエピネフリン** 0.05μg/kg/分で開始し，適宜増減，③アナフィラキシーショックに対しては**エピネフリン** 0.3mg筋注，④神経原性ショックでは薬剤の効果が得られにくいので末梢静脈より細胞外液補充液の急速投与（できるだけ大きい口径の血管留置針）

> **Memo アナフィラキシー**
>
> アナフィラキシーショックはアナフィラキシーもしくはアナフィラキシー様反応により血管拡張と血管透過性亢進が出現して生じるショックです．薬物，造影剤，スズメバチ，食物のピーナッツなどにより起こります．原因物質の投与あるいは接触してから反応が起きるまでの時間が短いほど，反応は重症となります．症状は，①気道の閉塞，②循環不全症状（血圧低下，不穏，嘔吐，顔色不良，意識レベル低下など）を示します．治療は，①高流量酸素の投与，②低血圧，気道の腫脹，呼吸困難がみられる患者に対する**エピネフリン 0.3mg〜0.5mgの筋注**，③生理食塩水あるいは細胞外液補充液の急速輸液を行います．また，④嗄声，喘鳴，咽頭腫脹などが認められる場合には気管挿管を行いますが，タイミングが遅れると輪状甲状間膜切開まで必要になることがあります．なお，ステロイドは作用発現に4〜6時間かかるので即効性はありません．近年，ハチ毒，食物，薬物などによるアナフィラキシー既往のある人のために注射器の先端を太ももの前外側に押し付けるだけで，内蔵される注射針が出てエピネフリン 0.3mgを筋肉内注射ができるようになっている**自己注射製剤，エピペン®**が発売されています．

2）循環血液量減少性ショック（oligemic shock）

　出血性と体液喪失性に分けられます．出血性の場合，最も多いのは消化管からの出血ですが，胸部・腹部の大動脈瘤なども注意します．体液喪失の原因は，腹膜炎，膵炎，熱傷，脱水，熱中症，糖尿病性昏睡などがあります．治療法は次の2つです．

① 末梢静脈より**細胞外液補充液の急速投与**（できるだけ大きい口径，18G以上の血管留置針を使用）
② 出血性ショックで細胞外液補充液のみではショック離脱が困難なとき，また2,000 ml細胞外液投与にもかかわらずショックの離脱が困難な場合は**輸血を考慮**します．輸血のオーダーから輸血開始まで時間がかかる施設では早めにオーダーする必要があります．

> **Memo　出血性ショック**
>
> 原因は消化管出血，外傷によることが多く，初期症状は交感神経刺激症状です．血圧の低下が出現する前に，頻脈，皮膚の蒼白，冷汗，湿潤などの**身体所見からショックの早期診断**を行う必要があります．体血液量の30％以上の喪失によりはじめて血圧低下を起こしますが，その時点では代償機転の破綻をきたしており，治療開始が遅れて後手を踏むことになります．また，高齢者，β遮断薬服用者は交感神経刺激症状である頻脈が出現せず，少量の出血でも血圧が低下します．

3）心原性ショック（cardiogenic shock）

①心拍数の減少によるショック

　心筋梗塞（右冠動脈病変），迷走神経反射，洞不全症候群があります．禁忌がなければ，**アトロピン 0.5 mg** 静注します．アトロピンが無効でショックが継続する場合には経皮ペーシング（TCPを考慮）を行います．

②一回拍出量の低下によるショック

❶ 心収縮性の低下（cardiac contractility ↓）

　心筋自体に問題のある心筋性である虚血性心疾患，心筋炎，弁膜症など機械的に問題のある機械性，不整脈によって生

じる不整脈性があります．

ドーパミンのβ₁受容体刺激による心筋収縮力増強，心拍数増加作用を目的に 5 ～ 10 μg/kg/分で使用します．

❷ 左室拡張障害

心タンポナーデ，収縮性心外膜炎があります．心エコーが診断に有効である．心タンポナーデは，バイタルサインの悪化があり，緊急に心嚢穿刺が必要になる場合があります．

❸ 静脈還流量の不足（preload ↓）

胸腔内圧の上昇が静脈還流の障害因子となり，十分な還流量が得られないためショックになります．代表的なものとしては緊張性気胸があります．これは緊急度が非常に高く，胸部 X 線を行う余裕はありません．そのため，胸部聴診，打診，頸静脈怒張，気管偏位により診断します．緊急に患側の脱気が必要になる場合があります．

4）心外・拘束性ショック（extracardiac obstructive shock）

胸郭内の心臓に流入する循環回路に抵抗があるために静脈還流量が不足となり，前負荷が低下して，心拍出量の低下を招きショックになります．上記 3）**心原性ショック** ❷❸ に相当します．

> **Memo 見逃してはいけないショック**
>
> 原因が解明されれば，すぐにショックから離脱できるものを見逃さないようにする必要があります．緊張性気胸と心タンポナーデに対して昇圧剤や輸液を行っていると心停止に至ってしまいます．緊張性気胸は症状の呼吸苦と，頸部の頸静脈の怒張，気管偏位，胸壁運動の視診，打診，呼吸音の聴診により診断をつけ，**胸部 X 線を行わないですぐに脱気**を行います．また心タンポナーデは心音の聴診，kussmal 徴候，奇脈の存在および心エコーによるフリースペースの存在より診断をつけてすぐに**心嚢穿刺**を行うことにより解除が可能です．これらは救急外来，あるいはベッドサイドで診断，処置が可能であり見逃して，「preventable death」をきたさないように注意が必要です．

✅ チェックシート

ショックの分類

- [ ] 血液分布異常性ショック (distributive shock)
  感染性ショック,アナフィラキシーショック,神経性ショック
- [ ] 循環血液量減少性ショック (oligemic shock)
  出血,脱水
- [ ] 心原性ショック (cardiogenic shock)
  心筋梗塞,心筋症,心筋炎,弁膜症,大動脈解離,不整脈
- [ ] 心外・拘束性ショック (extracardiac obstructive shock)
  心タンポナーデ,収縮性心膜炎,重症肺塞栓,緊張性気胸

(本多 満)

Note

第6章 救急患者への対応

3. 急性心不全

Point

❶急性心不全は，①心原性肺水腫，②心原性ショックおよび，③慢性左室機能不全の急性増悪の状態をさします

❷急性心不全の臨床症状は突然の呼吸困難から心原性ショックまで多様です

❸絶対入院のうえ，自覚症状を改善させる治療を迅速に行います．また原因疾患を診断し，その治療も行います

　急性心不全は，①心原性肺水腫，②心原性ショックおよび，③慢性左室機能不全の急性増悪の状態をさします．原因としては表1にあげるものがあります．その他，慢性心不全の急性増悪時には，感染や治療の中断（服薬の中止・暴飲暴食），精神的・肉体的ストレス，血圧の上昇なども誘因となります．

表1◆ 急性心不全の原因

病態	原因
1 心疾患	
ⓐ虚血	心筋梗塞，虚血性心疾患など
ⓑ心筋変性	
・特発性	拡張型心筋症，肥大型心筋症，拘束性心筋症
・続発性	アルコール性心筋症など
・過負荷	高血圧性心疾患など
・炎症	心筋炎，感染性心内膜炎など
・薬物	β遮断薬，抗不整脈薬，抗炎症薬，アドリアマイシンなど
2 弁膜疾患	僧帽弁，大動脈弁，三尖弁などの狭窄，閉鎖不全など
3 不整脈	心室頻拍，頻脈性心房細動，高度除脈など
4 先天性心疾患	Fallot四徴症，心室中隔欠損症など
5 心膜疾患	心タンポナーデなど
6 血栓塞栓症	肺梗塞，塞栓症など
7 その他	甲状腺疾患，高度貧血など

概略図 ◆ 急性心不全の初期評価と治療指針

A) 初期評価

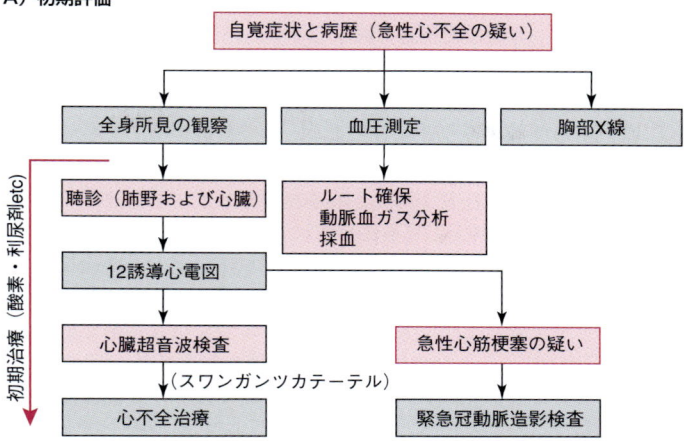

```
自覚症状と病歴（急性心不全の疑い）
         │
   ┌─────┼─────┐
全身所見の観察  血圧測定  胸部X線
   │
 聴診（肺野および心臓）   ルート確保
   │                    動脈血ガス分析
12誘導心電図              採血
   │
 心臓超音波検査 ── 急性心筋梗塞の疑い
   │(スワンガンツカテーテル)
 心不全治療              緊急冠動脈造影検査
```

← 初期治療（酸素・利尿剤etc）

B) 治療指針

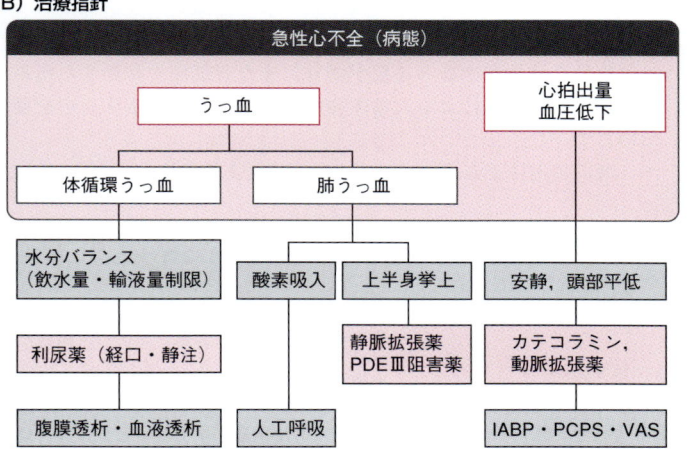

急性心不全（病態）

- うっ血
  - 体循環うっ血
    - 水分バランス（飲水量・輸液量制限）
    - 利尿薬（経口・静注）
    - 腹膜透析・血液透析
  - 肺うっ血
    - 酸素吸入
      - 人工呼吸
    - 上半身挙上
      - 静脈拡張薬 PDE Ⅲ阻害薬
- 心拍出量 血圧低下
  - 安静，頭部平低
  - カテコラミン，動脈拡張薬
  - IABP・PCPS・VAS

PDE Ⅲ阻害薬：ホスホジエステラーゼ阻害薬
VAS：補助人工心臓

1 重症度・緊急性の判断

心不全の重症度はベッドサイドで行える自覚症状,理学所見をはじめ,非観血的検査である心エコー,胸部X線,動脈血ガス分析や観血的な心臓カテーテル検査などさまざまな方法で評価されます(概略図A).まず非観血的な評価を行い,そこから観血的な評価を行うか検討します.神経体液性因子(心房性ナトリウム利尿ペプチド:ANP,脳性ナトリウム利尿ペプチド:BNP)の測定は簡便であり,心不全の重症度・予後評価のみならず治療効果指標としても注目されています.

これらの各指標は独立して評価するのではなく,心不全をきたす基礎疾患自体の評価も含め総合的に判断することが重要です.

心不全を疑った際に大切なことは,最初に全身状態を把握することです.心不全の重症度・緊急性を知る意味で問診・診察・検査と合併症についての評価も重要ですが,呼吸困難を主訴にしていることが多く,治療と並行して病態把握を行うことになります.急性心不全の各種病態と症状を表2に示します.

意識がはっきりしていれば本人から,意識レベルが低下しているときは家族から問診します.特に胸痛を訴えている場合には急性心筋梗塞を疑う必要があり,また背部痛や移動する痛みでは大動脈解離による大動脈弁閉鎖不全・心タンポナーデを疑います.

低心拍出による末梢循環不全の所見である冷汗,チアノーゼ,

表2 ◆ 急性心不全の各種病態と症状

急性心不全の病態	症状
急性左心不全	呼吸困難,前胸部圧迫感,息切れ,精神・神経症状,奔馬調律(ギャロップリズム),高度徐脈or頻脈,心拡大,湿性ラ音Cheyne-Stokes呼吸など
慢性心不全の急性増悪	息切れ,呼吸困難,チアノーゼ,浮腫(特に下肢),腹部膨満感,経静脈怒張,心拡大,肝腫大など
肺うっ血 肺水腫(左心不全)	呼吸困難,息切れ,血痰,咳嗽,低酸素血症など
心原性ショック(左心不全)	冷汗,顔面蒼白,末梢冷感,呼吸困難,意識障害,低血圧,尿量減少

末梢冷感の有無,あるいは鬱血所見である頸静脈怒張,下肢・顔面の浮腫,肝腫大の有無を確認します.

2 必要な手技・検査

1）聴診

身体所見肺野の聴診は,肺うっ血の有無を評価し重症度を判定するうえで大切です.急性心筋梗塞症における肺うっ血による湿性ラ音を用いた心不全重症度分類としてKillip分類（表3）があります.心音も重要で,弁膜症やⅢ音・Ⅳ音の存在,シャント音（心室中隔穿孔）も鑑別に大切です.

2）血圧測定

血圧測定を行いショック状態にあるか否かをチェックします.逆に高血圧を呈する急性心不全もあります（後負荷が上昇しているafterload mismatchによる心不全発症の可能性）.

3）心電図

急性心筋梗塞を鑑別するため,また不整脈を原因とする心不全の確認のためにも必ず行います.急性心不全は心室性期外収縮や重篤な不整脈が発生することもあり,入院後も心電図モニター管理が必要です.

4）動脈血液ガス

高度の肺うっ血では動脈血酸素分圧（PaO_2）が60 mmHg以下になり,緊急気管内挿管も考慮する必要があります.

表3 ◆ Killip分類

Group A (Class Ⅰ)	心不全の徴候なし
Group B (Class Ⅱ)	軽度〜中等度心不全（肺ラ音が全肺野の50％未満で聴取）
Group C (Class Ⅲ)	重症心不全（肺ラ音が全肺野の50％以上で聴取,肺水腫）
Group D (Class Ⅳ)	心原性ショック（血圧90mmHg未満,尿量減少,冷たく湿った皮膚,チアノーゼ,意識障害）

5）心エコー

心機能の評価とともに原因疾患の同定に有用です．非侵襲の検査ですが，その情報は非常に有用です．

6）胸部 X 線写真

胸部 X 線写真は重症度判定に重要です．

7）血液生化学検査

腎機能，肝機能なども心不全の原因や状態を判定するうえで重要です．

8）血中酸素飽和度モニター

簡便に酸素化状態を監視できる利点があります．

9）観血的動脈圧モニター

リアルタイムな血圧を知る必要がある場合，動脈に留置針を置き血圧を監視します．

10）スワンガンツカテーテル

血行動態を把握するためにカテーテルを肺動脈まで進めます．急性心筋梗塞におけるポンプ失調分類である Forrester 分類（表4）に基づき治療を行います．

表4 ◆ Forrester 分類と治療指針

	PCWP ≤ 18 mmHg	PCWP > 18 mmHg
CI > 2.2 l/分/m²	Subset I 肺動脈楔入圧（PCWP）≦18mmHg 心係数（CI）＞2.2l/分/m² 安静・鎮静薬 （血管拡張薬・β遮断薬）	Subset II PCWP＞18mmHg CI＞2.2l/分/m² 利尿薬・血管拡張薬
CI ≤ 2.2 l/分/m²	Subset III PCWP≦18mmHg CI≦2.2l/分/m² 補液・強心薬	Subset IV PCWP＞18mmHg CI＜2.2l/分/m² 強心薬・利尿薬・機械的循環補助

11）冠動脈造影検査

冠動脈造影により，虚血性心疾患における責任病変を同定し，通常引き続き冠動脈形成術を行います．

3 治療の進め方

急性心不全は，初期治療を誤ると生命にかかわる病態であるため急性期診断が重要となり，診断の迅速性および正確性が要求されます．病態把握・重症度評価を行うと同時に，心不全の原因を究明し，適切な治療を行う必要があります（概略図 B）．

1）病態や重症度に合わせて治療選択

①血圧が低い場合は，狭心作用および血管収縮作用を有するカテコラミンを使用します．具体的には，ドブタミン・ドパミンを単独あるいは併用で使用します．それでも血圧が維持できない場合は，ノルアドレナリンを使用します．

②肺うっ血，肺水腫があるときは血管拡張薬，利尿薬を使用します．

③心原性ショックにおいて薬物治療の効果が規定できない際は，大動脈内バルーンパンピング（IABP），さらには経皮的心肺補助法（PCPS）を使用します．特に急性心筋梗塞のショック例では再灌流を前提とし，その間血行動態が不安定な場合は積極的にこれらの非薬物療法を行います．

④うっ血があり利尿薬の作用が十分でない場合には除水目的で透析を併用することがあります．体外式限外濾過法（ECUM）や持続的血液濾過透析（CHDF）により強制的に除水をします．特に血行動態を比較的乱すことなく施行できる CHDF が効果的です．

2）治療法

①一般療法

● 体位

急性心不全が疑われた場合は原則として頭部を高くし，Fowler 体位を保つようにします．ベッドを水平にするだけで心停止に至る場合もあります．血圧低下例やショックの

場合には，頭部を低くします．
- ●呼吸管理

  可能な限り酸素吸入前に動脈血ガスを調べ，酸素吸入を行います．PaO_2 が 60 mmHg 以下では気管内挿管を考慮します．
- ●ルートの確保

  末梢あるいは中心静脈からの点滴を行います．重症心不全では，中心静脈が必要となります．

②薬物療法

- ●塩酸モルヒネ

  交感神経緊張の著しい亢進を鎮静することによって，動脈血管抵抗を減少させます．患者の不穏，呼吸困難感などを軽減するために適宜使用します．ただし，呼吸抑制には注意する必要があります．
- ●利尿薬

  急性心不全発症以前に脱水を生じていない限り，ループ利尿薬の投与を開始します．
- ●強心薬

  ドパミンは腎動脈に存在するドパミン受容体を刺激し腎血流を増加させ利尿作用を促します．心拍出量を増加させる目的でドブタミンを使用します．両者を併用することもありますが，最近はドブタミンの使用が優先されています．PDE Ⅲ阻害薬はカテコラミン製剤と比較して心筋酸素消費量をほとんど増加せずに心拍出量を増加させますが，血圧低下例には用いにくいことがあります．
- ●血管拡張薬

  血管拡張薬としてニトログリセリン，硝酸イソソルビドなどを用い，体血圧を 90 〜 100 mmHg に維持します．静脈拡張を促し，静脈還流を減らすことで心臓への負担を軽減します．
- ●その他の治療薬

  血管拡張作用と利尿作用を併せ持つ心房性ナトリウム利尿ペプチド（hANP）を使用することもあります．

③非薬物療法
- IABP

  薬物治療に抵抗性の急性心不全・心原性ショックの症例が主に適応となる．また，虚血が残存する症例も良い適応となります．

- PCPS

  カニューラを経皮的に挿入することで，補助的に血流量の改善を行いうる人工心肺装置を内科的に使用する方法です．ポンプを使って右心房から脱血した静脈血を人工肺のなかで酸素化し，大腿動脈を通して逆行性に送血することで全身灌流を維持します．2〜4 *l*/分の送血が可能です．

- CHDF

  除水の方法としては，体外限外濾過法（ECUM），持続的静脈-静脈血液濾過（CVVH），持続的動静脈血液濾過（CAVH）などがあります．最近では循環動態への影響が少なく，心不全悪化の一因といわれるサイトカインなどを除去する機能を兼ね備えているCHDFを用いることが多いです．

✓ チェックシート

急性心不全を疑ったときの診療手順

☐ 症状は，どのようなものか？

☐ 全身の所見は（四肢冷汗・チアノーゼ・うっ血所見）？

☐ 血圧は維持されているか？

☐ 聴診所見は（Killip分類）？

☐ 問診（基礎疾患の有無・胸痛・背部痛，発症はいつからか）

☐ 心電図所見・胸部X線・血液ガス所見は？

（原　久男）

第6章 救急患者への対応

4. 高血圧緊急症

Advanced Learning

Point

1. 高血圧緊急症は単に血圧が高い状態でなく，臓器障害を有するものを指します
2. 高血圧の成因（本態性・2次性）は問題とされません
3. 速やかな（おおむね1時間以内）降圧が必要となります

一覧表 ◆ 病態把握のための必要チェック項目

病歴，症状

- 高血圧の診断・治療歴，交感神経作動薬ほかの服薬
- 頭痛，視力障害，神経系症状，悪心・嘔吐，胸・背部痛，心・呼吸器症状，乏尿，体重の変化など

身体所見

- 血圧：拡張期血圧は120mmHg以上のことが多い，**左右差**
- 脈拍，呼吸，体温
- 体液量の評価：脱水，浮腫，立位血圧測定など
- 中枢神経系：**意識障害，痙攣，片麻痺**など
- 眼底：**線状～火炎状出血**，軟性白斑，網膜浮腫，**乳頭浮腫**など
- 頸部：頸静脈怒張，血管雑音など
- 胸部：心拡大，**心雑音，心不全所見**など
- 腹部：肝腫大，**血管雑音**，（拍動性）腫瘤など
- 四肢：浮腫，動脈拍動など

緊急検査

- 尿，末梢血（スメアを含む）
- 血液生化学（尿素窒素，クレアチニン，電解質，糖，LDH，CPKなど）
- **動脈血ガス分析，ECG，胸部X線，腹部X線**
- 必要に応じて，心・腹部エコー図，頭部・胸部・腹部CTスキャン
- 必要に応じて，血漿レニン活性，アルドステロン濃度，カテコールアミン濃度測定のための採血
- 褐色細胞腫の疑いがあれば少量のフェントラミン静注

高血圧緊急症とは血圧の著しい上昇（多くは 180/120 mmHg 以上）により，脳・心・腎などの臓器障害をきたすか，それが進行しつつある状態を指します．緊急かつ適正な降圧を必要とします．

1 重症度・緊急性の判断

　重症度・緊急度は原疾患，合併症の状況により異なり，個々の患者の状態により判断する必要があります．直ちに降圧を図るべき狭義の緊急症（emergency）と，数時間以内に降圧を図るべき切迫症（urgency）に分類されます．以下に緊急症として扱う状態（1 時間以内に血圧を下げる必要のある状態）を示します．

> 高血圧性脳症，脳内出血，クモ膜下出血，急性左心不全（肺水腫），解離性大動脈瘤，腎不全，妊娠中毒症，頭部外傷，広範な火傷，不安定狭心症・急性心筋梗塞で高度の高血圧を伴う場合，褐色細胞腫のクリーゼ

2 必要な検査・手技

1）病歴
①バイタルサインをチェックしながら，手短に病歴を取る．
②本症を疑った場合，高血圧歴・治療歴などを中心に（意識のない場合は家族や付添いの人から）聴取する（一覧表）．

2）理学所見
①血圧測定：原則として四肢で測定．左右上肢は必ず！
②胸部聴診：心雑音，Ⅲ音，Ⅳ音，肺うっ血の有無
③神経学的所見：意識状態，局所神経症状
④眼底所見：うっ血乳頭，網膜出血，白斑の有無

3）検査所見
①心電図：左室肥大・虚血性心疾患の有無

表 ◆ 高血圧緊急症に用いられる薬剤

薬剤	用法・用量	効果発現	作用持続	副作用・注意点	主な適応
血管拡張薬					
ニトロプルシド・ナトリウム	持続静注：0.25〜2(4)μg/kg/分	瞬時	1〜2分	悪心，嘔吐，頻脈，高感度・長時間投与でシアン中毒などに注意	ほとんどの緊急症．頭蓋内圧亢進や腎障害では要注意
ニトログリセリン	持続静注 5〜100μg/分	2〜5分	5〜10分	頭痛，嘔吐，頻脈，メトヘモグロビン血症，耐性が生じやすいなど，遮光が必要	急性冠症候群・急性心不全．頭蓋内亢進では要注意
ヒドララジン	静注 10〜20mg	10〜20分	3〜8時間	頻脈，顔面紅潮，頭痛，狭心症の増悪	子癇
	筋注 10〜40mg	20〜30分	4〜6時間	持続性の低血圧など	
ニカルジピン	静注：2mg＋5%glu10mlゆっくり静注 持続静注 0.5〜6μg/kg/分	5〜10分	60分	頻脈，頭痛，顔面紅潮，局所の静脈炎など，心不全では要注意	急性心不全を除くほとんどの緊急症．頭蓋内亢進や急性冠症候群では要注意
ジルチアゼム	静注：10mg＋5%glu10mlゆっくり静注 持続静注 5〜15μg/kg/分	5分以内	30分	徐脈，房室ブロック，洞停止など，定効症では低用量	急性心不全を除くほとんどの緊急症
交感神経薬					
フェントラミン	静注 1〜10mg 初回静注後0.5〜2mg/分で持続静注してもよい	1〜2分	3〜10分	頻脈，頭痛など	褐色細胞腫，カテコラミン過剰
プロプラノロール	2〜10mg（1mg/分）→2〜4mg/4〜6時間ごと			徐脈，房室ブロック，心不全など	他薬による頻脈抑制

従来，経口降圧薬として緊急時にニフェジピンの舌下投与があったが，過度降圧・反射性頻脈をきたすことがあり，原則として使用しないこととなった．カプトプリル12.5〜25mgの経口は効果発現まで30分4〜6時間持続する．

②胸部 X 線：心陰影の拡大，肺うっ血所見，大動脈弓部所見（石灰化・拡大）
③心エコー：必須ではないが，心雑音の著明なとき，解離性大動脈瘤を強く疑うとき，心膜炎の疑いのあるときなどには施行する．
④血液検査：血算，BUN，クレアチニン，電解質，血糖，アンモニアなど．（必要に応じ血漿レニン活性，アルドステロン濃度，カテコラミン濃度）
⑤尿検査：尿蛋白，尿糖，尿潜血，比重，尿沈渣など．
⑥ CT ：意識障害，脳血管障害の疑いのあるとき．

3 治療の進め方

　緊急症では入院治療が原則です．臓器障害や血管病変を有しており，必要以上の急速で過剰な降圧は臓器灌流圧の低下により脳梗塞，皮質黒内障，心筋梗塞，腎機能障害の進行などの虚血性障害を引き起こす可能性があります．一般的な降圧目標は緊急症の場合でもはじめの 1 時間以内に平均血圧で 25 ％以上は降圧させず，次の 2 〜 6 時間で 160/100 〜 110 mmHg を目標とします．基礎疾患・合併症が診断されれば疾患に則した降圧に切り替えます．

表に実際に使用する薬剤を呈示します．

〈原　久男〉

Note

第6章 救急患者への対応

5. 急性冠症候群

Point

❶急性冠症候群（ACS）は，不安定狭心症，急性心筋梗塞，心臓突然死を含めた一連の急性心筋虚血を呈する症候群です

❷治療はST上昇の有無によって異なり，ST上昇のない場合には，リスク評価によって治療計画を立てます

概略図 ◆ ACS患者の評価・管理のカスケード

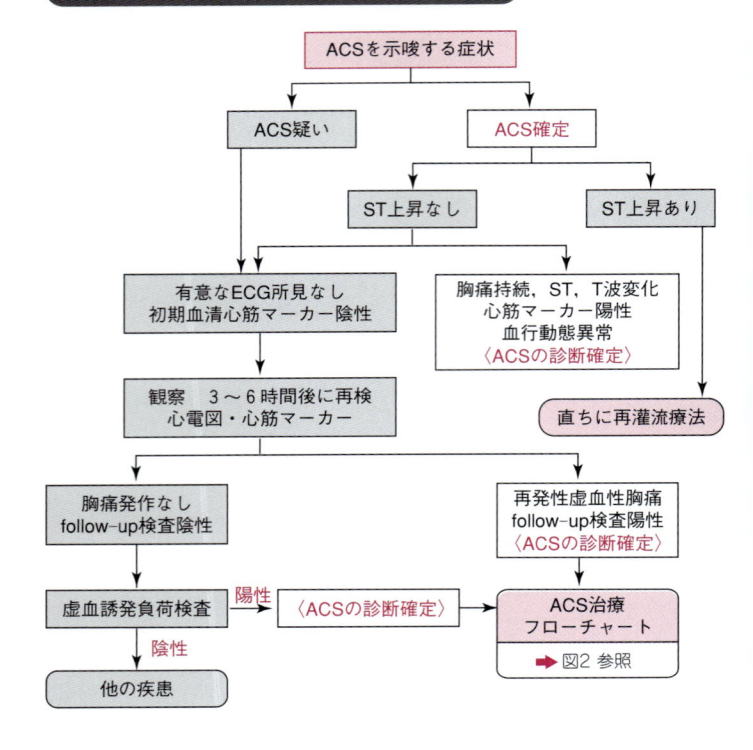

```
                    ACSを示唆する症状
                    ┌─────┴─────┐
                 ACS疑い          ACS確定
                              ┌─────┴─────┐
                          ST上昇なし      ST上昇あり
```

- 有意なECG所見なし 初期血清心筋マーカー陰性
- 胸痛持続，ST，T波変化 心筋マーカー陽性 血行動態異常 〈ACSの診断確定〉
- 観察 3〜6時間後に再検 心電図・心筋マーカー
- 直ちに再灌流療法
- 胸痛発作なし follow-up検査陰性
- 再発性虚血性胸痛 follow-up検査陽性 〈ACSの診断確定〉
- 虚血誘発負荷検査 → 陽性 〈ACSの診断確定〉 → ACS治療フローチャート ➡ 図2参照
- 陰性 → 他の疾患

310 循環器内科研修チェックノート

急性冠症候群（Acute Coronary Syndrome：ACS）とは，不安定狭心症，急性心筋梗塞，心臓突然死を含めた一連の急性心筋虚血を呈する症候群と定義されています．急性心筋虚血におけるプラーク（粥腫）の増大，破綻（plaque rupture）から，血栓形成これによる冠動脈内腔の亜完全閉塞ないし完全閉塞といった一連の病態を一元的に説明する概念です．

1 重症度・緊急性の判断

ACSを疑えば入院治療が原則です．不安定狭心症では心筋梗塞への移行を防止することが，急性心筋梗塞では再疎通により梗塞範囲の狭小化を図ることが目的となります．

AHA/ACCのガイドラインはACSをST上昇型心筋梗塞（ST elevation myocardial infarction：STEMI）と非ST上昇型心筋梗塞（non-ST elevation myocardial infarction：NSTE-MI）・不安定狭心症（unstable angina：UA）に分類しています（図1）．この分類により発症時のST変化を迅速に評価し，よりよい患者予後を導くための治療戦略が系統立てられています（診療のカスケード）．STEMIが診断されればすぐに次の治療（再灌流療法）に移行します．NSTEMIは軽症な例からショックまで広いスペクトラムをもった疾患群であり，そのため，それぞれに適した評価と治療戦略が必要です（概略図）．NSTE-

図1 ◆ 急性冠症候群の分類

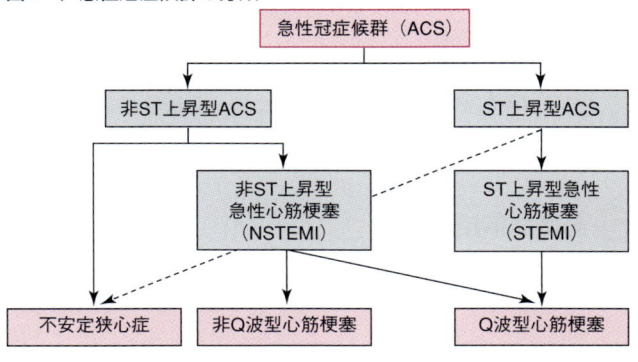

表1 ◆ 非ST上昇型急性冠症候群の短期リスク分類

		高リスク	中等度リスク	低リスク
病歴	胸痛	安静時 48時間以内に増悪 20分以上の胸痛	安静時,夜間の胸痛 2週間以内のCCS分類 ClassⅢないしⅣ	労作性 2週間以上前から始まり 徐々に閾値が低下する
	持続時間	現在も持続	20分以上の胸痛の既往 はあるが現在は消失	20分以内
	硫酸薬の 有効性	無効	有効	有効
	随伴症状	冷汗,吐気 呼吸困難		
身体所見		新たなⅢ音 肺野ラ音 汎収縮期雑音 (僧帽弁逆流) 血圧低下,徐脈, 頻脈		正常
心電図変化		ST低下≧0.5mm 持続性心室頻拍 左脚ブロックの 新規出現	T波の陰転≧3mm Q波出現	正常
生化学的所見		トロポニンT上昇 (定性陽性, >0.1ng/mL)	トロポニンT上昇 (定性陽性, >0.1ng/mL)	トロポニンT上昇なし (定性陰性)

※なお,次の既往や条件を1つでも有する症例はランクを1段階あげるように考慮すべきである.
①陳旧性心筋梗塞,②脳血管・末梢血管障害,③CABGおよびPCIの既往,
④アスピリンの内服,⑤糖尿病,⑥75歳以上

　MIを疑ったなら次いで短期的な生命予後(心臓死・非致死的な心事故の発生)に関するリスク層別化を行います(表1).その後,ACSの治療フローチャートに従って戦略を立てます(図2).中等度・高度リスク例(図3)では,緊急で冠動脈造影および血行再建術が高いので,これらの検査,治療が可能な施設に入院,転院することが推奨されます.

2　必要な手技・検査

1)問診

　胸痛について,①質,②位置,③持続時間,④誘発因子,⑤緩和因子について聴きます.また不安定狭心症であれば予後不良

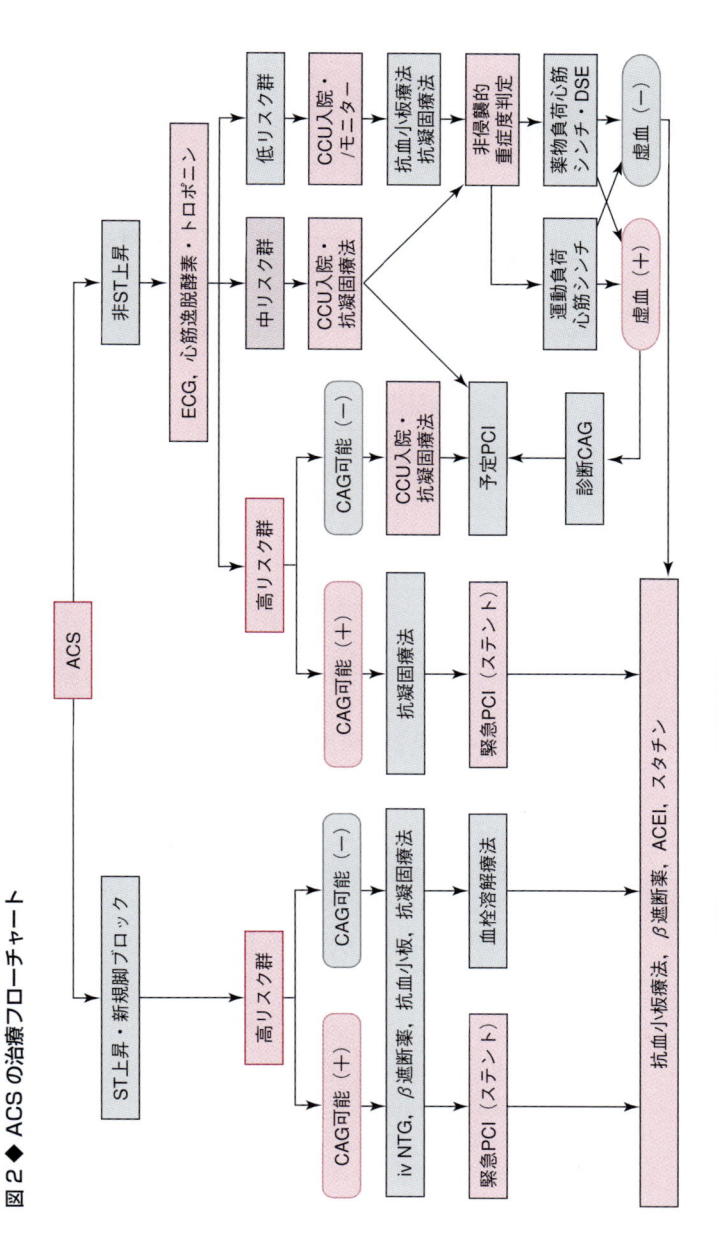

図2 ◆ ACSの治療フローチャート

```
ACS
├─ ST上昇・新規脚ブロック
│   └─ 高リスク群
│       ├─ CAG可能(＋)
│       │   └─ iv NTG, β遮断薬, 抗血小板, 抗凝固療法
│       │       └─ 緊急PCI(ステント)
│       └─ CAG可能(－)
│           └─ 抗血小板, 抗凝固療法
│               └─ 血栓溶解療法
│
└─ 非ST上昇
    └─ ECG, 心筋逸脱酵素・トロポニン
        ├─ 高リスク群
        │   ├─ CAG可能(＋)
        │   │   └─ 抗凝固療法
        │   │       └─ 緊急PCI(ステント)
        │   └─ CAG可能(－)
        │       └─ CCU入院・抗凝固療法
        │           └─ 予定PCI ← 診断CAG
        ├─ 中リスク群
        │   └─ CCU入院・抗凝固療法
        └─ 低リスク群
            └─ CCU入院・モニター
                └─ 抗血小板療法 抗凝固療法
                    └─ 非侵襲的重症度判定
                        ├─ 運動負荷心筋シンチ → 虚血(＋) → 診断CAG
                        └─ 薬物負荷心筋シンチ・DSE → 虚血(－)
```

→ 抗血小板療法, β遮断薬, ACEI, スタチン

図3 ◆ NSTEMI（中等度・高リスク）への対処

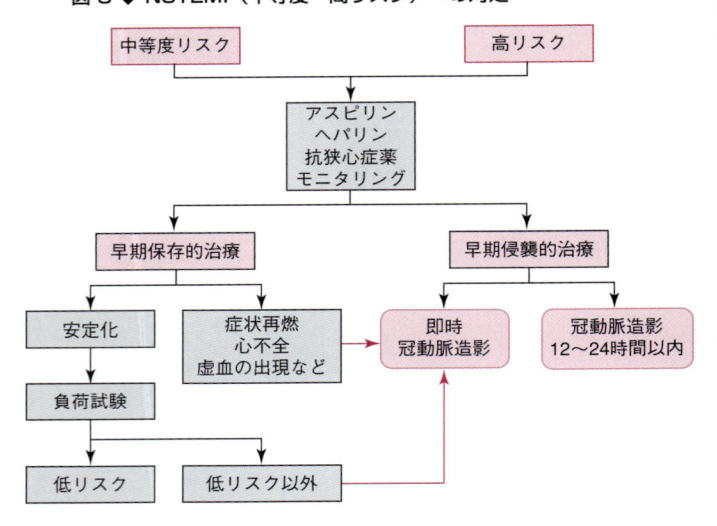

```
┌──────────────┐              ┌──────────┐
│  中等度リスク  │              │  高リスク  │
└──────┬───────┘              └─────┬────┘
       │                            │
       └────────────┬───────────────┘
                    ▼
            ┌──────────────┐
            │  アスピリン    │
            │  ヘパリン      │
            │  抗狭心症薬    │
            │  モニタリング   │
            └──────┬───────┘
          ┌────────┴────────┐
          ▼                 ▼
    ┌──────────┐      ┌──────────┐
    │早期保存的治療│    │早期侵襲的治療│
    └─────┬────┘      └─────┬────┘
      ┌───┴───┐         ┌───┴────┐
      ▼       ▼         ▼        ▼
   ┌─────┐ ┌────────┐ ┌──────┐ ┌──────────┐
   │安定化│ │症状再燃  │ │即時   │ │冠動脈造影  │
   └──┬──┘ │心不全    │ │冠動脈 │ │12～24時間 │
      │    │虚血の出現等│ │造影   │ │以内       │
      ▼    └────┬───┘ └──────┘ └──────────┘
   ┌─────┐      │          ▲
   │負荷試験│    │          │
   └──┬──┘      │          │
   ┌──┴──┐      │          │
   ▼     ▼      │          │
┌─────┐┌──────────┐         │
│低リスク││低リスク以外│────────┘
└─────┘└──────────┘
```

となりうるため、安静時か、新規発症か、症状の増悪の有無に関して必ずチェックします。特に48時間以内の安静時発作や20分以上持続する胸痛を伴うNSTEMIは、短期リスクで高度リスクに分類されます。

2）心電図

ACSでは発症早期の的確な診断が必要であり、心電図は国内外のガイドラインにおいても重症度評価の重要な主項目となっています。心電図変化がない場合もあり時間をおいて繰り返し記録することも重要です。

3）胸部X線

STEMIの患者は、胸部X線を施行すべきではありますが、このために再灌流療法を遅らせてはいけません。他疾患（解離性動脈瘤・気胸など）との鑑別に有効です。NSTEMIでは、重症度評価に重要であり肺うっ血・肺水腫は短期リスクの高度リスクに分類されます。

4）心エコー

心エコー検査は，心電図検査と同様に簡便性利便性に富み，侵襲のない検査法です．心筋梗塞では，発症直後より梗塞部での壁運動異常が出現します．僧帽弁逆流など弁膜症の有無，心囊水，シャントなどの合併症を確認します．

5）血液生化学検査・心筋マーカー

持続する胸痛かつ ST 上昇が確認されれば STEMI の可能性が高く，クレアチンキナーゼ（CPK）などの心筋マーカーの結果を待って，再灌流治療の開始を遅らせてはいけません．最近では心臓型脂肪酸結合タンパク（H-FABP）と，筋原繊維を構成するトロポニン T など迅速診断キットが活用されており，広く診断と重症度判定に用いられています．

（心臓核医学・MDCT に関しては**第 2 章 - 2 を参照のこと**）

3 治療の進め方

1）STEMI

①初期治療

酸素投与・ニトログリセリンの舌下投与・塩酸モルヒネ静注（5 mg）・アスピリン 100 〜 200 mg の咀嚼

②再灌流療法

- 血栓溶解療法

  t-PA やウロキナーゼを冠状動脈内ないしは経静脈性に投与します．最もよい適応は，ST 上昇（連続する 2 つ以上の誘導における 0.1 mV 以上の上昇）を有し，発症 12 時間以内の 75 歳未満の患者（胸痛を有する脚ブロック例も含む）です．

- 冠動脈インターベンション

  血栓溶解療法を行わずに最初から PCI を施行する方法を primary PCI といいます．本法の最もよい適応は以下の通りです．

  ①ST 上昇または新たに生じたと考えられる左脚ブロックが認められる急性心筋梗塞患者で，発症 12 時間以内にあるいは虚血状態が持続する場合は 12 時間以降でも，責任冠状動脈の形成術が可能なとき

②ST上昇・Q波梗塞または新たな左脚ブロックを伴う発症後36時間以内の患者で，心原性ショックを呈し，ショック発症後18時間以内にPTCAが可能な75歳未満の患者

- 緊急冠状動脈バイパス術

本法の最も良い適応は以下の患者です．

①冠動脈インターベンションが成功せず，症状と不安定な血行動態が持続する患者

②薬物療法が無効の持続性または再発性虚血を示す急性心筋梗塞患者で，カテーテル治療の適応とならない患者

③機械的傷害に対する修復手術を要する患者（僧帽弁閉鎖不全を伴う乳頭筋断裂など）

2）NSTEMI・UA

ACC/AHAのガイドラインではNSTEMI・UAに対する治療法の選択は，リスクアセスメントに基いて行われます．低・中等度リスク群では，保存的治療の短期予後は，積極的治療と同等と評価されていますが，高リスク群ではprimary PCIによる積極的治療が予後良好であることが示されています．しかし，中等度以上のリスクであれば高リスクに準じ対応することが望ましく，また入院時は低リスクであっても経過中にリスクのレベルが変化することもありリスク評価は入院時の1点のみでなく連続的に行う必要があります．

①初期治療

急性期治療の目的は，病態の安定化を図り，心臓死・AMIへの移行防止と長期予後改善を目指すことです．中等度以上の患者ではCCUに入院させ，ベッド上安静，心電図モニターによる監視を行い，ヘパリンの投与を開始します．入院時に貧血などの狭心症増悪因子があれば，その治療も並行して行うべきです．早期保存的治療が選択された例で，症状の再燃を認めた場合は，薬剤抵抗性と判断し侵襲的治療を考慮します．また，血行動態が不安定な例，血液生化学検査にて心筋マーカーの上昇を認めた例も同様に積極的血行再建術を考慮します．

②薬物治療

冠動脈狭窄による心筋虚血と，冠動脈血栓に対する治療が必要となります．前者には抗狭心症薬であるβ遮断薬，硝酸薬，

カルシウム拮抗薬, ニコランジルなどが使用され, 後者はアスピリン, ヘパリンなど抗血小板薬・抗凝固薬が用いられます. 血栓が関与する病態ですが, NSTEMI に対する血栓溶解療法は有効ではなく, むしろ合併症が増加するため推奨されていません.

③血行再建術

インターベンション治療の急性期合併症は格段に減少し, 心配されたステントの血栓性閉塞も抗血小板薬チクロピジンの使用により予防できるようになっています. また, 薬剤溶出性ステントを急性期に使用し良好な慢性期予後の結果が報告されています. 高度の多枝病変を伴う例や PCI 不適応は, 冠動脈バイパス手術を選択します.

3) 予防

ACS に HMG-Coa 還元酵素阻害薬を投与した大規模試験では, 脂質低下が冠動脈事故の発生率や死亡率を減少することが報告されています. これは薬剤の使用により動脈硬化病変の質的改善, プラークの安定化が促進されるためです.

> **Memo ACS は疑うことから**
>
> 胸痛患者の初診時にまず, 行うべきことは, 虚血性心疾患であるか否かを判定することです. ガイドラインでは"可能性"として, 高い可能性・中等度の可能性・低い可能性の 3 段階に分類してます. 過去に狭心症と診断されたときと類似した胸や左上肢の痛み・不快感・冠動脈疾患や心筋梗塞の既往, 診察上明らかな心不全所見, 心電図の ST 部分や T 波の変化, 心筋障害マーカーの上昇などは, 高い可能性を示唆する所見です. 70 歳以上, 男性, 糖尿病, 診察上心臓以外の血管病変の存在, 心電図異常などは, 中等度の可能性を示唆する所見です. いずれにしても最初に ACS を疑って話しを聴くことが大切です.

✅ チェックシート

急性冠症候群を疑わせる症状

- ☐ 過去に狭心症と診断されたことは？
- ☐ 過去に冠動脈の治療歴・心筋梗塞の既往は？
- ☐ 性別は？ 糖尿病の有無は？

(原 久男)

Note

第6章 救急患者への対応

6. 急性大動脈解離

Advanced Learning

Point

1. 90％以上が有症状であり，突然の激烈な胸痛，背部痛，腰背部痛を訴えます．この痛みは大動脈の走行に沿っています．痛みが移動する特徴があります
2. 急性心筋梗塞，肺血栓塞栓症との鑑別診断も必要です
3. 急性期内科治療の原則は，降圧と安静，疼痛の除去です
4. Stanford A は原則手術治療を行います

概略図 ◆ 診療カスケード

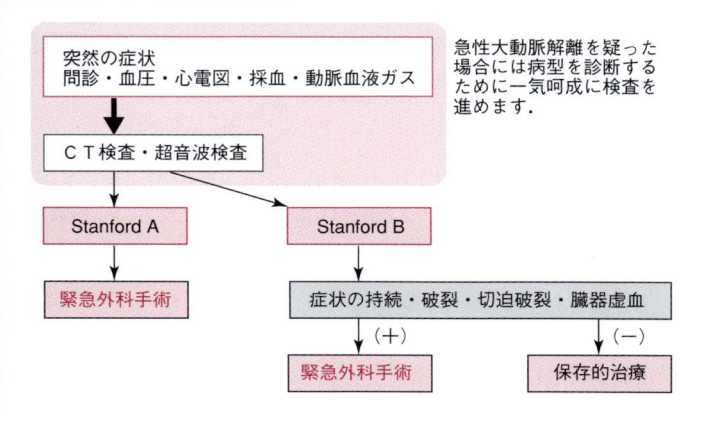

```
突然の症状
問診・血圧・心電図・採血・動脈血液ガス
      ↓
CT検査・超音波検査
   ↓        ↓
Stanford A   Stanford B
   ↓            ↓
緊急外科手術   症状の持続・破裂・切迫破裂・臓器虚血
              (＋)              (－)
          緊急外科手術        保存的治療
```

急性大動脈解離を疑った場合には病型を診断するために一気呵成に検査を進めます．

1 重症度・緊急性の判断

　急激に病態が悪化することがあり，致死率も高い疾患です．破裂による出血性ショック・心タンポナーデ・主要分枝動脈の閉塞（脳梗塞・心筋梗塞・前脊髄動脈閉塞症・急性腎不全・虚血性腸炎・下肢動脈閉塞症），大動脈閉鎖不全による心不全といった病態が前景に出現する場合には緊急手術の対象となります．特徴的な症状から本疾患を念頭に置ければ，診断はそれほど難しくはありません．検査を行いつつ並行して治療を行い，必要であれば外科的手術の準備を行います（**概略図**）．

2 必要な検査・手技

　降圧療法が原則です．120 mmHg 前後まで迅速に降圧を図り検査を行います．高血圧の状態が持続していれば以下に示すように直ちに降圧療法を開始し，臓器虚血に留意しつつ血圧をコントロールします．疼痛の症状が残存している場合には，鎮痛薬（モルヒネ）・鎮静薬（ジアゼパム）も適宜使用します．

1）血圧コントロール

①β遮断薬
プロプラノロールを 0.5 mg 〜 1 mg を静注します．心拍数が 80 以下になるまで追加投与します．しかし半減期が長いので過剰にならないように注意してください．

②硝酸・亜硝酸エステル系薬剤
ニトログリセリン 0.5 μg/kg/分で開始し，目標に至るまで段階的に 0.1 μg/kg/分増量します．

③カルシウム拮抗薬
- ニカルジピンを 0.5 μg/kg/分で開始します．血圧の変動を監視しながら最大 6 μg/kg/分まで増量します．
- 脈が速い場合にはジルチアゼムを 1 μg/kg/分で開始します（最大 15 μg/kg/分）．

④その他
アルフォナードを 0.5 〜 5 mg/分で点滴静注．安定したらアルフォナード 500 mg ＋ブドウ糖 100 ml を 12 ml/時間で点滴します．

2）検査

①胸部 X 線
上縦隔陰影の拡大が特徴的です．左第1号の内膜の石灰化像が解離により大動脈陰影の外縁から内側に偏位する所見を見ることがあります（Calcium sign）．

②心電図
急性心筋梗塞との鑑別となります．しかし上行性の解離で冠動脈口への進展があれば，心筋梗塞を合併します．

③超音波検査
経胸壁の心臓超音波検査により心嚢液の貯留，上行大動脈の拡大・剥離した内膜フラップの確認，大動脈弁閉鎖不全症の有無を調べることができます．

④造影 CT
最も有効な検査です．フラップの描出，解離の範囲，病型の確認，心嚢腔や胸腔への出血の有無など多くの情報が得られます．

⑤血液生化学検査・血液ガス
心筋梗塞との鑑別，臓器虚血の判断，腎機能の判断に有効．心不全の合併や状態の把握．

⑥その他
MRI・経食道エコー・大動脈造影など

3 治療の進め方

大動脈解離はその発症時期により48時間以内を超急性，14日以内を急性，それ以降を慢性と定義しています．病型分類にはDe Bakey分類（図2）とStanford分類（図3）があります．特に外科治療の適応決定にはStanford分類が有用です．

1）Stanford A 型

14日以内の死亡率は約90％であり，内科的治療（降圧療法）による救命は困難で，原則として手術適応となります．A型の自然予後は1％/時間の割合で死亡率が上昇すると言われています．偽腔が血栓で閉塞した解離性動脈瘤の場合，強力な降圧療法で救命可能なこともありますが，原則は外科治療を行います．

図2 ◆ De Bakey の分類

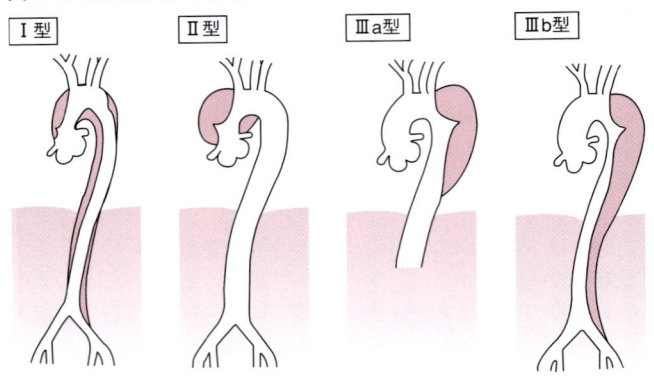

Ⅰ型　：解離が上行大動脈の基部から下行大動脈以遠に達するもの
Ⅱ型　：上行大動脈に限局しているもの
Ⅲa型：左鎖骨下動脈分岐部以下の解離で胸部下行大動脈に限局しているもの
Ⅲb型：Ⅲa型が腹部大動脈に及ぶもの

図3 ◆ Stanford 分類

A型
上行大動脈に解離のあるもの

B型
上行大動脈に解離のないもの

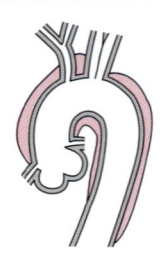

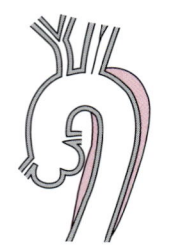

2）Stanford B 型

　合併症のない場合には手術療法よりも内科療法（降圧療法）の方が成績がよく，手術適応となるのは破裂・切迫破裂の場合，大動脈分枝の虚血を伴う場合，大動脈の拡大を伴っている場合，または薬剤にて血圧や疼痛のコントロールができない場合に限られます．

（原　久男）

7. 肺血栓塞栓症

Advanced Learning

Point

1. 本症は，発症直後には急性肺血栓塞栓症（PTE），2週間以上経過した場合は亜急性PTE，6カ月以上で慢性PTEと称されます
2. 一般的に肺血栓塞栓症は急性肺血栓塞栓症と同義語です
3. 急性の肺血栓塞栓症は致死性の疾患です．早期診断と適切な治療が大切です
4. 肺血栓塞栓症は見逃しの多い疾患であり，疑うことが重要です

概略図 ◆ 肺血栓塞栓症の診断チャート

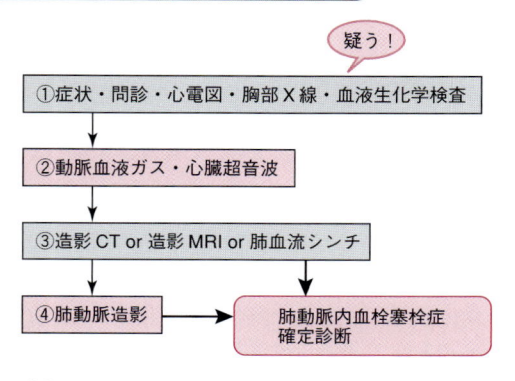

疑う！

① 症状・問診・心電図・胸部X線・血液生化学検査

② 動脈血液ガス・心臓超音波

③ 造影CT or 造影MRI or 肺血流シンチ

④ 肺動脈造影 → 肺動脈内血栓塞栓症 確定診断

①②の段階はほぼ一気に進み，その間に③の準備をする．

1 重症度・緊急性の判断

急性肺血栓塞栓症（pulmonary thromboembolism：PTE）の塞栓源の90％以上が下肢および骨盤腔内の深部静脈血栓症です．悪性腫瘍・長期臥床・手術後・妊娠・産褥・静脈炎・外傷・カテーテル検査後・経口避妊薬の使用・血液凝固系の異常が原因となります．多くの患者さんは呼吸困難や胸痛を訴えます．呼吸困難は突発性で，頻呼吸となります．他に失神・動悸・冷汗・咳嗽・喀血といった多彩な訴えがあります．重症度は，肺動脈血流遮断の程度で分類されていました．しかし以下に示すように臨床に則した血行動態による分類が頻用されています．

> ①**血行動態安定**
> ②**血行動態不安定**（右室負荷・血圧低下・失神・ショック・心肺停止）

2 必要な検査・手技

1）血液ガス
低酸素血症（< 80Torr）と過換気のため炭酸ガス分圧は低下します．

2）心電図
右室負荷所見・不完全右脚ブロック・Ⅰ誘導のS波，Ⅲ誘導のQ波および陰性T波（S1QⅢ，TⅢ）・心房細動・右側胸部誘導（$V_1 \sim V_3$）の陰性T波の出現があるが，頻度は必ずしも高くありません．しかし，1つでもあれば積極的に考えるべきです．

3）胸部X線
肺動脈拡張や透過性亢進を認めることがあります．しかし，正常所見であることが多いです．

4）血液生化学検査
LDH，ASTの上昇を認めることがあります．緊急で測定できればFDP，D dimer（> 500 ng/ml）は，有用な情報となります．

5）心臓超音波

右室拡大・心室中隔の奇異性運動・三尖弁逆流・下大静脈の拡張など急性の右室負荷所見が見られます．重症度評価に重要です．肺動脈収縮期圧が 30 mmHg 以上になると右室拡大が起こります．

6）肺血流シンチ

区域，肺葉に一致した血流の欠損を認めます．換気シンチとの組み合わせでミスマッチが明らかであれば，診断は確定します．しかし緊急時に直ちに行える検査とは限りません．

7）造影 CT

低侵襲で優れた診断法です．造影剤の使用により主肺動脈から区域枝の血栓の描出が可能です．**CT 画像の進歩と簡便さにより第一選択の検査といえます．**

8）肺動脈造影

以前は確定診断のための Gold standard でした．現在は他の検査で診断できない場合，治療が前提の場合に行われます．

9）MRA（magnetic resonance angiography）

CT と同様に区域枝レベルに至る血栓まで描出可能です．

10）その他

下肢静脈造影・静脈エコー・血液凝固異常の検索を行います．

3 治療の進め方

治療は，
  ①血行動態の改善〔酸素化，昇圧薬，PCPS（percutaneous cardio pulmonary support：経皮的体外循環）〕
  ②血栓の溶解・摘除（抗凝固療法・血栓溶解療法，カテーテル・外科的血栓摘除術）
  ③再発の防止（抗凝固療法・下大静脈フィルター）
が基本となります．右心負荷・循環動態の破綻の程度によって

図 ◆ 肺血栓塞栓症の治療

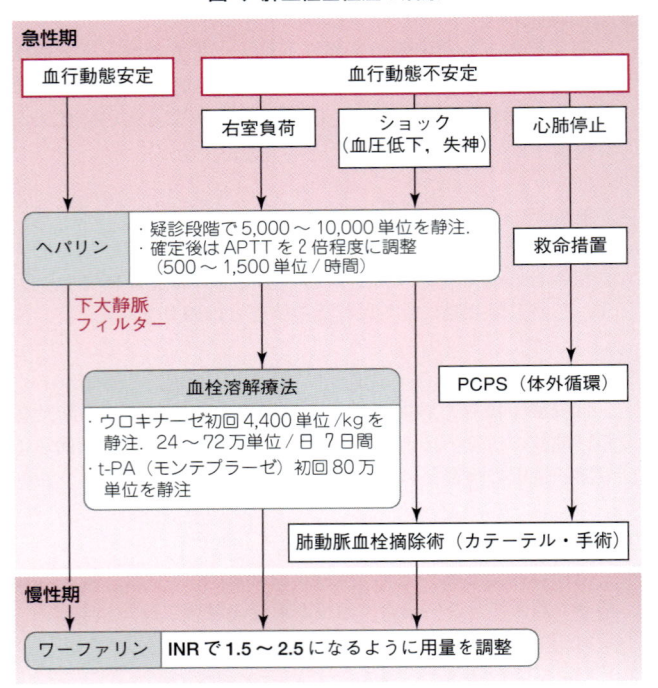

急性期

- 血行動態安定
- 血行動態不安定
  - 右室負荷
  - ショック（血圧低下，失神）
  - 心肺停止

ヘパリン
- 疑診段階で5,000〜10,000単位を静注．
- 確定後はAPTTを2倍程度に調整（500〜1,500単位/時間）

下大静脈フィルター

血栓溶解療法
- ウロキナーゼ初回4,400単位/kgを静注．24〜72万単位/日 7日間
- t-PA（モンテプラーゼ）初回80万単位を静注

救命措置 → PCPS（体外循環）

肺動脈血栓摘除術（カテーテル・手術）

慢性期

ワーファリン　INRで1.5〜2.5になるように用量を調整

治療を選択・決定します．安定していれば酸素吸入とヘパリンによる抗凝固療法で経過を追います．不安定であれば血栓溶解療法が必要です．さらにショックや循環虚脱の場合には直ちにPCPSを装着し，カテーテルあるいは外科的血栓摘徐術を考慮します（図）．

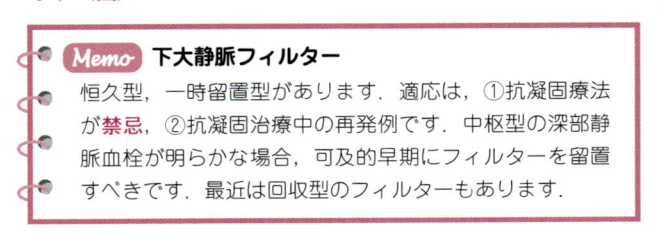

> **Memo　下大静脈フィルター**
> 恒久型，一時留置型があります．適応は，①抗凝固療法が**禁忌**，②抗凝固治療中の再発例です．中枢型の深部静脈血栓が明らかな場合，可及的早期にフィルターを留置すべきです．最近は回収型のフィルターもあります．

（原　久男）

付録

1 AHA ガイドライン 2005 　　　　　本多　満 328
2 略語一覧 　　　　　334

付録 1
AHA ガイドライン 2005

1 ガイドライン 2005 で重視された点

　2005年11月28日に AHA ではガイドライン 2005 を発表しました（表）．ガイドライン 2005 の ACLS では，混乱した蘇生現場においてチーム医療として，リーダーの指揮のもとアルゴリズムに従った治療が要求されます．このアルゴリズムは心停止の状態に応じた蘇生処置の流れを示すフローチャートとして表され，その内容は BLS primary survey に引き続く ACLS secondary survey で表現されます（図1）．心停止のリズムには VF（ventricular fibrillation：心室細動，図2A），pulseless VT（pulseless ventricular tachycardia：無脈性心室頻拍，図2B），PEA（pulseless electrical activity：無脈性電気活動，図2C），Asystole（心静止，図2D）の4種類があります．このなかで早期除細動により蘇生が期待される VF および pulseless VT は1つのアルゴリズムにまとめられており，心停止の4つのリズムに対して，3つのアルゴリズムが存在します．

表 ◆ ACLS の要点

❶ACLSにおいてもhigh-quality CPR（胸骨圧迫の早さ，深さ，中断時間の最小化）の必要性が強調されています

❷気管挿管は必ずしも優先されません（低酸素などが心肺停止の原因である場合などでは優先します）

❸気管挿管施行後には，胸骨圧迫は100/分，人工呼吸は8～10/分で非同期に行います

❹胸骨圧迫の中断は，除細動，気管挿管，リズムチェックの際にも最小の時間にしなければいけません

❺薬剤投与は，静脈投与あるいは骨髄内投与が推奨されます．

❻VF/pulseless VTに対して除細動1ショック後にすぐにリズムチェックなしに胸骨圧迫を再開します

❼除細動充電中も可能ならばCPRを行います

❽2分間のCPR後に，明らかに波形が変わればチェックパルスしても構いません

❾リズムチェックを2分毎に行います

図1 ◆ 心停止の状態に応じた蘇生処置の流れ

BLS primary survey

気道確保，CPR
→ 第6章-1 概略図 参照

↓

心電図確認

↓

VF/pulselessVT

↓

除細動（1回）

ACLS secondary survey

PEA/Asystole

↓

すぐにCPRを再開
頸動脈脈触知は行わなくてよい

↓

PEA/Asystole アルゴリズム
→ 付録 図4 参照

すぐにCPRを再開
頸動脈脈触知は行わなくてよい

↓

VF/pulselessVT アルゴリズム
→ 付録 図3 参照

付録

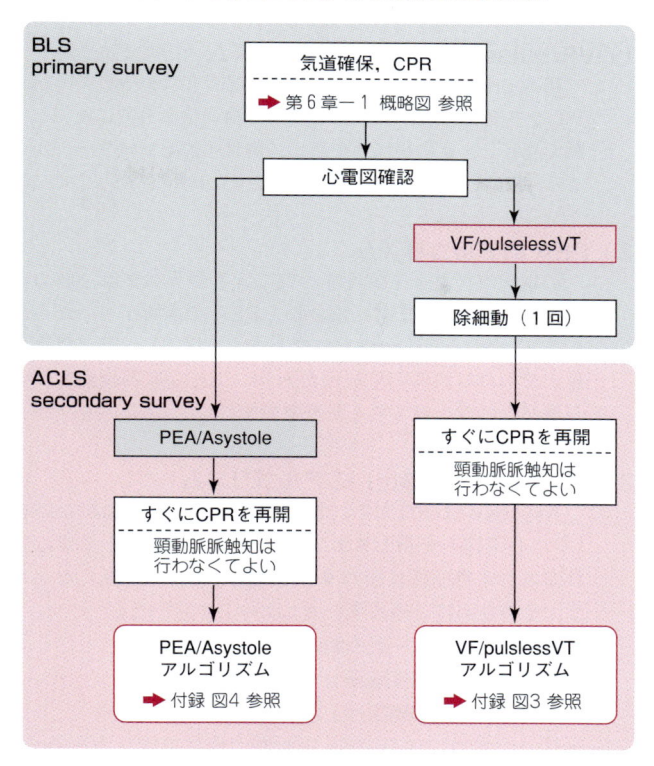

図2 ◆ 心停止の心電図診断

電気的除細動の適応

A) VF（心室細動）

B) pulselessVT（無脈性心室頻拍）

電気的除細動の不適応

C) PEA（無脈性電気活動）

D) Asystole（心静止）

2 心停止のリズム診断とアルゴリズム

1）VF/pulseless VT のアルゴリズム

　　BLS primary survey において心電図モニター上 VF/pulseless VT を（図2A, B）確認した場合，他の救命処置に優先して除細動を施行し，その後に速やかに，胸骨圧迫心マッサージからはじまる CPR を再開し，ACLS secondary survey に進みます（図3）．

2）PEA のアルゴリズム

　　心電図モニターを装着時，VF，VT 以外の波形を認めるときに PEA と診断します（図2C）．PEA の診断がついたら，早速 ACLS secondary survey に進みます（図4）．PEA は可逆的な原因であれば救命の可能性があり，迅速な原因検索を行いながら適切な処置を施すことが重要です．

3）Asystole（心静止）のアルゴリズム

　　Asystole は心電図上，目に見える電気的活動がない心停止（平坦心電図）を指します（図2D）．この波形を呈する患者が救命される可能性は他の波形に比較して極めて低くなっています．そのためにこの波形をモニター上で認めたら

①患者とモニターとの間のリード線の確認
②モニターの感度確認
③モニター誘導確認

を行い，本当に Asystole なのか，蘇生可能な VF/pulseless VT などの波形が隠れていないかを確認します．本当に Asystole であれば最初に DNAR（do not attempt resuscitation）のオーダーがないかを確認し，もしあれば蘇生は行いません．オーダーがなければ，ACLS secondary survey に進みます．Asystole のアルゴリズムは PEA と同様です（図4）．また，Asystole の場合にも原因の検索を行い，解除できるときには解除を試みます．しかし，実際には蘇生する可能性は低く死亡確認をすることが多くなっています．この際の蘇生の中止基準としては，①適切な蘇生を 20 分以上行った，②低体温，薬物中毒などのように長時間の蘇生処置により救命の可能性がある原因が存在しない，③家族の了解が得られている，などがあり，その際には蘇生を中止します．

図3 ◆ VF/pulselessVTの手順

VF/pulselessVT
- 除細動器の充電中は、CPRを継続する
- 除細動後は、すぐにCPRを開始する
  ※リズムチェック・頸動脈の触知は行わない
- 除細動後CPRを2分間、または5サイクル行った後、リズムチェックを行う
  ※頸動脈の触知は行わない

心肺停止 → 除細動器到着・モニター装着 → 充電 CPR → リズムチェック → 充電 CPR 2分or5サイクル → リズムチェック → 充電 CPR 2分or5サイクル → リズムチェック → CPR 2分or5サイクル → リズムチェック

除細動
- 単相性手動式除細動器
  毎回360J
- 二相性手動式除細動器
  ①初回 通電二相性切断指数波形 150J〜200J
       矩形性二相波 120J
  ②2回目以降：同等または初回以上のエネルギー量で行う

血管収縮薬剤投与
- 血管確保
  血管が確保できない場合は骨髄内投与・気管内投与
- リズムチェック後に薬剤を投与する（除細動前または後）
  末梢静脈から投与した場合、20mlの輸液をボーラス投与し上肢を10〜20秒挙上する
- エピネフリン
  1mgを投与（3〜5分毎に反復投与）
  or
  バソプレシン 40単位を、初回もしくは2回目のエピネフリンに替えて1回投与する

抗不整脈薬剤投与
- リズムチェック後のCPR中（除細動前または後）に薬剤を投与する
  末梢静脈から投与した場合、20mlの輸液をボーラス投与し上肢を10〜20秒挙上することを検討する
- アミオダロン 初回 300mgを投与
             2回目 150mgを投与
  or
  リドカイン 初回 1〜1.5mg/kgを投与
           その後 0.5〜0.75mg/kgを投与可能
           もしくは3回まで投与する
- ※極量 3 mg/kgまで、
  マグネシウム（torsades de pointes波形に対し使用）
  1〜2gを投与する

二次気道確保器具（気管挿管チューブ、コンビチューブ、LMAなど）挿入を考慮する

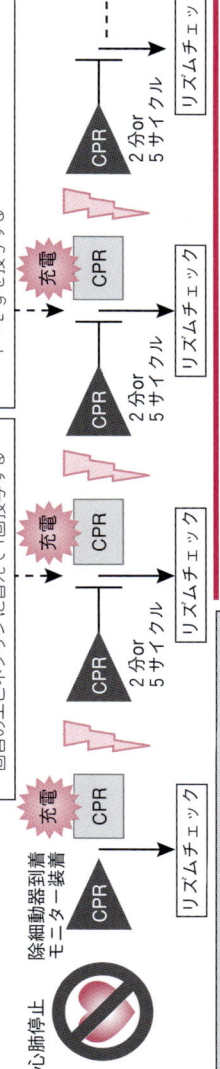

※リズムチェックのとき、電気ショックの適応でない心電図波形が出現したり、心電図波形が規則的・narrowQRS [QRScomplexが規則的・narrowQRS] になったら脈拍の有無を確認する
- 脈が触れない場合：PEAのAlgorithmに従って治療する
- 脈が触れた場合：蘇生後の治療を開始する

付録1 AHAガイドライン2005 331

図4 ◆ PEA/Asystole の手順

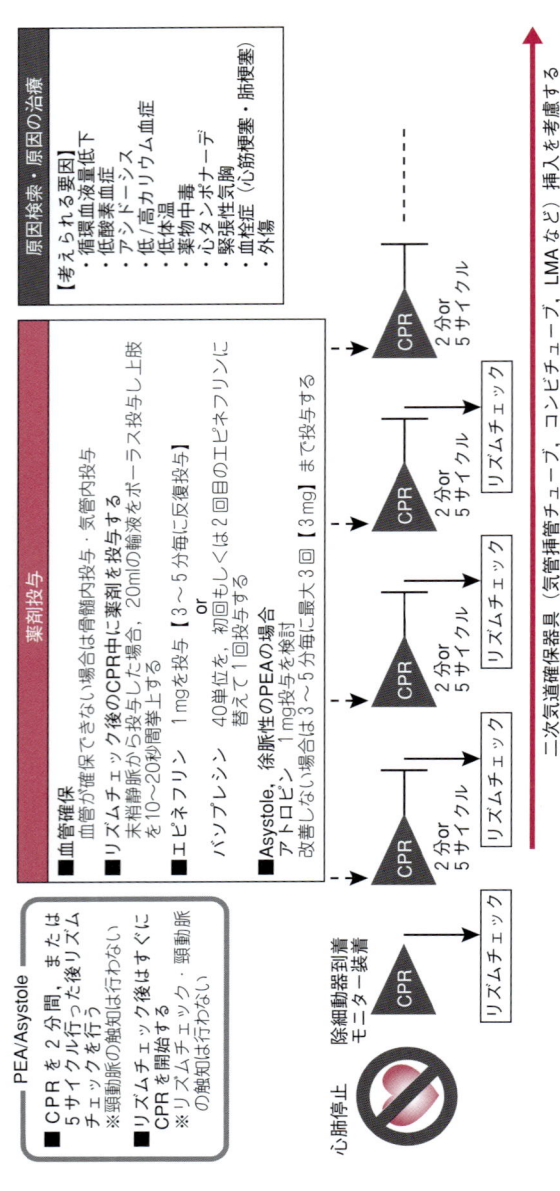

心肺停止

除細動器到着
モニター装着

→ CPR → リズムチェック

PEA/Asystole
- CPRを2分間、または5サイクル行った後リズムチェックを行う
  ※頸動脈の触知は行わない
- リズムチェック後すぐにCPRを開始する
  ※リズムチェック・頸動脈の触知は行わない

薬剤投与

■ 血管確保
血管が確保できない場合は骨髄内投与・気管内投与

リズムチェック後のCPR中に薬剤を投与する
末梢静脈から投与した場合、20mlの輸液をボーラス投与し上肢を10〜20秒挙上する

■ エピネフリン 1mg投与【3〜5分毎に反復投与】
or
バソプレシン 40単位を、初回もしくは2回目のエピネフリンに替えて1回投与する

■ Asystole, 徐脈性のPEAの場合
アトロピン 1mg投与を検討
改善しない場合は3〜5分毎に最大3回【3mg】まで投与する

→ CPR 2分or5サイクル → リズムチェック → CPR 2分or5サイクル → リズムチェック → CPR 2分or5サイクル → リズムチェック → CPR 2分or5サイクル

二次気道確保器具（気管挿管チューブ、コンビチューブ、LMAなど）挿入を考慮する

※リズムチェックのとき、心電図波形が【QRS complexが規則的・narrow QRS】になったら脈拍の有無を確認する。
● 脈が触れない場合：PEAのAlgorithmに沿って治療する
● 脈が触れた場合：蘇生後の治療を開始する

【考えられる要因】
- 循環血液量低下
- 低酸素血症
- アシドーシス
- 低/高カリウム血症
- 低体温
- 薬物中毒
- 心タンポナーデ
- 緊張性気胸
- 血栓症（心筋梗塞・肺梗塞）
- 外傷

原因検索・原因の治療

■ Asystoleを心電図で確認した場合は以下を行う
①リードの確認
②感度の確認
③誘導の確認

> **Memo** **心停止での薬剤投与**
> 心停止の際，血管収縮薬として，初回または2回目のエピネフリン投与の変わりにバソプレッシンを40単位使用しても構いません．また VF/pulseless VT に対する抗不整脈投与として，アミオダロンを初回 300mg，経静脈あるいは経骨髄内に急速投与し，VF/pulseless VT が持続するなら3〜5分で 150mg を投与します．

（本多　満）

Note

付録 2
略語一覧

AAE	annuloaortic ectasia	大動脈弁輪拡張症
ACE	angiotensin converting enzyme	アンジオテンシン変換酵素
ACLS	advanced cardiac life support	二次救命処置
ACS	acute coronary syndrome	急性冠症候群
AED	automated external defibrillator	自動体外式除細動器
ANP	atrial natriuretic peptide	心房性（A型）ナトリウム利尿ペプチド
APH	apical hypertrophic cardiomyopathy	心尖部肥大型心筋症
AR	aortic regurgitation	大動脈弁閉鎖不全
AS	aortic stenosis	大動脈弁狭窄症
ASO	arteriosclerosis oblitetans	閉塞性動脈硬化症
AT	atrial tachycardia	心房頻拍
AVNRT	atrioventricular nodal reentrant tachycardia	房室結節リエントリー性頻拍
AVRT	atrioventricular reentrant tachycardia	房室回帰性頻拍
BLS	basic life support	一次救命処置
BNP	brain natriuretic peptide	脳性（B型）ナトリウム利尿ペプチド
BVM	bag valve mask	バッグバルブマスク
CAS	carotid artery stenting	ステント留置術
CI	cardiac index	心係数
CO	cardiac out put	心拍出量
CPA	cardiopulmonary arrest	心肺機能停止
CPAP	continuous positive airway pressure	持続的陽圧呼吸
CPCR	cardiopulmonary cerebral resuscitation	心肺脳蘇生
CPR	cardiopulmonary resuscitation	心肺蘇生
DCM	dilated cardiomyopathy	拡張型心筋症
DIC	disseminated intravascular coagulation	播種性血管内凝固症候群

DVT	deep vein thrombosis	深部静脈血栓症
EPS	electrophysiologic study	心臓電気生理検査
HCM	hypertrophic cardiomyopathy	肥大型心筋症
HOCM	hypertrophic obstructive cardiomyopathy	閉塞性肥大型心筋症
ICD	Implantable Cardioverter Defibrillator	植込み型除細動器
IGT	impaired glucose tolerance	耐糖異常
IMT	intima-media complex thickness	内膜中膜複合肥厚
ISA	intrinsic sympathetic activity	内因性交感神経刺激作用
IMC	intima-media complex	内膜中膜複合体
MBC	minimum bactericidal concentration	最小殺菌濃度
MDCT	multi-detector-row CT	マルチスライス CT
MIC	minimum inhibitory concentration	最小発育阻止濃度
MR	mitral regurgitation	僧帽弁閉鎖不全症
MS	mitral stenosis	僧帽弁狭窄症
MSCT	multiple slice CT	マルチスライス CT
NMS	neurally mediated syncope	神経調節性失神
PAD	peripheral arterial disease	閉塞性動脈硬化症
PAD	peripheral arterial occlusive disease	末梢動脈閉塞症
PAWP	pulmonary arterial wedge pressre	肺動脈楔入圧
PCPS	percutaneous cardio-pulmonary support	経皮的人工心肺装置
PEEP	positive end-expiratory pressure	呼気終末陽圧
PTA	percutaneous transluminal balloon angioplasty	経皮的バルーン血管形成
PTE	pulmonary thromboembolism	急性肺血栓塞栓症
PT-INR	prothrombin tine international normalized ratio	国際標準化プロトロンビン時間
PTMC	percutaneous transvenous mitral commissurotomy	経皮経静脈的僧帽弁交連裂開術
SBE	subacute bacterial endocarditis	亜急性心内膜炎
TAO	thromboangiitis obliterans	閉塞性血栓性血管炎
t-PA	tissue plasminogen activator	組織型プラスミノーゲン活性化因子
VF	ventricular fibrillation	心室細動
VT	ventricular tachycardia	心室頻拍

索引 Index

数字

- ¹²³I-BMIPP ……… 170
- 12 誘導心電図 …… 127
- 5P's ……………… 292
- Ⅰ音 ……………… 24
- Ⅱ音 ……………… 24
- Ⅲ音 ……………… 24
- Ⅳ音 ……………… 24

欧文

A

- ABPI ……………… 105
- ACS ……………… 310
- Adams-Stokes 発作 ……………… 136
- AED ………… 207, 290
- AHA ガイドライン 2005 ……………… 328
- ANP ……………… 234
- ASO ……………… 105
- Asystole ………… 329
- AVNRT ………… 137
- AVRT ……………… 137

B・C

- Base excess ……… 124
- BLS ………… 202, 286
- BNP ………… 35, 125
- Braunwald の不安定狭心症分類 ……… 67
- β 遮断薬 ………… 245
- CAS ……………… 161
- CHDF …………… 305
- Cockcroft-Gault … 122
- CPA ……………… 286
- γ（ガンマ）……… 238

D・E・F

- DCM ……………… 79
- De Bakey の分類 322
- D-ダイマー ………… 35, 108, 124
- EC 法 …………… 195
- Eosin …………… 121
- Fontaine 分類 105, 279
- Forrester 分類 227, 302

H・I

- HCM ……………… 79
- HDL コレステロール ……………… 282
- head-up tilt 試験 … 52
- HMG-CoA 還元酵素阻害薬 ………… 281
- HOCM ……………… 79
- Hugh-Jones 分類 … 34
- IABP …………… 305
- IMC ……………… 161
- INR ……………… 264
- ISA ……………… 246

K・L・M

- Killip 分類 ……… 301
- LDL コレステロール ……………… 282
- MBC …………… 102
- MDCT …………… 146
- MIC ……………… 102
- MIBI …………… 165
- Milroy 病 ……… 108
- MSCT …………… 146
- M モード法 ……… 150

N・P

- NSTEMI ………… 311
- NYHA 分類 …… 34, 62
- PAD ……………… 105
- PCI ……………… 261
- PCPS …………… 305
- PDE Ⅲ …………… 234
- PHT ……………… 95
- PR 間隔 ………… 128
- PTA ……………… 106
- PTMC …………… 97
- PT-INR ………… 122
- P 波 ……………… 128

Q・S

- Qp/Qs …………… 142
- QRS 波形 ………… 129
- QT 間隔 ………… 132
- SEG ……………… 121
- Sellers 分類 ………… 96, 175, 178
- Sellick 法 ……… 196
- SPECT 法 ……… 165
- Stanford 分類 …… 322
- STEMI ……… 311, 315
- ST 上昇 …………… 83
- ST 部分 ………… 132

T・U・V

- T 波 ……………… 132
- UA ……………… 311
- U 波 ……………… 132
- VF ……………… 329
- VT ……………… 329

和 文

ア 行

アイソトープ …… 164
亜急性細菌性心内膜炎
　………… 100
アスピリン ……… 260
アスピリン喘息 … 264
アゾセミド ……… 240
アトルバスタチン
　………… 281, 282
アナフィラキシー　294
アミオダロン …… 275
アムロジピン …… 251
アルダクトンA … 240
アンジオテンシンⅡ
　受容体拮抗薬 … 255
アンジオテンシン変換
　酵素阻害薬 …… 255
安静狭心症 ……… 65
安静心筋脂肪酸代謝シ
　ンチグラフィ … 167
アンチトロンビン… 108
息切れ ………… 22, 32
異型狭心症 ……… 138
意識 ……………… 23
異常自動能 ……… 86
一次性狭心症 …… 67
一次の下大静脈
　フィルター …… 109
一時的心臓ペーシング
　………………… 228
一硝酸イソソルビド
　………………… 267
一般血液検査 …… 118
イミダプリル …… 255
医療面接 ………… 21
インスリン抵抗性 … 76
インダパミド …… 240
ウイルス感染 …… 83
植込み型除細動器 … 90

右心カテーテル … 173
右心不全 ………… 59
エアウェイ …… 193
エナラプリル …… 255
エピネフリン …… 233
エポプロステノール
　………………… 280
黄色ブドウ球菌 … 100
横紋筋融解症 …… 281
オルメサルタン … 255
オルメテック …… 255

カ 行

拡張型心筋症 …… 79
拡張期血圧（最小血圧）
　………………… 112
拡張期血流低下 … 161
下肢深部静脈血栓症 48
過剰心音 ………… 24
下肢静脈瘤 ……… 107
下大静脈フィルター
　………… 325, 326
褐色細胞腫 … 111, 124
カテーテルアブレー
　ション …… 90, 185
カテコラミン 124, 233
カニュレーション 214
カプトプリル …… 255
カプトリル ……… 255
カプトリルR …… 255
仮面高血圧 ……… 112
カリウム保持性利尿薬
　………………… 240
カルシウム拮抗薬 250
カルディオバージョン
　………………… 206
カルベジロール … 247
冠拡張薬 ………… 266
肝機能障害 ……… 121
間欠性跛行 ……… 105
患者－医師関係 …… 21

肝性浮腫 ………… 47
感染性心内膜炎 … 99
カンデサルタン … 255
冠動脈インターベン
　ション ………… 315
冠動脈生理検査 … 183
冠動脈造影検査 … 181
ガンマカメラ …… 164
カンレノ酸カリウム
　………………… 240
冠攣縮誘発試験 … 183
気管挿管 ………… 197
気胸 ……………… 38
偽腔開存型大動脈解離
　………………… 147
起坐呼吸 ………… 23
偽性心室頻拍 …… 137
気道閉塞 ………… 34
奇脈 ……………… 40
逆白衣高血圧 …… 112
急性冠症候群 … 38, 310
急性胸膜炎 ……… 38
急性細菌性心内膜炎
　………………… 100
急性心筋炎 ……… 83
急性心不全
　……… 59, 235, 298
急性心膜炎 …… 38, 83
急性大動脈解離 38, 319
救命の連鎖 ……… 286
胸骨圧迫心臓マッ
　サージ ………… 202
巨細胞性心筋炎 …… 84
狭心症 …………… 65
胸痛 ……………… 22
胸部単純X線検査 140
凝固線溶系 ……… 122
局所性浮腫 ……… 45
緊急冠状動脈バイ
　パス術 ………… 316
緊張性気胸 ……… 34
クインケ浮腫 …… 45

クレアチニンクリアランス ………… 122
クレストール …… 281
クロスフィンガー法 ………………… 198
クロピドグレル …… 73
経口エアウェイ … 193
経食道心臓超音波検査 ………………… 156
頸動脈超音波検査 113
頸動脈洞マッサージ 90
頸動脈内膜 - 中膜壁厚 ………………… 113
経皮経静脈的僧帽弁交連裂開術 …… 97
経皮的酸素飽和度測定 ………………… 35
経鼻エアウェイ … 193
経鼻カニューラ … 194
撃発活動 ………… 86
血圧 …………… 23
血液分布異常性ショック ……… 294
血管神経性浮腫 … 45
血管内視鏡 ……… 179
血管内超音波 …… 179
血管迷走神経反射 … 49
血行動態 ………… 175
血算 …………… 121
血栓溶解薬 ……… 260
血栓溶解療法 …… 315
原発性アルドステロン症 ……… 111
交感神経系 ……… 60
好酸球 …………… 121
呼吸困難 …… 22, 32
抗凝固薬 ………… 260
抗凝固療法 ……… 90
高血圧緊急症 …… 306
高血圧症 ………… 110
高血圧治療ガイドライン 2004 …… 252

抗血小板薬 ……… 260
高脂血症 ………… 75
高心拍出性心不全 … 60
甲状腺機能低下症 … 46
梗塞後狭心症 …… 67
抗不整脈薬 … 88, 271
コリメータ ……… 164
強直性脊椎炎 …… 94

サ 行

サイアザイド系利尿薬 ………………… 240
サイアザイド系類似利尿薬 ……… 240
再灌流療法 ……… 315
再分布 …………… 169
鎖骨下静脈穿刺 … 221
左室拡張不全 …… 151
左室駆出率 ……… 151
左心カテーテル法 175
左心不全 ………… 59
三尖弁最大逆流速度 95
酸素飽和度 ……… 175
酸素療法 ………… 194
失神 ……… 22, 49, 185
湿性ラ音 ………… 83
シベンゾリン …… 275
シメチジン ……… 253
シャント疾患 …… 175
収縮期血圧 ……… 112
出血性ショック … 295
硝酸薬 …………… 266
硝酸イソソルビド 267
ショック ………… 291
シルデナフィル … 270
シロスタゾール … 275
新医師臨床研修制度 ………………… 15
心外・拘束性ショック ………………… 296
心ギャロップ …… 83

心筋梗塞 ………… 65
心筋血流シンチグラフィ ……… 165
心筋症 …………… 78
心筋生検 ………… 183
心筋バイアビリティ … 167
真腔 ……………… 147
心係数 …………… 175
心血管事故の予測 157
心原性ショック … 295
心室細動 …… 86, 328
心室性不整脈 …… 86
心静止 ……… 86, 328
心性浮腫 ………… 47
心臓カテーテル検査 ………………… 173
心臓交感神経機能シンチグラフィ …… 167
心臓電気生理検査 ……………29, 88, 185
心臓突然死 ……… 49
心臓ポンプ機能 4 因子 ………………… 59
身体診察 ………… 22
心タンポナーデ … 40
心内膜下心筋生検 179
深部静脈血栓症 … 107
シンバスタチン ………………… 281, 282
心不全 …………… 58
心房性ナトリウム利尿ペプチド ……… 234
心膜摩擦音 ……… 83
ジギタリス ……… 234
ジゴキシン ……… 253
ジソピラミド …… 275
持続的血液濾過透析 ………………… 303
自転車エルゴメーター ………………… 127
ジヒドロピリジン系カルシウム拮抗薬 251

受容体 ……………… 271	単極肢誘導 ……… 127	動脈硬化症 ……… 104
循環血液量減少性ショック ……………… 295	ダイアート ……… 240	動脈穿刺 ………… 210
	ダイクロトライド 240	動脈造影 ………… 183
上室性不整脈 ……… 86	大動脈内バルーンパンピング ……………… 303	ドパミン ………… 233
上大静脈症候群 …… 48		ドブタミン ……… 233
徐脈性不整脈 … 86, 185	大動脈弁狭窄症 …… 94	ドプラーワイヤー 179
徐脈頻脈症候群 … 136	大動脈弁閉鎖不全症 96	ドプラ法 ………… 150
ジルチアゼム …… 251	大動脈弁膜症 ……… 93	
人工呼吸 ………… 200	大動脈瘤 ………… 104	**ナ 行**
人工ペースメーカー ……………………… 135	弾性ストッキング 109	内因性交感神経刺激作用 …………… 246
	断層法 …………… 150	
人工弁置換術 ……… 97	チアノーゼ ………… 34	内頸静脈穿刺 …… 218
腎性浮腫 …………… 47	チクロピジン … 73, 260	内臓脂肪 …………… 75
スタチン ………… 282	チトクローム P450 284	ナトリックス …… 240
ステント留置術 … 161	中心静脈圧 ………… 24	内膜中膜複合体 … 161
スニッフィング・ポジション ………… 197	中心静脈穿刺 …… 217	内膜中膜複合体肥厚 ……………………… 159
	中性脂肪 ………… 282	
スピロノラクトン 240	蝶形陰影 ………… 143	内膜剥離術 ……… 161
スワンガンツカテーテル …… 62, 173, 226	低輝度プラーク … 160	ニカルジピン …… 253
	テルミサルタン … 255	ニコランジル …… 267
石灰化 …………… 143	てんかん ………… 49	二次性狭心症 ……… 67
切迫心筋梗塞 ……… 67	ディオバン ……… 255	二次性高血圧 110, 111
セルジンガー法 … 220	電気生理学的の誘発試験 ……………………… 187	二次性静脈瘤 …… 108
先天性二尖弁 ……… 94		ニトログリセリン ………………… 38, 267
絶対性不整脈 ……… 28	電気的除細動 …… 204	
全血迅速測定法 … 118	頭部後屈・あご先挙上法 ………… 192	ニフェジピン 251, 253
全身性浮腫 ………… 45		ニューロタン …… 255
早朝高血圧 ……… 113	特発性浮腫 ………… 47	尿蛋白 …………… 123
双極誘導 …… 127, 135	トラセミド ……… 240	粘液水腫 …………… 46
僧帽弁狭窄症 ……… 94	トリクロルメチアジド ……………………… 240	ノルエピネフリン ………………… 62, 233
僧帽弁閉鎖不全症 … 96		
僧帽弁膜症 ………… 93	トルサード・ド・ポワンツ …………… 138	**ハ 行**
組織ドプラ法 …… 153		
ソタロール ……… 275	トレッドミルテスト ………………… 130, 133	肺血栓塞栓症 … 35, 38
ソルダクトン …… 240		肺血流シンチ …… 325
	動悸 …… 22, 26, 185	肺水腫 …………… 143
タ 行	瞳孔 ………………… 23	肺体血流比 ……… 142
体外式限外濾過法 303	洞徐脈 …………… 136	肺動脈楔入圧 … 62, 175
体重増加 …………… 46	動脈カニュレーション ……………………… 213	白衣高血圧 ……… 112
多核白血球 ……… 121		白血球 …………… 121
タナトリル ……… 255	動脈血ガス分析 ………………… 35, 123	

索引 339

バージャー病 ····· 105	プラバスタチン ········ 281, 282, 284	脈圧 ············· 112
バイカロン ····· 240	プレッシャーワイヤー ············· 179	無脈性心室頻拍 ··· 328
バイタルサイン ····· 22	プロテインC ····· 108	無脈性電気活動 ··· 328
バッグバルブマスク ············· 195	プロテインS ····· 108	メタ解析 ·········· 76
バルサルタン ····· 255	プロパフェノン ··· 275	メタプロテレノール ············· 275
バルサルバ法 ····· 90	閉塞性肥大型心筋症 79	メタボリックシンドローム ·········· 75
バルデナフィル ··· 270	ベラパミル ··· 253, 275	メトプロロール ··· 247
パルスオキシメータ ············· 124	ベンチュリーマスク ············· 194	メバロチン ····· 281
非ジヒドロピリジン系カルシウム拮抗薬 251	弁形成術 ············ 97	メフルシド ····· 240
非選択性β遮断薬 246	ベンゾチアゼピン系カルシウム拮抗薬 251	めまい ····· 22, 49, 185
肥大型心筋症 ······· 79	ペーシング不全 ··· 138	**ラ 行**
ヒドロクロロチアジド ············· 240	ペンホルダー ····· 212	ラシックス ····· 240
貧血 ············· 121	ホスホジエステラーゼⅢ ······· 234	リウマチ熱 ········ 94
頻脈 ·············· 26	発作性心房細動 ····· 42	リエントリー ······ 86
頻脈性心房細動 ··· 235	ホルター心電図 ········ 42, 134	リザーバー付きマスク ············· 194
頻脈性不整脈 ··· 86, 185	本態性高血圧 ····· 111	リバロ ········· 281
ビソプロロール ········ 247, 275	房室回帰性頻拍 ··· 137	リピトール ····· 281
ピタバスタチン ········ 281, 282, 284	房室結節リエントリー性頻拍 ······· 137	リポ PGE1 ····· 280
ピルジカイニド ··· 275	房室ブロック ····· 136	リポバス ······· 281
ピロリン酸シンチグラフィ ········· 168	ボセンタン ······· 280	緑色連鎖球菌 ···· 100
フェイスマスク ··· 194	**マ 行**	リンパ浮腫 ····· 107
浮腫 ············ 22, 44	マスター2段階試験 ········ 127, 133	ループ利尿薬 ··· 240
不整脈 ············ 85	末梢血管拡張薬 ··· 277	ルネトロン ····· 240
不整脈性失神 ······ 49	マルチスライスCT 146	ルプラック ····· 240
フルイトラン ····· 240	慢性関節リウマチ ··· 94	レニベース ····· 255
フルバスタチン ··· 281	慢性心不全 ········ 59	レニン-アンジオテンシン-アルドステロン系 ·········· 60
フロセミド ····· 240	慢性心不全急性増悪 59	ローコール ····· 281
ブメタニド ····· 240	慢性腎疾患 ······· 122	ロサルタン ····· 255
プロプレス ····· 255	ミカルディス ··· 255	ロスバスタチン ········ 281, 282
プラーク ······· 160		労作性狭心症 ······ 65
プラナー法 ····· 165		

執筆者一覧

■ 編集

並木 温 (Atsushi Namiki) 東邦大学医療センター大森病院循環器内科

■ 執筆者（掲載順）

並木 温 (Atsushi Namiki) 東邦大学医療センター大森病院循環器内科

池田隆徳 (Takanori Ikeda) 杏林大学医学部第二内科

原 久男 (Hisao Hara) 東邦大学医療センター大橋病院循環器内科

諸井雅男 (Masao Moroi) 東邦大学医療センター大橋病院循環器内科

本多 満 (Mitsuru Honda) 東邦大学医療センター大森病院救命救急センター

循環器内科研修チェックノート
書き込み式で研修到達目標が確実に身につく！

2007年4月10日 第1刷発行			
2013年5月30日 第4刷発行	編集	並木 温	
	発行人	一戸裕子	
	発行所	株式会社 羊土社	
		〒101-0052	
		東京都千代田区神田小川町2-5-1	
	TEL	03 (5282) 1211	
	FAX	03 (5282) 1212	
	E-mail	eigyo@yodosha.co.jp	
	URL	http://www.yodosha.co.jp/	
	編集スタッフ	鈴木美奈子	
ISBN 978-4-7581-0569-9	印刷所	株式会社 凸版印刷株式会社	

本書の複写にかかる複製，上映，譲渡，公衆送信（送信可能化を含む）の各権利は（株）羊土社が管理の委託を受けています．
本書を無断で複製する行為（コピー，スキャン，デジタルデータ化など）は，著作権法上での限られた例外（「私的使用のための複製」など）を除き禁じられています．研究活動，診療を含み業務上使用する目的で上記の行為を行うことは大学，病院，企業などにおける内部的な利用であっても，私的使用には該当せず，違法です．また私的使用のためであっても，代行業者等の第三者に依頼して上記の行為を行うことは違法となります．

JCOPY <（社）出版者著作権管理機構 委託出版物>
本書の無断複写は著作権法上での例外を除き禁じられています．複写される場合は，そのつど事前に，（社）出版者著作権管理機構（TEL 03-3513-6969，FAX 03-3513-6979，e-mail：info@jcopy.or.jp）の許諾を得てください．

複雑な計算や評価法もスイスイわかる！

そうだったのか！絶対わかる心エコー
見てイメージできる判読・計測・評価のコツ

岩倉克臣／著

- 定価（本体 4,000円＋税）
- A5判
- 171頁
- ISBN 978-4-7581-0748-8

心エコー上達の第一歩にオススメ！判読の基本から計測の進め方，疾患ごとの評価まで，必ず押さえたい知識をカラー写真と図を駆使して明快に解説！ややこしい計算や評価法もすんなり理解できる．webで動画も公開！

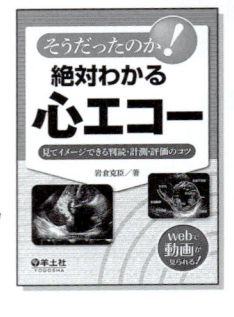

専門医へのコンサルトなど役立つアドバイスも満載！

そうだったのか！絶対読める心電図
目でみてわかる緊急度と判読のポイント

池田隆徳／著

- 定価（本体 3,200円＋税）
- A5判
- 125頁
- ISBN 978-4-7581-0740-2

波形アレルギーを克服したいアナタへ！心電図の達人が波形判読のコツを明快に伝授！さらに，治療の必要性を示す緊急度，コンサルトのタイミング，疾患の発生頻度など臨床で役立つアドバイスも満載．

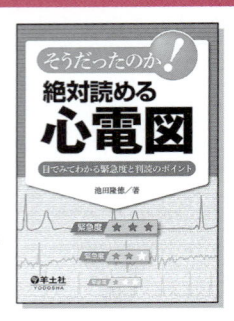

発行　羊土社 YODOSHA
〒101-0052 東京都千代田区神田小川町2-5-1　TEL 03(5282)1211　FAX 03(5282)1212
E-mail : eigyo@yodosha.co.jp
URL : http://www.yodosha.co.jp/

ご注文は最寄りの書店，または小社営業部まで

心電図の読み方がマスターできる決定版！

心電図の読み方
パーフェクトマニュアル

理論と波形パターンで徹底トレーニング！

編集／渡辺重行，山口 巖

医師に必須の心電図判読力を完全にマスターできる決定版．たくさんの実物大心電図を呈示しながら診断のポイントと不整脈の原因，症状を簡潔に解説．基本と応用が身につきます！
トレーニング問題が充実！

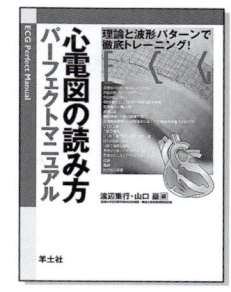

- 定価（本体 5,800円＋税）　■ A4変型判
- 366頁　■ 2色刷り　■ ISBN978-4-7581-0609-2

心エコーで使える"ワザ"がギュッと凝縮！

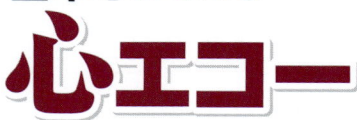

基本をおさえる
心エコー
撮りかた、診かた

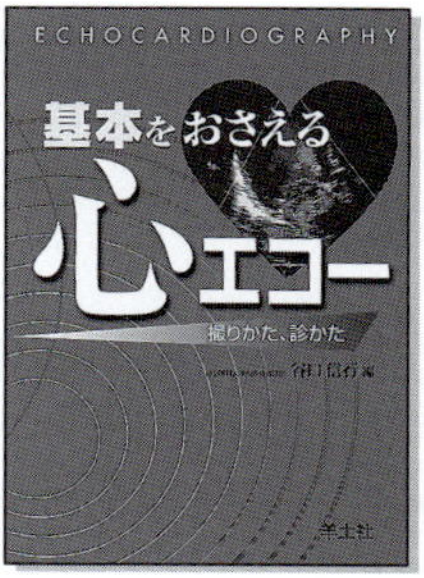

編集／谷口信行

ベテラン医師が伝授する，心エコー上達のエッセンスがちりばめられた一冊．
外来や救急で実際に使えるワザばかりをまとめ，覚えておきたい診断方法やより良い診療のコツが満載！
これで自信をもって心エコーができる！

- 定価（本体 3,900円＋税）
- B5判　■ 172頁　■ ISBN978-4-7581-0611-5

発行　羊土社 YODOSHA
〒101-0052 東京都千代田区神田小川町2-5-1　TEL 03(5282)1211　FAX 03(5282)1212
E-mail：eigyo@yodosha.co.jp
URL：http://www.yodosha.co.jp/
ご注文は最寄りの書店，または小社営業部まで

循環器内科医の頭の中がまるわかり！

犯人は誰か？
循環器臨床の推理の極意
the great debates from CADET

香坂 俊／監
香坂 俊，水野 篤，永井利幸，
西原崇創／編著

- 定価（本体 3,800円＋税）
- A5判　　■ 215頁　　■ ISBN 978-4-7581-0750-1

研修医に人気のCADETセミナーを，カンファ形式でそのまま再現！診断基準やガイドラインを現場でどう活かす？難しい症例の糸口は？教科書にはない，現場の医師の考え方や臨床の「ホントのところ」がよくわかる！

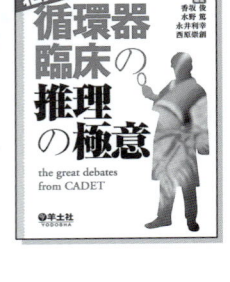

増刊 レジデントノート
□ B5判
□ 年6冊発行

レジデントノート増刊 Vol.14 No.14
循環器診療の疑問、これで納得！
何となくが自信に変わる、現場で知りたいホントのところ

村川裕二／編
- 定価（本体 4,500円＋税）　■ B5判　■ 244頁　■ ISBN 978-4-7581-0541-5

本当は面白い循環器診療！多彩な疾患のなかでも特に困ることの多い心不全や虚血性心疾患，不整脈などを重点的に解説．初級者からある程度の経験を積んだ医師まで幅広いレベルに対応．臨床のセンスを磨く知識が満載！

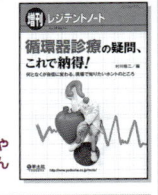

レジデントノート増刊 Vol.14 No.17
外科の基本 ― 手術前後の患者さんを診る
手術の流れや手技、周術期管理が身につき、外科がわかる、好きになる

畑 啓昭／編
- 定価（本体 4,500円＋税）　■ B5判　■ 263頁　■ ISBN 978-4-7581-0544-6

レジデントノート増刊 Vol.15 No.2
輸液スーパー指南塾
経過を追う症例問題で実践力を鍛える！

長浜正彦／編
- 定価（本体 4,200円＋税）　■ B5判　■ 230頁　■ ISBN 978-4-7581-0547-7

発行　**羊土社 YODOSHA**
〒101-0052 東京都千代田区神田小川町2-5-1　TEL 03(5282)1211　FAX 03(5282)1212
E-mail : eigyo@yodosha.co.jp
URL : http://www.yodosha.co.jp/

ご注文は最寄りの書店、または小社営業部まで

循環器内科でよく用いる分類（Grading）

❻Braunwald分類（不安定狭心症分類）

臨床症状	
I	発症後2カ月未満の重症労作狭心症（3回/日以上の発作）または労作狭心症の増悪．安静時の胸痛発作なし
II	発症後1カ月以内の安静狭心症で48時間以内に発作なし（亜急性）
III	48時間以内に発症した安静狭心症（急性）
心外性因子など	
A	二次性狭心症：貧血，頻脈性不整脈，過大な情動ストレスなどの心外性因子による心筋虚血の増悪
B	一次性狭心症：心外性因子のない心筋虚血の増悪
C	梗塞後狭心症：急性心筋梗塞発症後2週以内に出現した狭心症
治療状況	
1	未治療または不十分な治療中に発症した不安定狭心症
2	適切な治療中に発症した不安定狭心症
3	ニトログリセリン持続点滴を含む最大限の薬物治療中に発症した不安定狭心症

※記載方法：I-B-1のように記載

❼Fontaine分類

自覚症状と他覚所見による末梢動脈閉塞症重症度分類	
I度	無症状または冷感，しびれ感
II度	間欠性跛行
III度	安静時疼痛
IV度	潰瘍形成，壊疽